基于工作过程的眼视光教材

# 眼镜定配技术

## （第2版）

主编　杨　林　严　凯

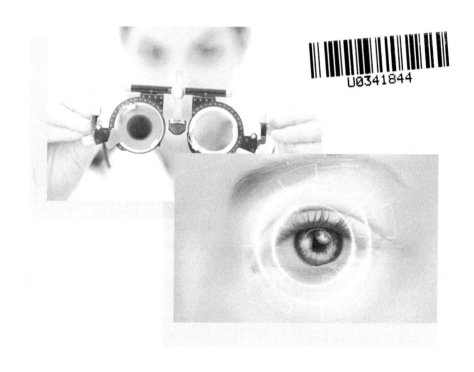

U0341844

郑州大学出版社

**图书在版编目(CIP)数据**

眼镜定配技术 / 杨林，严凯主编. —2 版. — 郑州：郑州大学出版社，2023.8
基于工作过程的眼视光教材
ISBN 978-7-5645-9723-8

Ⅰ. ①眼… Ⅱ. ①杨…②严… Ⅲ. ①眼镜检法 - 教材 Ⅳ. ①R778.2

中国国家版本馆 CIP 数据核字(2023)第 088605 号

**眼镜定配技术**
YANJING DINGPEI JISHU

| | | | | |
|---|---|---|---|---|
| 策划编辑 | 李龙传 | | 封面设计 | 曾耀东 |
| 责任编辑 | 薛 晗 董 珊 | | 版式设计 | 苏永生 |
| 责任校对 | 张彦勤 杨 鹏 | | 责任监制 | 李瑞卿 |

| | | | | |
|---|---|---|---|---|
| 出版发行 | 郑州大学出版社 | | 地 址 | 郑州市大学路 40 号(450052) |
| 出版人 | 孙保营 | | 网 址 | http://www.zzup.cn |
| 经 销 | 全国新华书店 | | 发行电话 | 0371-66966070 |
| 印 刷 | 郑州印之星印务有限公司 | | 印 张 | 17.75 |
| 开 本 | 787 mm×1 092 mm 1 / 16 | | 字 数 | 409 千字 |
| 版 次 | 2011 年 8 月第 1 版 | | 印 次 | 2023 年 8 月第 2 次印刷 |
| | 2023 年 8 月第 2 版 | | | |

| | | | | |
|---|---|---|---|---|
| 书 号 | ISBN 978-7-5645-9723-8 | | 定 价 | 49.00 元 |

# 作者名单

**主　编**　杨　林　严　凯

**副主编**　李媛媛　马　鑫

**编　委**（以姓氏笔画为序）

马　鑫　濮阳医学高等专科学校

王晓博　河南省医药卫生学校

王海营　永州职业技术学院

吕　莎　山东医学高等专科学校

乔庆军　南阳医学高等专科学校

严　凯　平顶山工业职业技术学院

李东升　平顶山市第一人民医院

李媛媛　郑州铁路职业技术学院

杨　林　郑州铁路职业技术学院

杨丽霞　石家庄医学高等专科学校

陈　波　新乡医学院三全学院

周清华　益阳医学高等专科学校

舒宝童　河南医学高等专科学校

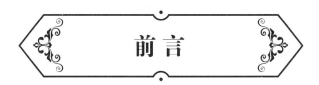

# 前言

　　本教材是对2011年出版的《眼镜定配技术》的修订,修订版教材在保持原教材基于实际工作过程编写特点的基础上,充分结合广大师生和读者的反馈意见、配装眼镜新国标要求及眼镜定配技术新进展,着重对部分章节内容进行了适当的调整。补充了目前眼镜市场流行的施乐无框眼镜、离焦眼镜、镜片美薄工艺等新产品和眼镜新工艺等内容;换用了配装眼镜新国标使用的相关名称和术语;结合高等职业教育的教学过程与工作过程特点,以眼镜定配工作过程知识为核心,以工作案例与思考分析为载体,将工作任务知识和任务技能进行有机结合,以适应理论与实践相结合的一体化现代职业教育理念。

　　眼镜是保护眼睛、提高视功能的一种特殊医疗器具,使用眼镜仍是目前最有效、安全、可靠的屈光矫正方法。眼镜质量的合格与否对眼睛的健康起着至关重要的作用。要保证眼镜的验配质量,除正确的验光处方外,眼镜的加工装配是至关重要的一个工作环节。随着人们对于电子化产品的高度依赖,对于视觉品质的要求也日益提高,拥有清晰、持久、舒适的视觉质量对于眼镜定配水平提出了更高的要求。作为眼视光专业的必修课程,《眼镜定配技术》通过从眼镜的接单开始,按照"接单→推介眼镜片→推介眼镜架→眼镜架整形与校配→测量配镜参数→确定眼镜加工基准→加工与装配眼镜→检测判定配装眼镜的质量→眼镜配发"的眼镜定配工作程序安排教学内容,反映了眼镜定配工作的基本工作过程。

　　本教材在内容编排上以"必须、够用"为原则,充分体现了"一个强调,两个突出"的特点,即强调培养学生的职业能力和职业素质,突出体现"任务导向、基于工作过程"的工学结合高职课程教学内容设置理念,突出教材的针对性、适用性和实用性,具有鲜明的高职高专教育特色,体现了高职高专眼视光技术专业课程建设和教学改革的最新成果。

　　在教材编写过程中得到了郑州铁路职业技术学院、平顶山工业职业技术学院、永州

1

职业技术学院、濮阳医学高等专科学校、河南医学高等专科学校、南阳医学高等专科学校、新乡医学院三全学院、山东医学高等专科学校、益阳医学高等专科学校、石家庄医学高等专科学校、平顶山眼科医院给予的全力支持,在此谨致由衷谢忱!

由于编写水平所限,教材中不足之处在所难免,深望各位同道不吝教正,以便再版时修订完善。

编　者
2023 年 4 月

# 目录

# 第一步

# 接　单

## 任务一 | 分析处方

 **任务目标**

(1)掌握配镜处方中的名词术语及缩写。

(2)会对各种散光处方进行转换。

(3)熟悉配镜处方中名词术语的意义。

(4)树立为客户着想、大医精诚的职业道德理念。

 **案例与思考**

顾客李某,男性,16 岁,因上课看不清黑板内容,来到医院视光中心进行检查,经验光师检查开具便笺处方如下:

姓名:李×× 性别:男 年龄:16 岁 日期:2023 年 2 月 3 日

主诉:上课看不清黑板 2 个月余。

进行睫状肌麻痹验光。

Rx:DV OU:-1.50 DS 1.0 PD:64 mm

签名:_____

另有顾客杨某,男性,20 岁,因眼镜意外损坏,来到某眼镜公司进行重新验光配镜,开具处方样式如图 1-1。

<h1 style="text-align:center">XXX眼镜 配镜处方</h1>

No.0000001

姓名：　　　　年龄：　　　电话：　　　　　　　订配时间：　年　月　日

| 项　目 | | 球面镜 | 柱面镜 | 轴线 | 棱镜 | 底 | 矫正视力 |
|---|---|---|---|---|---|---|---|
| 远用 | 右(R) | | | | | | |
| | 左(L) | | | | | | |
| 近用 | 右(R) | | | | | | |
| | 左(L) | | | | | | |

加光Add　　　渐变焦镜片 RPD　　　LPD　　　　RPH　　　　LPH

| 类别 | 品名货号规格 | 单位 | 数量 | 单价 | 金额 万千百十元角 | 瞳距 PD |
|---|---|---|---|---|---|---|
| 镜架 | | | | | | 加工员 |
| 镜片 | | | | | | 预交 |
| 合计(大写) | 万　　仟　　佰　　拾　　元　　角　　¥：＿＿＿＿元 | | | | | |

一联：存根（白）　二联：客户（红）

地址：＿＿＿＿＿＿＿＿＿＿＿　业务员：＿＿＿＿＿＿（本单盖章生效）

图 1-1　配镜处方

作为一名眼镜定配人员,在接到顾客的配镜处方后,如何完成以下工作任务? ①能看懂各种样式的配镜处方;能根据配镜处方了解顾客目前的屈光状态。②能用眼镜定配的专业术语向顾客解释配镜处方,并回答顾客提出的有关配镜问题。

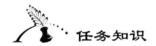

### 任务知识

配镜处方是眼镜定配的依据,是视光医生或验光师对配镜者眼睛进行屈光检查,得到的用于治疗或矫正视力的数据并按一定方式进行记录,准确无误地理解配镜处方极为重要。

### 一、配镜处方内容

配镜处方能反映配镜者眼睛的屈光状态,所需的矫正镜度,瞳孔距离及配镜的使用目的。如果处方中有不清楚或不准确的地方,应由视光医生或验光师核对更改,眼镜定配人员不能擅自涂改配镜处方。配镜处方应包括以下内容。

(1)配镜者的一般资料,包括姓名、性别、年龄、联系方式等。

(2)眼镜的用途(远用或近用)和眼镜定配要求。

(3)双眼的屈光状态,包括球镜度数、柱镜度数和柱镜的轴位、矫正视力、棱镜度数和基底朝向、下加光等。

(4)配镜者的瞳距。如果定配渐变焦眼镜,须注明单眼瞳距和瞳高。

(5)视光医生或验光师的签名、记录日期。

## 二、配镜处方中常用的名词术语

### (一)透镜屈光力

应用于眼镜片的透镜,主要目的是利用其光学原理矫正眼的屈光不正,也常称为透镜的镜度,用 F 来表示。屈光力的单位为屈光度(diopter),符号为 D,在眼镜定配中,常变成 100 倍读数。例如,屈光力为 -3.00 D 的镜片,读作负三百度的镜片。屈光力为 +3.00 D 的镜片,读作正三百度的镜片。

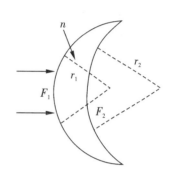

图1-2  透镜的屈光力

透镜屈光力(dioptric power)的大小是由透镜本身的性质决定的,如果忽略透镜的中央厚度,透镜的屈光力取决于其前后表面的曲率半径和其材料的折射率。如图 1-2 所示。

设透镜前表面的屈光力为 $F_1$,后表面的屈光力为 $F_2$,$r_1$ 和 $r_2$ 分别为前后两表面的曲率半径,且折射率为 $n$ 的透镜置于空气中,则有:

$$F_1 = \frac{n-1}{r_1}; \quad F_2 = \frac{1-n}{r_2}$$

经推导可得薄透镜屈光力公式:$F = F_1 + F_2$

$$F = (n-1)\left(\frac{1}{r_1} - \frac{1}{r_2}\right)$$

工厂生产镜片时,可根据屈光力公式计算镜片前后表面所需的曲率半径,因此,上式也被称作透镜制作公式。

### (二)球面透镜

球面透镜(spherical lens)简称球镜,是指透镜的前后两个表面是球面,或一面是球面,另一面是平面的透镜。球镜各个方向的曲率半径相同,因而屈光力也相等。球镜的屈光力可以表示为:+1.00 DS、-2.75 DS;"D"为屈光力的单位,"S"为球镜的表示符号,是球面(sphere)的缩写。

球镜可分为凸透镜(convex lens)和凹透镜(concave lens)。凸透镜的结构特点是,中央厚,周边薄;凹透镜的结构特点是,中央薄,周边厚。凸透镜又可分为双凸、平凸和凹凸 3 种类型;凹透镜又可分为双凹、平凹和凸凹 3 种类型,如图 1-3 所示。

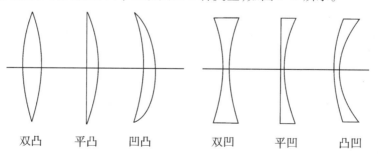

| 双凸 | 平凸 | 凹凸 | 双凹 | 平凹 | 凸凹 |

图1-3  球面透镜的类型

目前眼镜片大多采用的是新月形(凹凸和凸凹)的设计,这是因为当眼睛的视轴与镜片光轴偏离时,新月形的镜片由于其弯度增大,像差相对来说比较小。

由于凸透镜对光线有会聚作用,屈光力为正值,因此凸透镜也称为正透镜或正镜,常用于矫正远视或老视。凹透镜对光线有发散作用,屈光力为负值,因此凹透镜也称为负透镜或负镜,常用于矫正近视。

#### (三)柱面透镜

柱面透镜(cylindrical lens)简称柱镜,指一面是柱面,另一面是平面的透镜。如沿圆柱玻璃体的轴向切下一部分就是一个正柱面透镜。柱面透镜分为正柱面透镜和负柱面透镜,如图1-4所示。

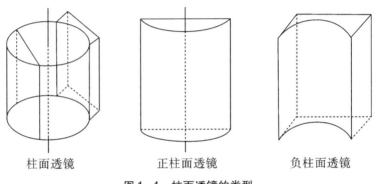

柱面透镜　　　　　　　正柱面透镜　　　　　　　负柱面透镜

图1-4　柱面透镜的类型

柱面透镜沿轴方向的曲率为零,与轴垂直方向有最大的曲率,该方向的屈光力为柱面透镜的屈光力。如果柱面最大曲率的半径为 $r$,透镜的折射率为 $n$,则柱面的屈光力为:

$$F = \frac{n-1}{r}$$

通常柱面透镜的屈光力可以表示为:+1.00 DC;-1.00 DC。"D"为屈光力的单位,"C"为柱面透镜的表示符号,是柱面(cylinder)的缩写。

#### (四)轴向

轴向是柱镜轴位的方向标记,通常称为柱镜轴位。轴向标记的方法有标准标记法(又称 TABO 标记法)、鼻端轴向标记法和太阳穴轴向标记法。

目前国际上普遍采用的轴位标记法是标准标记法,如图1-5,它规定:0°起于被检者每眼的左侧,按逆时针旋转180°终于右侧。其中水平向度不以0°称呼,而以180°称之,书写处方时度数符号"°"省略不写,以避免把10°误认为是100。

#### (五)透镜联合

当两块或几块透镜联合后,相当于一块新的透镜效果,称为透镜的联合。透镜联合的符号是"/"。

#### (六)球柱镜

球柱镜(sphero-cylindric lens)指一面为球面,另一面为柱面,或前后两面都是柱

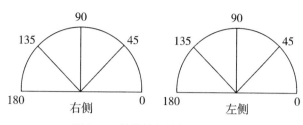

**图1-5　柱镜轴位的标准标记法**

面,但方向相互垂直的透镜;它能使平行光会聚于两个相互垂直的焦线上,并含有两个不相等的屈光度。球柱镜有3种表示形式:①球面/负柱面;②球面/正柱面;③柱面/柱面。

柱镜只能矫正一个主子午线的屈光不正,即矫正单纯散光。但多数散光眼是两条主子午线都需要矫正,这就需要球柱镜来解决这个问题。

### (七)环曲面透镜

环曲面透镜(toric lens)指透镜的一面是环曲面,另一面是球面;环曲面的特点是各个方向均有屈光力且屈光力不等,柱镜和球柱镜均可加工为环曲面的形式,以获得较好的外观和成像质量。

环曲面透镜分为外环曲面透镜(也称外散镜片)和内环曲面透镜(也称内散镜片),外散镜片是指外表面为环曲面内表面为球面;内散镜片是指外表面为球面内表面为环曲面。因为内散镜片的外表面是球面,所以外观比外散镜片好看,更主要的是内散镜片在减少像差及提高成像质量等方面都明显优于外散镜片。因此,目前市场上的环曲面镜片均为内散镜片。

### (八)近附加度

近附加度也称为下加光,用于调节功能减弱导致视近困难,必须借助凸透镜补充调节力的不足,用Add表示。Add=近用度数-远用度数。

### (九)棱镜度

棱镜度(prism diopter)是用来表示棱镜对光线偏折能力大小的单位。它是指当光线通过棱镜时,折射光线在距棱镜100个长度单位处,如偏离入射光方向1个长度单位,则棱镜屈光力为$1^{\triangle}$。

棱镜是一种特殊类型的透镜,应用于眼镜片的棱镜,常用于解决眼的许多问题,如斜视矫正、双眼视功能训练或矫正等。

### (十)棱镜基底方向

由于棱镜的摆放位置不同,对光线偏折的方向也不同,因此开具棱镜处方时,需标明棱镜的摆放位置。棱镜的摆放位置通常用棱镜的基底方向来表示。棱镜基底的表示方法有老式英国标记法、新式英国标记法及360°标记法。目前最常用的是360°标记法,如图1-6所示。除了360°标记法,在眼镜定配中还常用4个方位基本标示法表示棱镜底向:基底向外(BO),基底向内(BI),基底向下(BD),基底向上(BU),如图1-7所示。

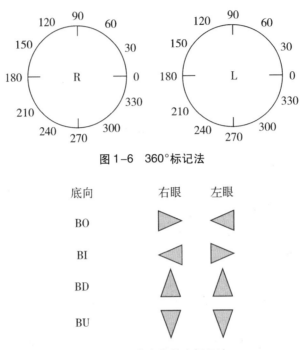

图1-6　360°标记法

图1-7　4个方位基本标示法

## （十一）瞳距

瞳距（pupil distance）是指两眼瞳孔几何中心的水平距离,其单位为毫米（mm）。测量瞳距的目的是在验光和眼镜定配中使眼睛通过镜片的光学中心注视。若测量从鼻梁正中到单眼瞳孔几何中心的水平距离,则称为单眼瞳距。

当眼睛注视不同距离时,由于集合作用,眼球内转,眼睛的瞳距也会发生变化。因此,根据使用目的又将瞳距分为远用瞳距和近用瞳距。远用瞳距是指两眼视线呈正视或平行状态时,瞳孔几何中心的水平距离,即看远时的瞳孔距离,通常用英文字母缩写"PD"来表示。近用瞳距则是指看近时的瞳孔距离,常用英文字母缩写"NPD"来表示。由于镜眼距的关系,视近时,近用瞳距与近用光心距并不一致,在眼镜定配中,近用瞳距通常表示加工近用眼镜的光心距,因此计算近用瞳距时要考虑镜眼距。近用瞳距与远用瞳距的关系如图1-8所示,$E$、$F$分别为左、右眼的旋转中心,视远时,由于两眼视线平行,故$EF$与远用瞳距相等。视近时,$O$点为注视点,$L$为注视距离（单位取 mm）,$C$、$D$分别为左右眼视线与镜片的交点,即近用瞳距。镜

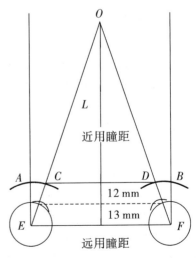

图1-8　近用瞳距与远用瞳距的关系

眼距为12 mm,眼睛旋转中心至角膜顶点的距离为13 mm。根据相似三角形原理可得:

$$NPD = PD \times (L-12)/(L+13)$$

【例1-1】已知远用瞳距为64 mm;当注视距离为40 cm时,其近用瞳距为:

$$NPD = 64 \times (400-12)/(400+13) = 60 \ mm$$

因此,对于一些近用眼镜如老视眼镜的定配加工,可以先测量出远用瞳距,再根据上式和注视距离计算出近用瞳距,或者按经验方法从远用瞳距减4 mm作为近用瞳距。

### 三、配镜处方中常用缩写与符号

为了方便视光医生和验光师开具配镜处方,配镜处方中通常采用一些名词、术语的缩写与符号来代替。这样,可以有效提高视光医生和验光师的工作效率。配镜处方中常用名词术语的缩写与符号见表1-1。

表1-1  配镜处方中常用缩写与符号

| 缩写字符 | 外文 | 中文 |
|---|---|---|
| Rx | prescription | 处方 |
| DV | distance visual | 远用 |
| NV | nigh visual | 近用 |
| R、RE | right eye | 右(眼) |
| L、LE | left eye | 左(眼) |
| BE | both eye | 双眼 |
| OD | oculus dexter(拉丁文) | 右眼 |
| OS | oculus sinister(拉丁文) | 左眼 |
| OU | oculus unati(拉丁文) | 双眼 |
| V | vision | 视力 |
| S、Sph | spherical | 球面 |
| C、Cyl | cylindrical | 柱面 |
| x、Ax | axls | 轴 |
| D | diopter | 屈光度 |
| PD | pupillary distance | 瞳距 |
| P、Pr | prism | 三棱镜 |
| △ | prism diopter | 棱镜度 |
| BI | base in | 基底向内 |

续表1-1

| 缩写字符 | 外文 | 中文 |
|---|---|---|
| BO | base out | 基底向外 |
| BU | base up | 基底向上 |
| BD | base down | 基底向下 |
| Add | addition | 近附加度 |
| PL | plano | 平光 |
| ⌒ | unite | 联合 |
| CL | contact lens | 接触镜 |

## 四、配镜处方的转换

球柱联合处方有3种表示形式:球面+负柱面、球面+正柱面、柱面+柱面。由于综合验光仪上仅有负柱镜,且散光镜片加工为内散镜片,因此,球面+负柱面是最常见的处方形式,也是最常见的镜片屈光度标示方法,在实际工作中,必须熟练掌握3种不同形式间的相互转换。

1."球面+负柱面"与"球面+正柱面"之间的转换 新球面的屈光度为原球面与柱面屈光度的代数和,新柱面的屈光度为原柱面屈光度的相反数。新轴与原轴垂直。

以上方法可归纳为:代数和、变号、变轴。

【例1-2】将-2.50 DS/+0.50 DC×180 转换为负柱面形式。

解:新球面:(-2.50 DS)+(+0.50 DS)=-2.00 DS

新柱面:(+0.50 DC)→(-0.50 DC)

新轴:180→90

写出处方:-2.00 DS/-0.50 DC×90

转换过程的光学"十"字图如图1-9。

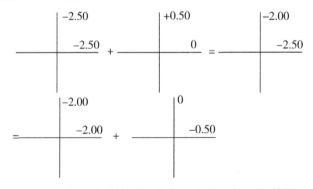

图1-9 "球面+负柱面"与"球面+正柱面"之间的转换

2."球面+柱面"变为"柱面+柱面"之间的转换　原球面为一新柱面,其轴与原柱面轴垂直;原球面与柱面的代数和为另一柱面,轴为原柱面轴。

【例1-3】将-2.00 DS/-0.50 DC×90改变为柱面+柱面形式。

解:一新柱面:-2.00 DS →-2.00 DC×180

另一柱面:-2.00 DC+(-0.50)DC=-2.50 DC×90

写出处方:-2.00 DC×180/-2.50 DC×90

转换过程的光学"十"字图如图1-10。

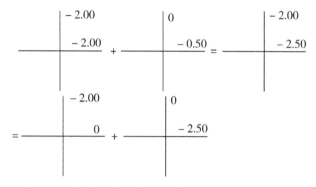

图1-10　"球面+柱面"变为"柱面+柱面"之间的转换

3."柱面+柱面"变为"球面+柱面"之间的转换　设两柱面分别为A和B。若选A为新球面,则B减A为新柱面,轴为B轴。若选B为新球面,则A减B为新柱面,轴为A轴。

【例1-4】将-2.00 DC×180/-2.50 DC×90变为球面+柱面形式。

解:-2.00 DC →-2.00 DS

-2.50 DC-(-2.00)DC=-0.50 DC×90

写出处方:-2.00 DS/-0.50 DC×90

转换过程的光学"十"字图如图1-11。

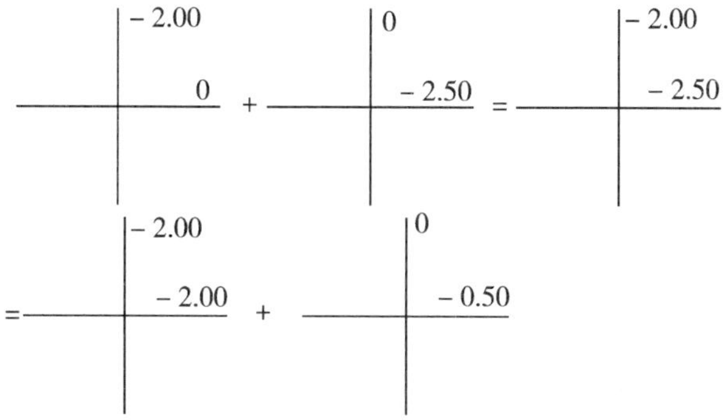

图1-11　"柱面+柱面"变为"球面+柱面"之间的转换

### 五、配镜处方的分析

配镜处方是验光工作的结果,是视光医生或验光师根据处方原则、针对具体情况作定量处理的数据。眼镜定配人员需懂得配镜的原则及一般方法,以便解答顾客提问,不可随意更改处方。

#### (一)屈光矫正原理

1. 近视眼的矫正原理 近视眼的矫正方法是配戴一副合适屈光力的负球面透镜做的眼镜,让光线经负球面透镜适当发散,再经眼的折射后恰好会聚在视网膜上,形成清晰物像。即远处的平行光线经负球面透镜后,成虚像于近视眼的远点处。此时,近视眼与正视眼一样,能看清远处(图1-12)。

2. 远视眼的矫正原理 虽然静态屈光时,远视眼焦点落在视网膜后方,不能成清晰物像在视网膜上;但人眼具有一定的调节能力,部分远视顾客可通过晶状体的调节将平行光线会聚到视网膜上。当远视程度超过人的调节能力或因长期动用调节导致视疲劳时,则需通过配戴一副合适的正球面透镜,让光线经正球面透镜适当会聚,再经眼的折射后恰好会聚在视网膜上,使远视眼在无须调节的情况下也能在视网膜形成清晰物像(图1-13)。

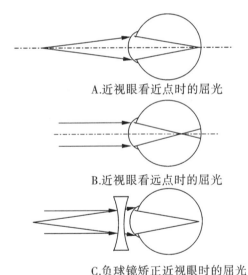

A.近视眼看近点时的屈光

B.近视眼看远点时的屈光

C.负球镜矫正近视眼时的屈光

**图1-12 近视眼的矫正原理**

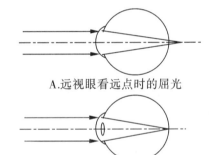
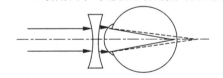

A.远视眼看远点时的屈光

B.动用调节时远视眼看远点时的屈光

C.正球镜矫正远视眼时的屈光

**图1-13 远视眼的矫正原理**

3. 散光眼的矫正原理 当调节静止时,平行光线经眼屈折后,由于散光眼各子午线屈光力不同,故不能在视网膜上形成焦点像,而是在不同距离处形成两条焦线,两条焦线之间为一系列椭圆形光学切面,其中最小的正圆形为最小弥散圆,两焦线间距离表示散光的大小,散光眼无论视远近物体均感模糊不清。

如图1-14所示,如眼外放置负柱镜,其轴位与前焦线平行时,就可控制前焦线向后移动,而后焦线不动;眼外放置正柱镜,其轴位与后焦线平行时,就可控制后焦线向前移动,而前焦线不动;最终使两焦线合并重新形成焦点像,从而达到矫正散光的目的。因此柱镜用于矫正单纯散光,复合散光和混合散光需用球柱镜矫正。

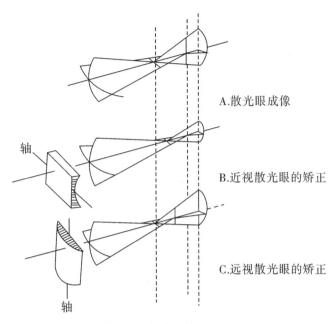

图1-14　散光眼的矫正原理

散光镜片因不同子午线方向屈光力不同,可导致不同方向所成像的放大率不同,出现像的变形,若顾客无法耐受,可考虑用球镜替代散光镜片,即用球镜将两条焦线移至分居视网膜两侧,与视网膜距离一致,使最小弥散圆落在视网膜上,以达到矫正散光的目的。

**(二)镜眼距和等效屈光力**

镜片后顶点到角膜前顶点的距离称为镜眼距,通常为12 mm。当镜眼距发生改变时,矫正度数也随之变化,特别是高度数镜片,变化的效果更加明显。

镜眼距不同时,能使平行光束聚焦于同一位置的各个眼镜片,称为具有等效作用的眼镜片。这些眼镜片虽然屈光力不同,但在各自位置上所起的效力相等,它们的屈光力称为"等效屈光力"。

假设镜片由位置A移到位置B,移动的距离为$d$(单位为m),要想在位置B矫正原来的屈光不正,所需的等效屈光力为:

$$F_B = \frac{F_A}{1 - dF_A}$$

其中,$F_A$为镜片在A位置时所需的矫正屈光力;$F_B$为镜片在B位置时所需的矫正屈光力;$d$为镜片由A位置移向B位置移动的距离,若B较A镜眼距增大,则$d$取负号,若B较A镜眼距变小,则$d$取正号。

1. 视远时球镜片的等效屈光力　当近视眼镜靠近眼睛时,镜眼距变小,眼的远点到负透镜之间的距离变大,所需矫正镜片的焦距也变大、屈光力则变小,即镜眼距变小,要想矫正原来的近视度数,必须减少透镜的屈光力才可,反之,当近视镜远离眼睛时,镜眼距增大,眼的远点到负透镜之间的距离变小,所需矫正镜片的焦距也变小、屈光力则变大,即需增加透镜的屈光力才可。

同理,当远视眼镜靠近眼睛时,镜眼距变小,透镜到远点的距离变小,即所需透镜的焦距变小,要想矫正原来的远视度数,必须增加透镜的屈光力才可;反之,眼镜远离眼睛时,镜眼距增大,透镜到远点距离变大,即所需透镜的焦距变大,要想矫正原来的远视度数,必须减少透镜的屈光力才可。

【例1-5】某近视眼在眼前12 mm处戴-5.00 D的框架眼镜刚好能矫正其屈光不正,如将矫正眼镜放置于眼前15 mm处,则需要的屈光力为多大才具有相同的等效屈光力? 如配戴角膜接触镜,角膜接触镜的屈光力是多少?

解:根据公式,移向15 mm处时,$F_A = -5.00$ D,$d = (12-15)$ mm $= -3$ mm

$F_B = -5.00/[1-(-0.003)\times(-5.00)] = -5.08$ D

即,在眼前12 mm处戴-5.00 D的负镜片与在眼前15 mm处戴-5.08 D的负镜片于该眼内成像具有相同效果。

如配戴角膜接触镜,$d = 12$ mm $= 0.012$ m

$F_B = -5.00/[1-0.012\times(-5.00)] = -4.72$ D

则:配戴角膜接触镜的度数为:-4.75 D

由上可知,近视眼戴角膜接触镜的度数要比戴框架眼镜的度数低。

通常当镜片屈光力小于4.00 D时,框架眼镜和角膜接触镜互换,镜眼距变化对屈光力的影响不足以导致配镜处方的改变,但可能会影响顾客矫正效果,需加以解释。若镜片屈光力超过4.00 D,则应考虑镜眼距对配镜处方的影响,需进行顶点换算。另外,对于屈光不正较高的顾客,在确定配镜处方时,还需考虑所选眼镜架与试眼镜架镜眼距的差别可能对矫正效果的影响。

2. 视远时球柱镜片的等效屈光力  由于球柱透镜的两条主子午线的屈光力不同,当从眼前移动相同距离时,两个方向所需改变的屈光力不同,要保证具有相同的等效屈光力,其计算方法为:先将每条主子午线因距离改变所需的屈光力单独求出,再组合成新的球柱透镜,即为在新位置具有等效屈光力。

【例1-6】某顾客在眼前12 mm处戴-5.00 DS/-1.00 DC×180的框架眼镜刚好能矫正其屈光不正,如改戴接触镜,接触镜的屈光力是多少?

解:该眼于12 mm处不同子午线所需矫正屈光力分别为:-5.00 DC×90/-6.00 DC×180,其光学"十"字图如图1-15。

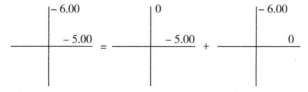

图1-15　矫正屈光力光学"十"字图

当改戴接触镜时,镜片移近矫正眼,$d = 0.012$ m,可分别求得两条主子午线等效屈光力:

$$F_A' = \frac{F_A}{1 - dF_A} = -5.0/[1 - 0.012 \times (-5.0)] = -4.72 \, D$$

$$F_B' = \frac{F_B}{1 - dF_B} = -6.0/[1 - 0.012 \times (-6.0)] = -5.60 \, D$$

用光学"十"字图表示为图1-16。

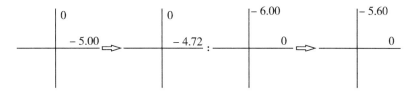

图1-16　矫正屈光力变化光学"十"字图

合成新的球柱镜度数为:$-4.72$ DS/$-0.88$ DC×180,光学"十"字图如图1-17。

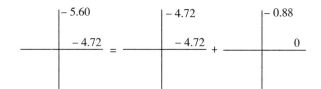

图1-17　等效屈光力光学"十"字图

即,改戴接触镜的度数为:$-4.75$ DS/$-0.75$ DC×180。

### (三)瞳距与镜片的光学中心水平距离

左右镜片的光学中心在与镜圈几何中心连线平行方向上的距离称为光心距,定配眼镜光心距与配戴者瞳距的差值称为光学中心水平偏差,是配装眼镜质量检测的重要指标。

在国标中对配装眼镜的光学参数有严格的要求,光线通过镜片光心时不会被偏折,故镜片光心处的棱镜效果等于零。对于远用眼镜,眼镜的光心距要与远用瞳距相一致,而近用眼镜的光心距则要与近用瞳距相一致。当眼镜光学中心水平距和瞳距不一致时,就相当于在眼前加了一定量的棱镜,为了克服棱镜效应,需通过眼外肌收缩使眼球转到相应的位置,易导致视疲劳。因此,在眼镜定配中,若处方没有棱镜,镜片的光心与配镜者的瞳孔中心应在同一光轴上,以避免产生不需要的棱镜效应。

由于镜片上某一点产生的棱镜效应等于此点到光心的距离(单位:cm)与镜片顶焦度的乘积,即镜片顶焦度越大,偏移同样距离产生的棱镜效应越大,因此,顶焦度绝对值越大的眼镜,允差值越小。

眼球水平向转动的能力大于垂直向,在水平方向眼外肌能克服的棱镜效应,即能耐受的棱镜量大于垂直方向,因此,同一度数的眼镜,其光心距水平方向允差会大于垂直互差允差。

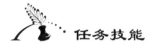

区分正、负镜片的方法如下。

1.看厚薄　中央后、边缘薄者为正镜片,中央薄、边缘厚者为负镜片。

2.看放大率　透过镜片看书本字体,使字体放大者为正镜片、缩小者为负镜片。

3.看像移　白纸上划一条竖直线,透过镜片看这一条直线,左右移动镜片,镜片内直线的像与镜片移动方向相反为正镜片;方向相同则为负镜片,业内称"负顺正逆",此为"像移法"。

4.看运动　透过镜片看字体,镜片向眼部移近,字体的像也向眼部移近者为正镜片、远离眼部则为负镜片,此为"移远移近法"。

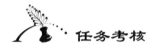

(1)简述近视的矫正原理。

(2)简述眼镜定配专业术语解释配镜处方中各参数的意义。

(王海营)

---

## 任务二　填写配镜订单

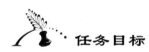

(1)掌握配镜订单内容。

(2)能规范书写配镜订单。

(3)树立科学严谨、认真负责的职业精神。

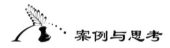

某眼镜公司门店接待一名顾客进行验光,为更好完成服务,需要将顾客信息和眼镜加工要求填入定配订单(图1-18),以便眼镜定配人员顺利完成眼镜加工。

## 配镜订单 No._____

配镜日期：_____ 取镜日期：_____

姓　　名：_____ 年龄/生日：_____

联系电话：_____ 联系地址：_____

| ○远用 | | 球镜 | 柱镜 | 轴位 | 三棱 | 基底 | 裸眼视力 | 矫正视力 |
|---|---|---|---|---|---|---|---|---|
| ○近用 | R | | | | | | | |
| ○多用 | L | | | | | | | |
| 配　镜<br>光　度 | R | | 原　镜<br>光　度 | R | | | 瞳距： | mm |
| | L | | | L | | | 焦距： | mm |

Add　　　渐变焦镜片RPD:　　　LPD:　　　RPH:　　　LPH:

□原测镜光　□来方　□顾客口述　　特殊要求：

| 类别 | 商品编码 | 数量 | 单价 | 金额 |
|---|---|---|---|---|
| 眼镜架 | | | | |
| ○镜片<br>○隐形眼镜 | | | | |
| 备注： | □支票　　□信用卡 | | 合计 | |

| 验光师 | 销售员 | 加工师 | 库房 | 复核 | 预付 | |
|---|---|---|---|---|---|---|
| | | | | | 余额 | |

人民币大写：　　　万　　　仟　　　佰　　　拾　　　元

（竖排：第一联存根联（白）　第二联顾客留存联（红）　第三联记账联（黄））

说明：

**图1-18　配镜订单**

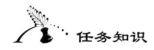

**任务知识**

## 一、配镜订单

配镜订单就是定配眼镜的单子，一般有一式多联。对于配镜者来说是订货单兼发票，作为加工依据，就是眼镜公司(店)内部的施工单。

### （一）配镜订单的内容

眼镜订单因眼镜公司(店)的业务范围、经营管理方式的不同，订单的内容格式各有不同，但大体包括以下几部分。

1. 客户资料　编号、客户名称、地址、电话、订货及交货日期等。

2. 订单内容　为眼镜的光学参数要求（详见任务一）。

3. 订货品种　眼镜架、镜片的货名、镜片直径、光度级别、镜片设计等，并有计价。

4. 加工要求　多为工艺要求，如：钻孔、吊丝、染色等。也有其他要求，如加急、寄货等。

5. 工作过程记录　加工、检验、制表、收货、发货人等签名。

**（二）配镜订单格式**

由于各眼镜公司（店）在业务范围和经营管理方式上各有不同，目前，配镜订单还没有统一的格式，下面介绍几种常见的配镜订单格式。

1. 带有条码信息的配镜订单　由于眼镜商品种类繁多，为了让顾客挑选的眼镜架、眼镜片能够准确地写在配镜订单上，给眼镜商品编条码，对眼镜商品进行数字化的管理，已逐渐成为各大眼镜公司或视光中心，尤其是连锁企业进行现代化管理的手段。如某眼镜公司的配镜订单如图1-19。

### ×××眼镜公司 配镜订单

No.

| 姓名 | 订镜日期 年 月 日 | 连锁店名 |
|---|---|---|
| 性别　年龄　职业 | 取镜日期 年 月 日 | 连锁店电话 |
| 地址 | 发料地点 | 销售方式 |
| 联系电话 | 装配地点 | 营业员号 |

| | | 品种 | 球镜 | 柱镜 | 轴位 | 棱镜 | 基底 | 金额 |
|---|---|---|---|---|---|---|---|---|
| 远用 | 右 | | | | | | | |
| 近用 | 左 | | | | | | | |

| 下加Add | 左 | 瞳距： | 瞳高： | 镜片直径： |
|---|---|---|---|---|
| 渐变焦 | 右 | 特殊工艺： | 加工说明： | |

| 条码 | 眼镜架品牌 | 金额 | 备注 |
|---|---|---|---|
| | | | |

总计人民币（大写）：

初检员号　　装配员号　　终检员号　　取镜员号

**图1-19　带有条码信息的配镜订单**

眼镜片的条码信息一般包括：镜片的品牌、材料、直径、折射率、顶焦度、表面镀膜、购进日期、价格、物价部门批号等。

眼镜架的条码信息一般包括：眼镜架的品牌、材料、规格、颜色、购进日期、价格、物价部门批号等。

2. 带有加工要求的配镜订单　配镜订单内容按类分栏，加工业务繁多，除装配工艺项目外，还有镜片设计等项目。如某眼镜公司的配镜订单如图1-20。

## ×××眼镜公司

地址： 订单号：

电话： 订货日期： 年 月 日

| 客户编号 | | 客户名称 | | 邮 编 | |
|---|---|---|---|---|---|
| 联 系 人 | | 客户地址 | | 传 真 | |
| 电 话 | | 送货日期 | | 订货人 | |

| 品种 | 屈光度 | | 球镜 | 柱镜 | 轴位 | 镜片设计 | | 偏心内 | 偏心外 |
|---|---|---|---|---|---|---|---|---|---|
| | | 右 | | | | 球 面 | | mm | mm |
| | | 左 | | | | 非球面 | | | |

| 瞳距 | 远 | mm | 瞳高 | mm | 原镜瞳距 | mm | 镜片直径 | | m/m | 白片或加膜 | |
|---|---|---|---|---|---|---|---|---|---|---|---|
| | 近 | mm | | | | | | | | | |

| 下加光度 | 右 | | 眼镜架型号规格 | |
|---|---|---|---|---|
| | 左 | | | |

| 加工要求 | 车边 | 倒边 | 钻孔 | 开槽 | 抛光 | 安装 | 染色 | 其他 |
|---|---|---|---|---|---|---|---|---|
| | | | | | | | | |

| 计 价 | 镜片 | 元 | 加工费 | 元 | 合计 | 元 |
|---|---|---|---|---|---|---|

加工人： 检测人： 制表人： 收费人：

**图 1-20 带有加工要求的配镜订单**

3. 带有旧镜信息的配镜订单 如图 1-21。

## ×××视光中心 配镜订单

顾客姓名 性别 年龄
地址 联系电话
配镜日期 取镜日期 卡号
裸眼视力R： L：

| 旧镜信息 | | | | | | | | | |
|---|---|---|---|---|---|---|---|---|---|
| 远用 近用 | 旧眼镜度数 | R | 球镜 | 柱镜 | 轴位 | 棱镜 | 基底 | Add | 矫正视力 |
| | | L | | | | | | | |
| 眼镜光心距：远用 mm 近用 mm | | | | | 眼镜架的规格： | | | 镜片： | |
| 验光资料与处方 | | | | | | | | | |
| 远用 近用 | 验光处方 | R | 球镜 | 柱镜 | 轴位 | 棱镜 | 基底 | Add | 矫正视力 |
| | | L | | | | | | | |
| 瞳距 | 远用 mm | | 单眼瞳距 | 右眼瞳距 mm | | 瞳高 | 右眼 mm | | |
| | 近用 mm | | | 左眼瞳距 mm | | | 左眼 mm | | |
| 新镜信息 | | | | | | | | | |
| 类别 | | 商品名称 | | 单价 | 金额 | | | | |
| 眼镜架 | | | | | | | | | |
| 镜片 | | | | | | 客户签名： | | | |
| 护理产品 | | | | | | | | | |
| 角膜接触镜 | | | | | | | | | |
| 总计人民币 | | | | 预付 | | 余额： | | | |

销售员 验光师 收银员 库房 加工师 质检

**图 1-21 带有旧镜信息的配镜订单**

4.接触镜配镜订单　如图1-22。

### ×××视光中心 接触镜订单

No.

姓名　　　　　订镜日期　年　月　日　　　　连锁店

性别　　职业　　出生日期　年　月　日　　连锁店电话

联系电话

| | 条码 | 品牌 | 品种 | 球镜 | 柱镜 | 轴位 | 直径 | 基弧 | 零售价 | 金额 |
|---|---|---|---|---|---|---|---|---|---|---|
| 右 | | | | | | | | | | |
| 左 | | | | | | | | | | |
| 总计人民币（大写）： | | | | | | | | | | |

营业员号　　　　　　　　　　　组号

图1-22　接触镜配镜订单

## 二、填写配镜订单要求

开列订单最重要的是体现正确性和完整性。订单上各项内容均要正确无误的填写,并且字迹端正。

### （一）正确抄录配镜处方

按处方书写规范,处方先写右眼后写左眼,对不规范处方应作转录;抄录镜度不要漏写符号,镜度的小数点及两位小数不可缺省;柱镜带轴位,棱镜有底向;瞳距及远用镜、近用镜反映要准确。如有数据不明确,应弄清楚再填写。

以下是常见的书写错误。

【例1-7】+25 DS/+175 DC×75

由于镜度没有小数点,可解释为:

+0.25 DS/+1.75 DC×75

或+2.50 DS/+1.75 DC×75

【例1-8】+1.00 DC×10°

由于轴向的度符号书写的不规范,可解释为:

+1.00 DC×100

因此,不要在轴位上加度的符号,以免误解。

【例1-9】便笺处方　DV:+2.00 DS

由于没有远用镜与近用镜不同的概念,错将远用镜度写在近用栏,导致眼镜加工时没有区别处理。

### （二）正确转录配镜处方

1.转录配镜处方　转录前配镜处方和转录后配镜处方见图1-23、图1-24。

2.转录等效球柱镜度

原处方　R　−3.50 DS+1.25 DC×30

L  −4.25 DS+1.50 DC×150

转录为  R  −2.25 DS−1.25 DC×120

L  −2.75 DS−1.50 DC×60

## ×××眼镜公司 配镜处方

| 裸眼视力 | | 球 面 | 圆柱 | 轴位 | 棱镜 | 基底 | 矫正视力 |
|---|---|---|---|---|---|---|---|
| 远用 | 右 0.4 | +1.50 DS | +1.00 DC | 180 | | | 1.0 |
| | 左 0.5 | +1.25 DS | +0.75 DC | 180 | | | 1.0 |
| 近用 | 右 | | | | | | |
| | 左 | | | | | | |

瞳孔距离：远用63 mm，近用__ mm   验光师_____

图 1-23 转录前配镜处方

## ×××眼镜公司 配镜处方

| 裸眼视力 | | 球面 | 圆柱 | 轴位 | 棱镜 | 基底 | 矫正视力 |
|---|---|---|---|---|---|---|---|
| 远用 | 右 0.4 | +2.50 DS | −1.00 DC | 90 | | | 1.0 |
| | 左 0.5 | +2.00 DS | −0.75 DC | 90 | | | 1.0 |
| 近用 | 右 | | | | | | |
| | 左 | | | | | | |

瞳孔距离：远用63 mm，近用__ mm   验光师_____

图 1-24 转录后配镜处方

3. 转录国际标记法轴位为标准记法轴位   见任务一。

4. 转录远用瞳距为近用中心距   见任务一。

**(三)明确加工项目及工艺要求**

定配眼镜加工项目很多,且有新工艺不断出现。要填写好这项内容,不但眼镜定配人员要懂得各项目的含义,而且也应让顾客明确,必要时要做解答,以免加工完成的眼镜违背顾客意愿。

配镜订单中常见加工项目字样如下。

1. 眼镜架规格尺寸   根据配镜处方的瞳距确定眼镜架的尺寸。

2. 光心移心   凡眼镜中心距大于或小于瞳距,镜片光学中心应在镜框几何中心处作相应的位移。

3. 子镜片式样   指双焦点镜片小片的式样。可由顾客自行选择。

4. 子镜片顶点高度   指双焦点镜片小片顶点在大片的位置。子镜片顶点垂直方向以位于大片几何中心下方计算。

5. 基弯   基弯为镜片屈光度基准面弯度。用于只适应原镜基弯设计的戴镜者。

6. 开槽   半框眼镜架下半部分按用尼龙丝,在眼镜加工工艺上需在镜片厚边开槽。

7. 钻孔   无框眼镜架因螺丝直接固定在镜片上,在眼镜加工工艺上需在镜片上钻孔以便装螺丝。

8.抛光　将镜片边缘抛光,以增加美观。用于无框架镜片、高度近视镜及平光镜。

9.染色　为防止过量光线进入眼睛,使镜片着色的工艺。

10.镀膜　为增大透光率、反射、保护等目的在镜片表面镀制一层或多层光学薄膜。

11.留唛　眼镜加工后的镜片,仍保留厂商注在镜片上的防伪标记。

除上述加工项目外,修理项目也要填写清楚,明确修理部位的同时,要检查眼镜有否其他缺损与毛病,发现问题应预先与顾客说明。

**(四)准确计算配镜金额**

眼镜的眼镜架、镜片种类很多,同类商品因规格、级别、光度等不同,价格也不同。

**(五)认真填写客户资料**

对客户资料要逐项详细填写。目的是为加工过程必要时能及时联系顾客,同时也便于眼镜公司(店)为顾客提供售后服务。

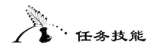

熟悉眼镜加工室布局,见表1-2。

表1-2　标准眼镜加工室布局

| 序号 | 分区命名 | 用途 | 主要配置 |
|---|---|---|---|
| 1 | 检测区 | 测量和标记眼镜片,检测装配眼镜质量 | 焦度计、瞳距尺、记号笔、应力仪 |
| 2 | 磨边区 | 切割、磨制眼镜片 | 玻璃刀、钳边钳、剪边剪、磨板机、定中仪、手工磨边机、自动磨边机、抛光机 |
| 3 | 装配区 | 装配眼镜 | 螺丝刀、烤灯、开槽机、打孔机、拉钩、拉丝带、施乐眼镜工具套装 |
| 4 | 整形区 | 眼镜整形 | 整形钳套装、锉刀、烤灯、超声波清洗器 |

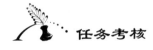

(1)能规范书写配镜订单。

(2)简述配镜订单的常见格式。

(3)简述配镜订单中常见项目。

(王海营　周清华)

# 第二步

# 推介眼镜片

## 任务一 眼镜片材料与分类

### 任务目标

(1)掌握眼镜片的分类和材料的特点。

(2)熟悉眼镜片的性能。

(3)会比较树脂镜片和玻璃镜片的优缺点。

(4)树立热爱科学、实事求是的学风和加强职业道德意识。

### 案例与思考

顾客李某,女,38岁,在某公司任办公室主任,原戴镜 R −5.00 DS,L −5.50 DS,瞳距 63 mm,所戴镜片为 PMMA 材料的树脂镜片,此眼镜戴了两年,假期游玩时,不小心把眼镜的左眼镜片摔碎,平时使用过程中,也没有规范保养眼镜,右眼镜片表面也被划伤,透光性能降低,到视光中心重新配镜,经全面验光后该顾客的度数没有变化,仍用原度数进行配镜。

通过沟通和挑选,李女士最后选择了一副某品牌的纯钛无框眼镜架,当视光师员向其推荐镜片时,发现该顾客对镜片的各种性能非常在意,想对其进行详细的了解,以便能配一副不容易刮花、透光性能好的眼镜。作为一名眼镜定配人员,准确理解验光处方内容,了解顾客的工作和生活环境、配镜目的和要求,能会介绍和解释各种镜片的性能和特点,结合顾客实际情况,向客人推荐一副适合顾客日常工作和生活的符合顾客要求的眼镜镜片。

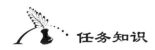
**任务知识**

在国内市场,镜片占据了眼镜客单价的重头,消费者却并不真正明白镜片的优劣之分,不了解镜片材料的基本划分,花了不少冤枉钱。眼视光专业人员要围绕不同材料的性能差异,形成客观、清晰、有选择性地展现产品的优劣;罗列镜片材料发展的历史沿革,让消费者明白先进科技的发展方向,自己在选购镜片时付出的真金白银,能换来哪些凝聚了一代代科研者们汗水与智慧的结晶。

## 一、眼镜片的分类

### (一)依制作眼镜片的材料分类

根据制作眼镜片的材料可分为玻璃镜片、树脂镜片、水晶石镜片。

### (二)依眼镜片的光学结构分类

1.单光镜片　如球镜、柱镜、球柱镜。

2.多焦点镜片　如双焦点镜片、三焦点镜片、渐变焦镜片。

### (三)依眼镜片的功能用途分类

1.矫正视力用镜片　近视镜片、远视镜片、散光镜片、老视镜片、三棱镜镜片、减少周边离焦镜片等。

2.护目镜片　有色镜片、偏振光滤光镜片、UV 吸收紫外线镜片、IR 吸收红外线镜片、防风沙镜片、运动镜片等。

## 二、眼镜片材料及性能

### (一)眼镜片材料的性能

1.光学特性

(1)折射率(refractive index):眼镜片的折射率是入射角的正弦与折射角的正弦之比,即光线由空气进入透明媒质(镜片材料)后偏离其初始路径的值(常规为 $1.4 \sim 1.9$ ),常用 $n$ 或 $ne$ 表示,该比值没有单位并且总是大于1。

媒质的折射率也是真空中的光速和媒质中的光速的比率。由于透明媒质的光速随着波长而变化,波长不同,折射率亦有差别,所以折射率的值总是参考某一特定波长表示,如在欧洲,参考波长为 587.56 nm(氦黄光谱线)。

对于镜片实际而言,折射率是反映镜片材料折射能力的一个参数,折射率的意义在于折射率越高,镜片可以制作得越薄。因此,高折射率的镜片材料比低折射率的材料(例如 CR-39 或皇冠玻璃)更薄更美观。需要注意,对于低度镜片不是折射率越大,镜片就一定越轻。

不同的镜片材料折射率不同。

1)普通折射率: $1.48 \leqslant n < 1.54$ 。

2）中折射率：$1.54 \leq n < 1.64$。

3）高折射率：$1.64 \leq n < 1.74$。

4）超高折射率：$n \geq 1.74$。

（2）色散力（dispersion power）：色散力是眼视光学的一个重要特性，常用 $v$ 值表示。因为使用高屈光力镜片（高度近视或远视镜片）时，高色散力会令所视物体边缘产生彩色条纹，这可能会引起戴镜者的抱怨。

习惯上用阿贝数（Abbe number）反映镜片材料的色散力，阿贝数是材料色散力的倒数，常用 $v_d$ 表示，是对控制光谱材料能力的一种定量（表2-1）。阿贝数越高，戴镜者越不容易察觉到镜片周边产生的色散力现象（横向色差）。

阿贝数与材料的色散力成反比。通常镜片材料的阿贝数值为 30～60。阿贝数越大，色散力就越小；阿贝数越小，则色散力就越大，对成像质量的影响就越大。常用镜片材料的阿贝数如表2-1所示。高折射率材料（包括玻璃和树脂材料）比低折射率材料更容易产生色差现象，导致视觉清晰度降低。

表2-1 常用镜片材料的阿贝数

| 玻璃材料的折射率 | $v_d$ | 树脂材料的折射率 | $v_d$ |
|---|---|---|---|
| 1.5 | 59 | 1.5 | 58 |
| 1.6 | 42 | 1.56 | 37 |
| 1.7 | 42 | 1.59 | 31 |
| 1.8 | 35 | 1.6 | 36 |
| 1.9 | 31 | 1.67 | 32 |
| | | 1.74 | 33 |

尽管所有镜片都存在色散，但在镜片光学中心区域，该干扰因素可被忽略。只有高色散力镜片的周边部，色散现象才易被察觉，其表现为离轴物体边缘带有彩色条纹。

（3）反射率（reflectanse）：是物体表面反射光线的能力，光线在镜片表面产生的反射现象会影响镜片的清晰度。

对于眼镜片而言，镜片材料折射率越高，镜片表面的反射率就越大（表2-2），因反射而损失的光线就越多。这种现象会使镜片内部产生光圈现在从而导致镜片厚度明显；使戴镜者的眼镜会因为镜片表面的光线反射而被掩盖；使镜片产生眩光而降低了对比度等。对于这些问题的解决办法是在镜片表面镀增透膜、镀多层减反射膜。

表2-2 不同折射率镜片的反射率比较

| 折射率 | 1.5 | 1.6 | 1.7 | 1.8 | 1.9 |
|---|---|---|---|---|---|
| 反射率 | 7.8% | 10.4% | 12.3% | 15.7% | 18.3% |

（4）光线吸收（adsorption of light）：镜片的光线吸收通常指镜片材料内部的光线吸收，表示方式是镜片的前后表面对光线吸收的百分比。例如：25%的光线吸收表示有25%的光量在镜片的内部减少。

镜片材料本省的吸收特性会减少镜片的光线透过率，这部分的光量损失对于无色镜片是可以忽略的，但如果为染色或光致变色镜片，镜本身对光线的吸收量会很大，这也是此类功能镜片的设计目的即减少光线入射量。

（5）透光率（transparency）：镜片的透光率指光线通过镜片而没有被反射和吸收的可见光透过滤（如表2-3）。

表2-3　不同折射率镜片的透过率比较

| 折射率 | 单面反射率系数 | 透光率/% |
|---|---|---|
| 1.50 | 4.0 | 92.2 |
| 1.56 | 4.8 | 90.7 |
| 1.60 | 5.4 | 89.5 |

（6）紫外线切断（UV cut-off）：紫外线切断点反映了材料阻断紫外线辐射透过的波长。光辐射可分为紫外线、可见光及红外线。根据1940年Morgan分类法，辐射线分为以下五大类。①短波紫外线：13.6 ~ 310 nm。②长波紫外线：310 ~ 390 nm。③可见光：390 ~ 780 nm。④短波红外线：780 ~ 1500 nm。⑤长波红外线：1500 ~ 100000 nm。

习惯上，紫外线也可分为3个波段：UVC（10 ~ 280 nm）、UVB（280 ~ 315 nm）以及UVA（315 ~ 380 nm）。UVC一般可被大气层中的氧、氮和臭氧层吸收，但不排除工业来源的UVC。大部分的UVB会进入人眼。所以保护眼睛，减少UVB和UVA的入侵非常重要。

2. 物理特性

（1）密度（density）：是1 cm³材料的质量，单位是g/cm³。已知镜片材料的密度不能预知镜片的质量。有可能密度大的材料比相同屈光力密度小的镜片材料要轻，因为有可能密度大的镜片的用料少。

镜片材料所含的氧化物决定了镜片材料的密度。例如普通冕牌镜片的密度为2.54 g/cm³，燧石玻璃的密度为2.9 ~ 6.3/cm³，含钛元素和铌元素的玻璃镜片的密度为2.99 g/cm³。

（2）硬度（hardness）：是材料抵抗局部变形和磨损的能力。玻璃易碎，但非常硬。尽管如此，在长期使用或者没有基本防护（眼镜和硬物接触）的情况下，原本高光洁度且完全透明的眼镜片也会被磨损。眼镜片上大量细小的表面磨损会使入射光线发生散射，改变玻璃镜片的透光率，影响成像质量。

（3）抗冲击性（impact resistance）：指镜片材料在规定条件下抵抗硬物冲击的能力。各种材料的相对抗冲击性能取决于冲击物的尺寸和形状等因素。

为了测试眼镜片的抗冲击性，英、美等许多国家制定了测试标准。例如落球试验，即将一钢球从某一高度落至镜片凸面上，观察镜片的抗冲击性能，即是否破碎。

安全标准:为了预防及尽可能避免因镜片破碎而导致的损伤,一些国家甚至强制规定某些特定人群,例如儿童、驾驶员应该配戴的镜片种类。①满足中等强度抗冲击性的测试:日常用途的镜片必须能够承受一个16 g球从127 cm下落的冲击。②满足高强度的抗冲击性测试:镜片必须能够承受一个44 g球从130 cm下落的冲击。

普通玻璃镜片材料不能通过上述的抗冲击性能的测试,虽然玻璃有良好的耐压性 $(100 \text{ kg/mm}^2)$,但是受到牵引力达到4 $\text{kg/mm}^2$ 时就会破碎。当玻璃受到牵拉时,甚至在相对较小负荷下,玻璃也会破碎。日常使用也会减弱玻璃的抗冲击性,因为镜片表面产生的不同深度的磨损会减弱其强度。

(4)静态变形测试(static resistance):欧洲标准化委员会指定的"100 N"静态变形测试是在一个恒定速度下增加压力直到100 N,经10s后观察被测镜片的变形情况。

3.化学特性 化学特性反映了镜片制造及日常生活中,镜片材料对于化学物质的反应特性,或是在某些极端条件下材料的反应特性。测试时通常使用冷水、热水、酸类以及各种有机溶剂。

一般情况下,玻璃镜片材料不受各种短时间偶然接触的化学制品的影响,但下列因素会侵蚀玻璃镜片材料。①氢氟酸、磷酸及其衍生物。②高温下的水会使光滑镜片表面粗糙。③湿气、碳酸氧以及高温环境下,镜片表面会被侵蚀。

对于树脂镜片材料,需要避免接触化学制品。尤其是聚碳酸酯镜片材料,在加工或者使用中要避免接触丙酮、乙醚和速干胶水等。

**(二)常用眼镜片材料**

1.玻璃眼镜片材料 眼镜玻璃材料主要是由二氧化硅、氧化钠、氧化钾、氧化钙和氧化钡等多种氧化物组合而成。分普通玻璃和光学玻璃两种。普通玻璃的基础成分属钠钙硅酸盐系统。光学玻璃的基础成分属钾、钡硅酸盐系统。分为无色和有色光学玻璃。通常按无色光学玻璃的折射率和色散系数的大小将光学玻璃划分为冕牌玻璃和火石玻璃两大类。用冕牌玻璃制成的镜片有光学白片、克罗克斯镜片、克罗克赛镜片、有色镜片和变色镜片等。火石玻璃多用于磨制双焦点镜片的子镜片和高折射率镜片等。

眼镜玻璃的性能要求不同于其他玻璃产品,主要是以光学性能和理化性能等为主。光学性能主要有折射率、色散系数和透光率等,理化性能主要有密度和化学稳定性等。

(1)光学性能

1)折射率:一般冕牌玻璃的折射率为1.49～1.53,火石玻璃的折射率为1.600～1.806。折射率的大小可以用来衡量镜片的厚薄。即折射率越高,镜片就越薄。同时,它也是决定镜片屈光度的重要光学参数之一。

2)色散系数:在镜片中,通常应用到色散系数的倒数,亦称阿贝数。阿贝数的大小可用来衡量镜片成像的清晰程度。即阿贝数越大,色散就越小,则成像的清晰程度就越好。但一般来讲,折射率越高,阿贝数相对变小,则成像的清晰程度就越差。一般冕牌玻璃的阿贝数在55以上,而火石玻璃的阿贝数在50以下。

3)透光率:透光率可以用来衡量通过镜片视物的清晰程度,即透光率越高,视物就越清晰,一般要求无色光学玻璃对可见光的透光率在91%以上,火石玻璃的透光率在87%左右。

（2）理化性能

1）密度：通常用于制作眼镜片的玻璃密度均比较大。冕牌玻璃的密度为2.54，火石玻璃的密度为3.6，而且随着镜片折射率的增加，密度也增加，同时，阿贝数在减小。因此，折射率高、镜片薄、阿贝数大、镜片边缘色散小、密度小、镜片轻是最为理想的眼镜片。

2）化学稳定性：化学稳定性一般是指镜片在加工或使用过程中对水、酸、碱溶液以及抛光剂等化学物质的耐腐蚀能力。因为这些化学物质均能与玻璃发生作用，使镜片发霉、表面光洁度发生变化等，影响使用寿命。

（3）各种玻璃镜片的性能特点

1）普通玻璃镜片：有白片、克罗克斯片和克罗克赛片等。其性能特点见表2-4所示。

2）光学玻璃镜片：有光学白片、UV光学白片、光学克赛片和光学克斯片等，其性能特点详见表2-5。

表2-4　普通玻璃镜片的性能特点

| 名称 | 主要成分 | 色泽 | 折射率 | 色散系数 | 透光率 | 吸收紫外线 |
| --- | --- | --- | --- | --- | --- | --- |
| 白片 | 钠钙硅酸盐 | 无色 | 1.510 | 56 | ≥89% | 280 nm 以下 |
| 克斯片 | 白片+氧化铈 | 浅蓝色 | 1.510 | ≥55 | ≥85% | 300 nm 以下 |
| 克赛片 | 白片+氧化硒 | 浅粉红色 | 1.510 | ≥55 | ≥85% | 300 nm 以下 |

表2-5　光学玻璃镜片性能特点

| 名称 | 主要成分 | 色泽 | 折射率 | 色散系数 | 光透比 | 吸收紫外线 |
| --- | --- | --- | --- | --- | --- | --- |
| 光学白片 | 钾钡硅酸盐 | 无色 | 1.531 | 60.5 | ≥91% | 无 |
| UV光学白片 | 光白基础成分+钛、铈氧化物 | 无色 | 1.523 | 58.7 | ≥91% | 330 nm 以下 |
| 光学克斯片 | 钡冕玻璃基础成分+铈、钕、镨氧化物 | 在白炽灯下呈浅紫红色；在日光灯下呈浅青蓝色 | 1.523 | ≥56 | ≥84% | 340 nm 以下 |
| 光学克赛片 | 钡冕玻璃基础成分+锰铈氧化物 | 浅粉红色 | 1.523 | ≥56 | ≥86% | 350 nm 以下 |

3）光致变色玻璃镜片：光致变色玻璃镜片简称变色片，它是在无色或有色光学玻璃基础成分中添加卤化银等化合物，使镜片受到紫外线照射后分解成银和卤素，镜片的颜色由浅变深。反之，当光线变暗时，银和卤素相结合，使镜片的颜色又回到原来的无色或有基色的状态。变色镜片有茶变和灰变片两种，其特点是既可以做矫正视力镜片使用，又可以做太阳眼镜，适合野外工作者配戴。

有色玻璃镜片有色玻璃镜片是在无色光学玻璃中加入各种着色剂使玻璃呈现不同颜色,并对各种不同的单色光有选择性地吸收或滤过。其目的主要是用来作遮光和各种防护目镜,使眼睛不受有害射线以及风沙、化学药品、有毒气体等的侵害,起到保护眼睛的作用。

常见有色玻璃镜片的特点和用途如表2-6所示。

表2-6　有色玻璃镜片的特点和用途

| 名称 | 着色剂 | 特点及用途 |
| --- | --- | --- |
| 灰色镜片 | 钴、铜、铁、镍等氧化物 | 均匀吸收光谱线、吸收紫外线、吸收红外线。适于制作太阳镜和驾驶员配戴眼镜 |
| 绿色镜片 | 钴、铜、铬、铁、铈等氧化物 | 吸收紫外线、吸收红外线。适于制作护目镜,例如气焊、电焊和氩弧焊的护目镜 |
| 蓝色镜片 | 钴、铁、铜、锰等氧化物 | 防眩光。适于制作高温炉窑的护目镜 |
| 红色镜片 | 硒化镉、硫化镉 | 防荧光刺眼。适于制作拍X射线医务人员的护目镜 |
| 黄色镜片 | 硒化镉和铈、钛等氧化物 | 吸收紫外线。适于制作夜视镜或驾驶人员阴雨、雾天的配戴镜 |

4)高折射镜片:高折射镜片又称"超薄镜片"。国产超薄镜片大都采用折射率为1.7035的材料,从而达到降低密度和提高阿贝数的目的。密度3.028、阿贝数41.6的钡火石光学玻璃材料,与冕牌玻璃材料磨制出的镜片相比,在同等屈光度条件下,其镜片的弯度要浅一些,镜片的厚度要薄约1/5,特别适合高度屈光不正者配戴。一般高折射率玻璃材料中含氧化铅较高,则密度较重,同时阿贝数也较小,在镜片边缘易产生色散现象等缺点。目前,高折射率玻璃中已采用添加氧化钛等取代氧化铅。

5)镀膜玻璃镜片:镀膜玻璃镜片是指在各种光学玻璃镜片的表面上采用真空镀膜的方法镀上相应的减反射膜,以消除镜片表面的反射光,增加镜片的透光率,配戴起来更加清晰可见,舒适美观。常用的镀膜材料为氟化镁,折射率为1.38,并具有良好的耐磨性和稳定的物理化学性能。经镀膜后,镜片的透光率可由原来的91%提高到98%左右。镀膜镜片有单层镀膜片和多层镀膜片两种,多层镀膜镜片可镀有多层减反射膜、憎水膜(防水防雾)等不同功能的膜层,以增加镜片表面减反射的效果,同时也增加膜层的耐用性和实用性。

2.树脂眼镜片材料　用来制造眼镜片的树脂材料是由高分子有机化合物,经模压浇铸成型或注塑成型制成的光学树脂材料。树脂材料可分为热固性和热塑性两种。

热固性材料具有加热后硬化的性质,受热不会变形。目前市场上大部分的眼镜片是使用这种材料制造,主要代表为CR-39材料。

热塑性材料具有加热后软化的性质,适合于热塑和注塑,主要代表为PC材料。

(1)光学树脂材料的主要性能　常用的光学树脂材料有CR-39、PMMA和PC三大类型。

1) CR-39(dially glycol carbonales)：CR-39 材料即丙烯基二甘醇碳酸酯，属热固性材料，采用模压浇铸成型法制造。目前，矫正视力的树脂镜片大都采用 CR-39 树脂材料。该树脂材料是 1942 年由美国 PPG 公司哥伦比亚研究所研制开发出来，是美国空军所研制的一系列聚合物中的第 39 号材料，故被称为"哥伦比亚树脂第 39"。CR-39 被用于生产矫正眼镜片是在 1955—1960 年，当时生产出第一代超轻、抗冲击的树脂镜片。

2) PMMA：PMMA 材料即聚甲基丙烯酸甲酯，俗称"有机玻璃"，属热塑性材料，采用注塑成型法制造。PMMA 材料早在 20 世纪 50 年代就被用于制造眼镜片，但是由于该材料受热容易变形，并且耐磨性比较差，很快就被 CR-39 材料所取代。

3) PC：PC 材料即聚碳酸酯，属热塑性材料，采用注塑成型法制造。PC 材料大约在 1955 年就被研制出来，但是在视光学领域的应用是近几年的事情。PC 材料以其优越的性能重新将热塑性材料带回了眼镜片领域，并被视光学专业人士认定为是 21 世纪的主导镜片材料。

CR-39、PMMA 和 PC 材料具体的性能特点见表 2-7 所示。

表 2-7　光学树脂材料镜片性能

| 性能 | CR-39 | PMMA | PC | 性能特点比较 |
|---|---|---|---|---|
| 折射率($n$) | 1.498 | 1.491 | 1.586 | PC>CR-39>PMMA |
| 阿贝数($v_d$) | 57.8 | 57.6 | 29.9 | CR-39>PMMA>PC |
| 透光率/% | 89~92 | 92 | 85~91 | 基本相同，PC 略差 |
| 密度 | 1.32 | 1.19 | 1.20 | CR-39>PC>PMMA |
| 耐磨性 | 4 H | 2 H | B | CR-39>PMMA>PC |
| 耐热性/℃ | >210 | 118 | 153 | CR-39>PC>PMMA |

(2) 光学树脂材料的主要特点及用途

1) 主要特点：与玻璃等镜片材料相比，光学树脂材料最突出的优点如下：重量轻、抗冲击性强；此外，光学树脂材料的化学稳定性好、透光度好、有极佳的着色性，可染成各种颜色以及具有吸收紫外线和成形加工性好等。

光学树脂材料最大的缺点是：硬度低、易划痕、耐热性能差、易变形，采用该类材料制造的眼镜片厚度要比玻璃镜片厚。

为了减少镜片的边缘厚度，目前，市场上又推出了折射率为 1.56~1.71 的树脂镜片。一般按折射率来分，折射率≤1.56 的镜片称为"中折射率"树脂镜片，折射率为 1.60 以上的镜片称高折射率树脂镜片。

2) 主要用途：光学树脂材料的用途可按材料来分，详见表 2-8 所示。

3) 光学树脂材料的表面处理：如上所述，光学树脂镜片除具有各种优点之外，其最大的缺点是表面硬度差，容易划痕，因此，需要对其表面进行各种处理。常见的表面处理有加硬膜、多层防反射膜和加硬多层防反射膜处理等。加硬膜处理的目的是增加镜片表面的硬度，使其接近玻璃的硬度；防反射膜处理的目的是增加可见光的透光率和防紫外线的性能。另外,在其表面还进行缓冲膜处理以保持和增强其抗冲击性能,以及憎水膜处理,用来提高镜片表面防水、防雾的能力等。

表2-8 光学树脂材料镜片的主要用途

| 材料名称 | 主要用途 |
| --- | --- |
| CR-39 | 矫正视力用镜片、太阳镜用镜片、偏振光滤光镜片、白内障镜片 |
| PMMA | 太阳镜用镜片、角膜接触镜 |
| PC | 工业用护目镜、偏振光滤光镜片、体育运动用镜片 |

3.其他镜片材料 用于制造眼镜片的材料除了玻璃镜片材料、光学树脂镜片材料以外,还有晶石材料。水晶石是一种天然透明的石英结晶体,主要成分为二氧化硅,其折射率和密度略高于光学玻璃。

水晶的主要优点是:硬度高、耐高温、耐摩擦、不易潮湿等。其主要的缺点是:重量较重、研磨加工困难。用水晶石材料磨制成的眼镜片称为"水晶石镜片",常用的有天然水晶石和人工水晶石两种。每种按颜色又可以分为白水晶和茶水晶两种。由于水晶石中大多含有各种杂质,棉状或冰冻状花纹等,所以,其光学性能远不如光学玻璃优良、目前,已逐渐被光学玻璃或光学树脂材料所代替。

 **任务技能**

玻璃镜片、树脂镜片与水晶镜片的区分方法如下。

1.比重量 将镜片托在手掌上,较重的为水晶镜片,较轻的为树脂镜片,两者之间的为玻璃镜片。

2.听声音 镜片稍抬起,轻落在桌面上,相对声音清脆者为玻璃镜片。

3.看内部 镜片内部不纯净、有"棉"者为水晶镜片。

 **任务考核**

(1)试述眼镜片分类?

(2)试述 CR-39、PMMA、PC 各种树脂眼镜片材料及其特性?

(3)分析对比不同折射率镜片材料的特点?

(杨丽霞)

# 任务二  镜片光学结构及光学性能

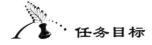

**任务目标**

(1)掌握单光、双焦点、渐变焦镜片的光学结构。
(2)熟悉眼镜片的光学性能。
(3)培养学生自主学习能力、创新能力以及综合职业素质。

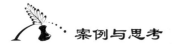

**案例与思考**

为什么有的镜片几十元一副,而有的镜片,如渐变焦镜片和离焦镜片几千元甚至数万元一副?

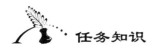

**任务知识**

应用于眼镜片的透镜,主要目的是利用其光学原理矫正眼的屈光不正。对于不同性质、不同类型和不同程度的屈光不正以及不同的配戴者,要选择不同的透镜进行矫正。不同的透镜都遵循相同的光学几何学原理,而具体的光学性能则各不相同。不同的镜片类型带来的视觉体验也有所不同,好的视觉效果能让配戴者视野更宽阔,视物不变形。

本部分将对常用的简单透镜形式——单光镜片、双焦点镜片、渐变焦镜片、控制周边离焦镜片及特殊功能镜片的光学性能等相关内容进行阐述。

## 一、单光镜片

在实际生产经营过程中,经常发现有些人将单光镜片与球光镜片混淆,认为只有球光镜片才是单光镜片,将散光镜片叫做复光镜片。而眼镜镜片国家标准中明确指出,单光镜片是具有单视距能力的镜片,包括球镜、柱镜、球-柱镜。其中球镜用 Sph 表示,柱镜用 Cyl 表示,散光轴位用 Ax 表示。所以单光镜片是相对双焦点或多焦点镜片而言的,并不只代表球光镜片。

### (一)球光镜片

球光镜片就是指透镜的两个面都是球面或者一个面是球面,另一个面是平面的镜片。所以球光镜片也称球面镜片。

球光镜片按其屈光性质可分为:凸球镜片也称远视镜片,即中间厚,边缘薄;凹球镜片,也称近视镜片,即中间薄,边缘厚。

球光镜片的截面形状如下。

1.近视镜片　按其截面形状可分为:平凹、双凹、凸凹(新月凹)。

2.远视镜片　按其截面形状可分为:平凸、双凸、凹凸(新月凸)。

**(二)散光镜片**

散光镜片是用来矫正规则性散光眼的。散光镜片的表面是由两个不等的曲面组成的,在交叉成的两个互相垂直的主向度上形成了两个深浅不同的屈光度。散光镜片的外文字头是 Cyl。一般处方上部都简写成 C 作为散光代表符号,Ax 代表散光轴位。

1.按散光面形式分类

(1)柱面镜片:柱面镜片的一个表面是圆柱体表面的一部分,另一个表面是平面,又称圆柱镜片。

(2)球柱面镜片:球面镜片的一个表面是圆柱体表面的一部分,另一个表面是球面。

(3)复曲面镜片:复曲面镜片是散光镜片的一种形式,也称环曲面镜片,通常所用的散光镜片多属于这一类。所谓复曲面就是指使散光镜片形成散光的表面由不同曲率半径的子午线组成的。与球柱面镜片相比,复曲面镜片无论在外观还是在成像质量上都优于球柱面镜片。

1)将复曲面镜片制作在透镜的外表面(内表面为球面),称为外环曲面,通常眼镜行业称为外散镜片。

2)将复曲面镜片制作在透镜的内表面(外表面为球面),称为内环曲面,通常眼镜行业称为内散镜片。

因为内散镜片的外表面为球面,所以比外散镜片美观,更主要的是内散镜片在消除像差及提高成像质量上都明显优于外散镜片,因此,现在的散光镜片多是内散镜片。

2.按屈光性质分类

(1)单纯近散镜片:在互相垂直的两条主子午线上,一条主子午线上的屈光力为零,另一条主子午线上的屈光力为近视。

(2)单纯远散镜片:在互相垂直的两条主子午线上,一条主子午线上的屈光力为零,另一条主子午线上的屈光力为远视。

(3)复性近散镜片:在互相垂直的两条主子午线上,都具有矫正近视的屈光力且大小不等。

(4)复性远散镜片:在互相垂直的两条主子午线上,都具有矫正远视的屈光力且大小不等。

(5)混合散光镜片:在互相垂直的两条主子午线上,一条主子午线上具有近视屈光力,另一条主子午线上具有远视屈光力。

## 二、双焦点镜片

双焦点镜片是在一个远用镜片下部附加上具有视近功能的镜片,实现一只镜片既能看清远处又能看清近处的目的。远用部分的镜片称为主镜片,附加的镜片成为子镜片,如图2-1所示;看远时使用的区域称为远用区,主、子镜片重叠的区域用于视近,称为近用区,如图2-2所示。

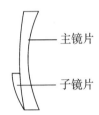

图2-1　双焦点镜片的物理结构

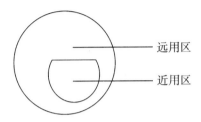

图2-2　双焦点镜片的光学结构

双焦点镜片可以看成是在普通镜片上附加一个正球镜片组合而成的,如图2-3所示,从而在一个镜片上形成了远用和近用两个区域。远用部分的顶焦度称为远用度数;近用部分的顶焦度称为近用度数;附加的正球镜称为近附加度。然后用近用度数减去远用度数即可得到近附加度。

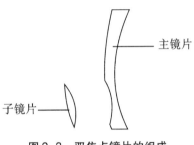

图2-3　双焦点镜片的组成

## 三、渐变焦镜片

### (一)渐变焦镜片的诞生

美国人欧文·阿维兹于1907年最早提出了镜片上镜度渐变变化的概念。1907年亨利·奥尔伯德·高兰夫提出了使用非球面技术解决镜片渐变的设想,但未付诸实施。1920年,波来恩和考涅特提出了新曲面的概念,即镜片的两个曲面由弯曲度自上而下逐渐加大的镜面构成,从而实现自上而下镜度的逐渐增加的目的。但镜片的明显缺陷是像差太大,超出了人眼所承受的限度,无法戴用。第二次世界大战后,进入了一个相对和平时代,为渐变焦镜片研究提供了稳定的社会条件。正是在这种条件下,德国人路斯提出了关于镜片斜射像散的新论点,即斜射像散无须百分之百的消除,只需要消除到人眼无法察觉的程度就可以了。这一观点为镜片设计打通了新的道路。法国依视路公司的工程师和视光师傅那德梅特纳兹及其同事进行了最后攻关,并于1951年对渐变焦镜片进行描述,第一次描述了这种镜片的加工方法。在成功描绘加工方法后,梅特纳兹及其同事对镜片的光学特性及加工工艺进行了大量的研究工作,于1958年研制成功,宣告了一种新型镜片的诞生。在同一年,依视路公司为顾客试戴成功,也是在这一年这种镜片在巴黎国际眼科大会上正式推出。

### (二)渐变焦镜片的发展

渐变焦镜片的研制成功,可以说为眼镜行业经营开创了新时代。从梅特纳兹研发的渐变焦镜片焦点曲线的变化来看,可以看出镜片镜度变化的规律。其总的趋势是由单曲线(指数曲线)向双曲线(正弦曲线)转变。

从曲线变化来看,1951—1956年,着重探索的是镜片自上而下镜度的均匀变化。

1957 后转向对镜片中段镜度特殊变化的探索,1958 年,镜片中断镜度变化呈现出远用和近用区域间连接方面的特点:明确的中断渐变变化区。

渐变焦镜片的发展主要依靠了制造技术的不断进步,使其从硬式设计发展到早期的软式设计,进一步发展到目前先进的软式设计。达到了更硬,更温和的渐变区设计,和控制良好的周边像差位置和梯度,既提高了视力又容易适应。

## 四、控制周边离焦镜片

周边离焦,即视网膜周边出现了离焦现象。所谓的周边是指视网膜周边。研究表明配戴普通的单光镜片视网膜周边会出现远视性离焦即周边焦点落在视网膜后方。此种情况易诱发眼轴代偿性增长,因而近视继续增长。近几年的临床研究认为环境因素引发的形觉剥夺、周边离焦性远视及调节功能紊乱是青少年近视高发的主要原因,控制周边离焦镜片可使视网膜周边的远视离焦变为近视性离焦,从而抑制眼轴增长,控制周边离焦性远视的镜片,能最大程度减少周边离焦性远视,延缓眼轴增长,从而控制近视发展。

## 五、特殊用途镜片

### (一)遮阳镜片(太阳镜)

理想的太阳镜应具备以下重要条件:①必须能滤除日光中 99% 以上的紫外线,滤光性能达国际标准要求。②有效阻挡强光的功能。③镜片具备标准光学弧弯设计,形成光学视轴而产生视像。④眼镜框架牢固,镜框材料优良,具有光学功能设计,佩戴后有舒适安全之感觉。

目前的太阳镜分为 3 类。

1. 普通功能太阳镜　其镜片分为 2 种。

(1)能减弱光线的一般黑色镜片:功能单一,装饰效果差。

(2)染色镜片太阳镜:采用浸染技术,丰富了镜片的色彩,改善太阳镜的装饰效果。

2. 变色太阳镜　所谓的变色太阳镜是采用在镜片材料中掺入某些化学成分的手段,实现在不同光照度的情况下,镜片颜色深浅的变化。这种颜色深浅的变化不是真正意义上的变彩色,因为这种镜片无法实现从一种色彩到另一种色彩的过渡。还有采取镜片表面光干涉膜镀层或激光全息转移图案膜层的产品,色彩效果差,镜片表面不耐磨,无实际技术意义。

3. 偏振光滤光太阳镜　在我们的日常生活中,除了阳光和紫外线以外,光线通过凸凹不平的路面、水面等地方时会产生不规则的漫反射光,俗称“眩光”。阳光照射在沙地、水面、雪地、路面上形成的反射眩光,常会造成眼睛不适及疲劳,并影响视物的清晰。普通的太阳镜只能降低光的强度,不能有效清除亮面的反光和四面八方的眩光,而偏振光滤光太阳镜的偏光角度和弧度都依据精密光学原理设计。可将这些不规则的反射光线,进行有效的排列和滤除(如百叶窗的原理),光线被整理成同向光进入双眼,使周边景物看起来柔和而不刺眼;因而偏振光滤光太阳镜除了防紫外线和降低光的强度以外,还可以有效滤除眩光。偏振光滤光太阳镜的核心是偏光膜,偏光膜具有二向色性的透明薄膜,它允许平行与透光轴方向的光振通过,而垂直于这个方向的光则被吸收,这种现象叫做光的偏振化。通过的光是同一振动方向的光,称为偏振光。反射光因为光线经过反射后成为与偏光膜的透光轴垂直而被吸收。偏振光滤光太阳镜利用这个原理,极有效的消除了强反射光线及散色光,使光线变得柔和,人眼看到的景物就清晰自然,对驾驶者有特别功效。偏振光滤光太阳镜还能有效地吸收99%的 UVA 和 UVB,很好的保护眼睛。

**(二)棱镜**

棱镜是一种特殊类型的透镜,主要特征是使入射光产生偏斜。该特性常用于解决眼的许多问题,如斜视矫正等。棱镜的视觉光学效果见图2-4,透过棱镜看 B 处的物体,其虚像在 B′处,此为棱镜的像移效果。

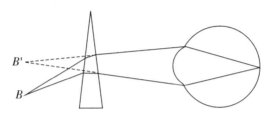

图2-4 棱镜的视觉光学效果

复色光穿过棱镜时,由于折射率的差异,不同波长的单色光被分解开来,在投射屏上呈现"雨后彩虹"样的光学现象,称为棱镜的色散效果,此为制造化学分析仪器的理论基础。高度数负镜边缘有时也会有此现象而影响配戴者的视觉质量,制作眼镜时应避免色散现象。

绝大多数眼用棱镜都很薄,其顶角也很小,通常小于10°,超过15°更为少见。

球面透镜和棱镜相似,对光线有偏折作用。通过透镜的光线离光心越远,透镜对它的偏折力越强。透镜总是把光线折向厚度大的地方。透镜的这个特点与棱镜把光线折向底边相似。对于球面透镜的偏折力来说,越靠近光心的地方偏折力越低,但对于棱镜来说,它的偏折力则保持不变。可以想象球面透镜是由无数个棱镜组合而成的,这些小棱镜的棱镜度随着它到光心的距离增加而增加,故球面透镜上各点的偏折力不一样。球面透镜上任一点对光线的偏折力,称为该点的棱镜效果。这种效果随该点至光心的距离增加而增加。

在光心位置,球面透镜的两个面是平行的,故光心的棱镜效果等于零。由于正球面透镜的最厚部在光心,所以各点棱镜效果的底都朝向光心。对于负球面透镜来说,其最厚部位在边缘,故各点棱镜效果的底都朝向周边。

要想通过透镜移心产生预期的棱镜效果,正球面镜移心的方向应与所需棱镜之底的方向相同,而负球面镜移心的方向则应与所需棱镜之底相反。例如,要想产生底朝内的棱镜效果,就将正球面镜光心向内移或将负球面镜光心向外移。

球面透镜的棱镜效果在临床中的应用如下。

1.矫正眼肌障碍 许多眼肌障碍顾客同时存在着不同程度的屈光不正。矫正时,若同时戴上棱镜和眼镜会带来许多不便。利用球面镜移心所产生的棱镜效果达到矫正眼肌的目的,同时也矫正了屈光不正。

2.矫正辐辏功能不足 有些屈光不正顾客戴上合适镜度的眼镜后,远视力很好。但视近物时间长时,会出现头痛等症状。经检查,多数这样的顾客存在着辐辏功能不足,解决办法,在远视力允许的前提下,通过透镜移心产生基底向内的棱镜效果,因基底向内的棱镜对眼睛有外展作用,达到矫正集合功能不足的目的。

有些老视顾客戴上近用镜,视近物时间长时也会出现不适。其原因为,眼睛的调节和集合是一对联动的功能,即同时动作。正常眼睛的调节和辐辏应维持一定的比例关系,这个关系称为调节辐辏比。如果破坏了这个关系,反映到临床上就是长期视物会产生疲劳。人眼老视时,由于调节力的减弱需要戴近用镜。其目的是使人视近物时少用调节,但这时辐辏并未改变。因此破坏了调节和辐辏的比例关系,产生了视疲劳。解决办法,通过透镜移心产生基底向内的棱镜效果来改变辐辏,使调节和辐辏达到平衡。若近用镜是正透镜,制作时可使透镜的光心距比瞳孔距适当小些;若近用镜是负透镜,制作时可使透镜的光心距比瞳孔距适当大些。

3.其他 利用球面镜的棱镜效果也可以解释临床上的一些现象。临床上常有一些近视顾客会提出这样的问题:戴镜后矫正视力非常好,只是在上下楼梯或台阶时为什么总有踩空的感觉?正确的配镜应使眼镜的光心与瞳孔位置一致。戴镜时,由于透镜的光心没有棱镜效果,所以眼睛通过透镜的光心视物,像的位置不会发生变化。上下楼梯时,由于眼睛自然向下看,这时眼睛并没有通过透镜的光心看楼梯,而是通过光心下面的某一点。近视顾客戴的是负透镜,通过光心下的某点视物将产生基底向下的棱镜效果,眼睛通过基底向下的棱镜视物,像会上移,所以会有踩空的感觉。

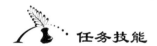

**任务技能**

多曲面透镜(散光镜片)的识别方法有以下几种。

1.厚薄法 观察对比镜片边缘,边缘厚度一致者为球镜镜片,不一致者为散光镜片。

2.跷跷板法 镜片凹面置于平整桌面上,周边与桌面均匀接触无晃动者为球镜镜片,有上、下晃动的跷跷板现象者为散光镜片。

3.剪刀运动 透过镜片观察,一竖直线条状目标,旋转镜片,目标先倾斜,继续旋转镜片,目标又回归原位,此现象称为"剪刀运动",说明所使用的镜片为散光镜片。

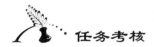

**任务考核**

(1)试述不同眼镜片的光学结构。

(2)针对不同屈光状态的顾客,如何选择适合配戴的镜片?

（杨丽霞）

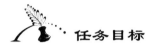

## 任务三 眼镜与安全防护

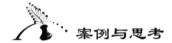

### 任务目标

（1）根据需求不同，会为顾客选择合适的防护眼镜。

（2）熟悉视觉损害形式、眼镜防护性能。

（3）具备维护视觉健康的职业素养，树立视觉防护理念。

### 案例与思考

近年来多数研究表明，长时间暴露于强烈的日光下，会因过量的紫外线辐射引起翼状胬肉、白内障、眼表晒伤、黄斑变性以及光适应异常等视觉改变。因此，针对紫外线较强季节或地区的高强度用眼需求的消费者，在购买眼镜时，配镜师应引导顾客了解不同镜片涂层的功能，并协助顾客选择能抵抗相应频段及百分比紫外线的镜片，从而可以提前预防、减少紫外线辐射对眼睛造成的伤害，降低相关眼病的发生率。

一位53岁的西藏顾客，常年在家乡从事导游职业，从未戴过眼镜，有糖尿病史，顾客自觉近两年视力下降严重，无论视远、视近总感觉眼前雾蒙蒙，特来眼科门诊进行筛查，希望能改善症状。作为配镜师的你，对该顾客的初步诊断是什么？又该如何帮顾客解决困扰？

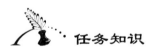

### 任务知识

#### 一、环境对眼睛的潜在损害

环境中存在许多对眼睛有害的因素，这些因素可以是直接的，如机械伤、化学伤等外伤；也可以是间接的或潜移默化的，如紫外线或其他辐射线对眼睛的照射等。一些特殊职业或活动也会使人们处于这些潜在的危险中。因此，眼镜在起到视觉功能矫正、美容或时尚的同时，还承担保护眼睛的功能。本节将分析环境中可能存在的潜在操作因素，阐述镜片材料、设计等方面与安全防范的关系，以及介绍特殊职业与眼睛安全防护的关系及其防护措施。

（一）潜在损伤的辐射

1. 与眼睛有关的电磁辐射

波长在 380～760 nm 的可见光（VIS）只是太阳发射的电磁波谱的一小部分，并受到地球大气吸收和散射的影响。

对眼睛产生影响的电磁波谱主要集中在可见光（380～760 nm）及其附近波段。对于可见光，眼睛屈光介质的通透率大约为 90%。习惯上将波长在 100～380 nm 的部分称为紫外线（UV），760 nm～1 mm 的部分称为红外线（IR）。

（1）紫外线（波长 100～380 nm）。①UVA：波长 315～380 nm。②UVB：波长 280～315 nm。③UVC：波长 100～280 nm。

（2）红外线（波长 760 nm～1 mm）①IRA：波长 760～1400 nm。②IRB：波长 1400～3000 nm。③IRC：波长 3000 nm～1 mm。

2. 常见的眼辐射损害　对人眼造成伤害的辐射主要是近紫外线、过强的可见光和近红外线。这些辐射除了来源于自然界外，还有很多是来自人造光源。

（1）紫外线对人眼的损害：在结膜、角膜引起强光性眼炎、翼状胬肉、结膜黄斑和带状角膜病；对晶状体损害可引起白内障；在视网膜能导致视网膜黄斑变性。

紫外线对人眼组织的常见损害如下。

1）角膜和结膜：紫外线性角膜炎、雪盲、翼状胬肉等。

2）晶状体：晶状体吸收峰值在 280～300 nm 波段，属于 UVB。因为该波段吸收率很高，所以在辐射不是很强的情况下仍有可能对人眼晶状体造成损害。

由紫外线辐射引起的白内障多是皮质性白内障，最多发生在鼻下方，可能与紫外线多来自颞上方，经眼屈光系统聚焦于鼻下方有关。

3）视网膜：日光性黄斑病、暗视觉改变、年龄相关性黄斑变性、黑色素瘤。

（2）可见光对人眼的损害：角膜、房水、晶状体和玻璃体对大部分可见光辐射是通透的，由视网膜感光细胞吸收产生光化学反应和神经信号传导，最终产生视觉。由于进化过程中的适应结果，正常水平的可见光一般并不损害人眼。

强度过高的可见光（来源于日光或人造光源）辐射聚焦在视网膜上，使视网膜单位面积辐射能量远高于角膜单位面积辐射能量。可见光的损害包括热效应和光化学损害。热效应的产生多集中在波长较长的红外线附近区域，能量被感光细胞、视网膜色素上皮细胞和脉络膜吸收。长波和短波辐射都能引起光化学反应，其中短波能量较高，如蓝光损害。

日光性视网膜病变，也叫日食盲，是因直接注视太阳而缺乏必要的眼睛保护所致。眼屈光系统角膜和晶状体的折射作用使视网膜单位面积能量远远高于角膜单位面积能量，高能量的短波可见光（400～500 nm）通过光化学作用破坏感光细胞的外节。因该波段属于蓝光区域，所以这种光损害也叫蓝光损害。出现日光性视网膜病变后，患眼出现致密的中心小盲区、视力下降、色觉障碍、视物变形。很多病例发生在直接用肉眼观看日食。长时间注视太阳，除光化学变化外还会由于长波可见光和红外线辐射的吸收导致视网膜色素上皮热损伤。

波长 440 nm 附近的蓝光是引起视网膜损害的最危险的可见光波段。在日常生活中,日光中的蓝光并不会引起上述损害。但在用双目望远镜观察日食等情况下蓝光损害的危险性就大大增加。主要的蓝光损害来自人造光源,因慢性积累而导致视网膜损害,因此在这些工作环境中眼睛对于蓝光损害的防护显得格外重要。很多情况下蓝光和紫外线来自相同的光源,如:弧光灯(探照灯,很高 UV,很高蓝光,相对危险),太阳灯(275 W,高 UV,高蓝光),投影灯(350 W,低 UV,高蓝光),白炽灯(60 W,低 UV,低蓝光,相对安全)。

(3)红外线对人眼的损害:日光中波长大于 3000 nm 的红外线被大气层中的水蒸气和二氧化碳吸收,由于波长越长光子能量越小,所以对眼睛造成损害的红外线波段在 780~2000 nm。泪液和角膜能够吸收大部分波长在 1400 nm 以上的辐射,所以一般来说,日光中的红外线辐射不会造成视网膜损害。

但是人造红外线光源,如碳、钨、氙弧光灯、泛光灯,以及一些激光光源会产生远高于日光中的红外线辐射。

在高强度的红外线辐射下,分子会产生旋转、振荡变化而引起热损伤。人体组织温度的升高会导致构象的破坏,即出现生物分子空间结构细微的变化,这个过程叫做变性。酶等球形蛋白质因变性而丧失功能,最终导致细胞死亡。紫外线产生的热效应有较长的潜伏期,而红外线的热损害很快,引起角膜蛋白凝固、虹膜充血、脱色素、萎缩,晶状体囊脱落、蛋白凝固、白内障、视网膜坏死性灼伤。

红外线引起组织损伤的阈值与光源强度、暴露时间有关。角膜、虹膜和晶状体对红外线损害同样敏感,但是引起视网膜损害所需要的暴露量则更大一些。角膜对视网膜可能起一定保护作用,但是阈值下辐射的效应可以积累。而且,当光源发光强度很高,传递时间很短时,视网膜和晶状体都可能受到严重的损害,而角膜的损伤反而比较轻微。这种情况可见于激光引起的眼组织损害。受红外线辐射损害较多的职业如玻璃工人和钢铁工人等。

(4)其他形式的辐射对眼睛的损害:除紫外线、可见光、红外线之外的其他波段的电磁波可能对人眼也有损害,如微波、X 射线、伽马射线都已经被证实对人眼和其他组织器官具有损伤作用。这些辐射通常来源于特殊装置,需要进行适当的安全防护。

**(二)机械运动对眼睛的伤害**

除了辐射损害之外,环境对眼睛造成的另一类损害来源于机械性损害造成的眼外伤。表 2-9 中,我们可以发现大部分的眼外伤实际上发生在日常活动中,工业上的眼外伤是由慢速大粒子和高速小粒子引起的,而配戴树脂镜片、热处理镜片或其他方式加工的抗冲击镜片制成的眼镜或者太阳镜,可以有效减少或避免这种伤害。

早在 1972 年,美国食品药品监督管理局以法令的形式规定:验配不符合抗冲击指标的镜片是非法的,除非医生或者验配师有足够的理由认为非这些镜片不能够适合特定顾客的特殊视觉需求。此后,许多国家也陆续就镜片抗冲击性能的指标制定相应的要求。

在防护各种大小、各种速度运动的粒子造成的眼外伤,皇冠玻璃镜片和 CR-39 树脂镜片已经不能够提供可靠的保护,只有聚碳酸酯镜片(PC)可以为日常生活或特殊职业提供比较理想的眼睛安全防护,对于儿童、老人、独眼者、弱视者、工业眼镜、运动员尤其如此。

表2-9 发生眼外伤的环境

| 原因 | 比例% | 原因 | 比例% |
|---|---|---|---|
| 运动/玩耍的儿童 | 38.8 | 家居 | 6.8 |
| 交通事故 | 19.3 | 被袭击 | 6.8 |
| 工业事故 | 15.4 | 成人体育运动 | 4.8 |
| 日常环境 | 9.1 | 农场 | 4.0 |

## 二、眼睛光学防护基本原则

对于视觉系统的光学防护,有三大方面需要考虑:材料光学特征、材料透光性质和材料物理性质。

### (一)材料光学特征

材料光学特征指光学生产过程使材料成为所期望的光学系统的能力。有些材料可能有很好的材料透光性质和材料物理性质,但是却不能经过适当的生产过程成为理想的光学器具。只有同时具备了上述三方面的要求,材料才能作为眼防护光学材料进行使用。

### (二)材料透光性质

材料透光性质是指光学材料吸收、反射或偏振入射辐射后所提供的理想光谱透过率,为配戴者提供满意的矫正视力。选择性吸收或透光特征能够对强度较大的光源辐射提供保护,如激光、电弧焊、汞蒸气灯及一些工业用光源。辐射能量在镜片的前、后表面因反射、吸收而损失。因反射而损失的能量与光学媒质的折射率、周围媒质的折射率、光线入射角等有关。辐射能量的吸收,对于普通光学玻璃来说,一般是每厘米厚度吸收2%。所以透过镜片的辐射能量就是总辐射能量减去反射和吸收后剩余的能量:$\tau = \tau t - (\rho + A)$。其中$\tau$为透光量,$\tau t$为总辐射强度,$\rho$为反射量,$A$为吸收量。在总辐射能量和吸收量一般不能改变的情况下,改变折射率往往是改变透光率的常用方法。根据菲涅耳公式$\rho = (n_1 - n_2)^2 / (n_1 + n_2)^2$,这里设定光线是垂直入射的。据此可以通过镀增反射膜或减反射膜来减少或增加相应波长光线的透过。

### (三)材料物理特征

材料物理特征指光学材料抵抗热、机械、声张力而不破裂的能力。一般来说,人们很少关注光学器具对热、声张力的抵抗能力,因为大多数使用场合远在其容许极限之内,不过在一些特殊场合,如使用激光,镜片对热张力的抵抗性能则有一定的要求;而对机械张力的抵抗性能,即镜片的抗冲击性能则有较多的关注和要求。

眼睛防护器具的主要形式包括框架眼镜、护目镜(潜水镜)、面罩、头盔等。

框架眼镜的眼镜架可以采用塑料或者金属材料,并可以增加侧边,保护眼睛不受来自两侧物体的伤害。眼镜片可以是平光的,也可以具有屈光度数,但是都要符合相应的安全防护标准。

### 三、光学辐射防护的主要形式

#### (一)对紫外线的防护

对紫外线辐射的光学防护主要采取吸收、偏振、干涉滤光的原理来去除过量的光辐射。

1. 吸收式滤光片　通常是通过在镜片中添加金属氧化物实现的,例如在玻璃中添加氧化铁可以吸收 95% 的 UV 和 IR 辐射。添加金属氧化物通常会使镜片产生颜色改变,如氧化钴呈现蓝色、氧化铬呈现绿色、氧化铜呈现青色。在皇冠玻璃中添加铈可以吸收紫外线,但镜片仍保持透明无色。这些都称为吸收式滤光片。除上述长波段滤光片之外,也可以制成截断式滤光片,消除不需要波段的辐射。在玻璃中加入硅酸和硼酸会增加 UV 透过率。吸收式树脂镜片是在镜片生产过程中或表面加工及割边完成后将有机颜料添加到镜片中。

彩色吸收式滤光片可以用来改善视觉功能。例如,如果视标是白色或者红色,而背景是蓝天的话,在眼前放置红色滤光片可以使天空变得稍暗,物体可见度更好。滤光片实际上改变的是物体和背景之间的对比度。同样的原理也可应用于对激光的防护上。将可见光的透过率保持最大,而尽可能提高针对激光波长的光学密度。

仅凭镜片的颜色或染色来判断其所能提供的辐射防护是不恰当的,例如灰色或中性玻璃镜片通常可以透过紫外线和红外线,不适宜用作职业 UV 和 IR 防护镜,但是可作为普通用太阳镜,因为不影响色觉。

2. 反射式滤光片　真空环境下,在镜片前表面镀一层金属膜层,可以透过可见光、反射红外线,但对紫外线吸收能力较差。

3. 偏振式滤光片　除了吸收过量辐射外,还可以吸收上述各反射面产生的平面偏振光。偏振光和普通光之间的区别在于,普通光的振动可以发生在波运动的任意方向,而平面偏振光只在一个方向上进行振动。当光线被反射时,偏振的程度取决于入射角,最大值出现于折射光线和反射光线之间的夹角为 90° 时。反射光线被完全平面偏振,振动面和反射面平行(水平方向),如果过滤偏振镜片的偏振轴设定为垂直方向的话,反射光线就会被吸收。因此滤光片就能够过滤反射的眩光光线,使眼睛看到被非偏振光照射的物体。被偏振片传递的偏振光大约是入射光的 32%。

4. 干涉式滤光片　由多层电绝缘膜组成,使特定波长的光谱透过。通过控制膜层的材料(即控制折射率)可以改变所通过的光线波长。干涉镜对入射角和气温改变比较敏感,改变入射角和温度都会改变波的干涉,从而改变透过的光的波长。

#### (二)对红外线的防护

对红外线辐射的防护是采用真空环境下镀反射式金属膜层。吸收式镜片会将 IR 以热能的形式再次辐射,很容易穿过眼组织到达视网膜。膜层最常用的金属是银、金、铝和铜。膜层厚度与相应的辐射波长相比,要尽可能小,厚度过大会使反射减少。在考虑红外线的防护时可结合对紫外线等其他辐射的防护。

#### (三)对可见光的防护

对过量可见光辐射的防护主要是采用太阳镜。对于清晰、舒适的视觉来说,

1370 cd/m$^2$(400 ftL)的亮度是比较理想的,这相当于是在充足阳光照耀下的树荫下面的光强度。

太阳镜以透光率或光学密度 OD 来表示,在工业界也有用光影系数来表示。光影系数与光学密度的关系为:光影系数=7/3 光学密度+1。太阳镜光密度一般要在 1.0 以上。

太阳镜减少光的辐射主要通过镜片材料的吸收或表面的反射实现。

1. 吸收玻璃 这种材料属于整体材料,即在生产过程中将染色剂均匀分布到镜片材料中。在工业上还可以对这些玻璃进行加镀吸收辐射的膜层,但是在镜片中很少如此操作。

2. 吸收树脂 吸收树脂是将树脂材料或成镜浸泡到染料中,染料可以渗透到表面下 1 mm。CR-39 只能吸收紫外线和可见光,而红外线的吸收会使镜片变形。PC 材料则还可以吸收红外线。和玻璃滤片不同,树脂滤片的颜色并不能说明其透光特征。很多生产商还在树脂单体中加入 UV 抑制剂。

3. 反射滤片 在镜片后表面镀一层薄金属膜,能够增加该表面的反射。

反射镜片通过将过量的辐射进行反射而保护眼睛,镀膜要在真空镀膜机中进行,可以做成多种透光率、多种颜色,其机械性能要求和减反射膜相同,必须达到一定的硬度、黏附度等。由于膜层的后表面和空气直接接触,会导致高比例的反射,通常在上面再镀一层氟化镁膜(即减反射膜),以减少过多的后表面反射光进入眼睛。

4. 梯度染色 即染色的深度在镜片表面呈连续变化,通常用于树脂镜片。

除了偏振镜以外,太阳镜一般都不能消除眩光,也不改变对比度。太阳镜只是把眩光减少到眼睛可以耐受的强度水平。由于普通太阳镜是以相同比例吸收来自物体及其背景的照射强度的,所以并不改变对比度。特殊用途的太阳镜可以以不同比例吸收物体和背景的光,从而可以改变对比度。眼镜片透光率要在 40% 以下才能作为防护用的太阳镜。彩色太阳镜可以改变眼睛对颜色的分辨能力,所以夜间驾驶一般不可以配戴太阳镜。两片眼镜片的透光率存在差异会影响深度知觉。太阳镜片表面加工质量不好会造成视觉畸变、头痛、眼疲劳等主觉症状。

太阳镜除了可以减少可见光的辐射强度外,还可以减少紫外线和红外线辐射。有时候也可以用太阳镜来消除水面、雪地、碎石路面的水平反射,偏振太阳镜就可以很好地满足这一需求。

太阳镜被很多人认为更多地具有时尚属性。实际上,无论是否为屈光不正矫正镜片,太阳镜最根本的作用是为眼睛提供辐射防护。对太阳镜的基本要求是:①减少进入眼睛的环境光线强度,提供清晰、舒适的功能性视觉。②消除不需要的可能对眼睛有损害的辐射波段。③维持理想的暗适应或夜间视觉。④保持正常的色觉,体现在能迅速、准确地识别交通信号灯。⑤抗冲击性能和耐磨损性能好。

## 四、安全防护眼镜与眼镜的抗冲击性能

安全防护眼镜分为两类:普通的配戴用安全眼镜和特殊工作条件下用的职业防护眼镜。

虽然 CR-39 和 PC 等材料既可以作为普通镜片材料,也可作为安全防护镜片使用;

但是,所有的安全防护镜片有着与普通镜片不一样的特定测试标准和要求。

需要注意的是,安全防护眼镜是指眼镜或镜片能够提供符合特定要求的抗冲击防护,并非"绝对安全"。

### (一)抗冲击镜片的种类

抗冲击镜片有多种类型,性能较好的是以 PC 或 CR-39 为材料,也有以光学玻璃加工制成的,后者包括化学回火镜片、热处理(亦有称为空气回火)镜片和层压镜片。

从表 2-10 中可以发现,PC 毫无疑问是抗冲击性能最好的镜片材料,配套使用塑料、纯钛或者记忆合金等眼镜架,无疑能够保证镜片受到冲击时有一定的移动余地。在安全要求更高的情况下,应该使用风镜、侧罩。侧罩对于在尘土环境中工作特别有益。

表 2-10　各种镜片材料的抗冲击性能比较

| 镜片材料 | 6.5 mm 落球速度/(m/s) |
|---|---|
| 玻璃 | |
| 热强化玻璃 | 18 |
| 未强化玻璃 | 12 |
| 层压玻璃 | 12 |
| 树脂 | |
| CR-39 | 49 |
| PMMA | 34 |
| 加膜 PC | 152 |
| 未加膜 PC | 244 |

一种名为 Trivex 的新材料具有和 PC 相当的抗冲击性能。美国 FDA 原先规定安全用镜片的最低厚度为 3 mm,对于 PC 和 Trivex 两种材料可放宽到 2 mm。

1. PC　PC 原先用于制作防弹材料、光盘。在眼镜片的应用就是因为 PC 具有极其优越的抗冲击性能,以 PC 材料制成的镜片是目前能够提供最大可能的防护眼睛安全保护镜片。随着技术和设计的改进,PC 材料在普通眼镜中应用的比例日益提高。

我们已经知道 PC 不会因热变形,透光率好,化学稳定性强(高度化学绝缘),韧度极高。由于是热塑性材料,有利于再加工。PC 材料的强度与钢铁媲美,但硬度很低。PC 比重 1.2 $g/cm^3$,可吸收 380 nm 以下的紫外线。折射率 1.586,阿贝数 30。

PC 材料受到击打时会出现裂纹,通过观察光线的散射可以发现围绕冲击点的裂纹区。形成的裂纹程度跟所受负荷的作用时间和材料温度有关系。如果温度低,镜片在较低速度小粒子作用下就会出现高速小粒子作用时的裂纹。研究表明,PC 材料对大粒子的作用有极大的承受极限。

由于 PC 表面硬度很低,很容易产生划痕。因此通常都是两面镀加硬膜层(耐磨损膜)。需要注意的是,无论 PC 还是 CR-39 等其他树脂镜片,加硬膜或减反射膜都会降低抗冲击性能。

丙酮等有机溶剂也会损害 PC 材料的抗冲击能力。

当一个运动物体冲击镜片表面时，对镜片产生动能。如果交换完全，物体停止于镜片表面，全部能力被镜片吸收。如果镜片不能运动或延展，所有能量都由镜片本身接受。当能量过大时，镜片就会破裂。但是如果镜片材料具有弹性，则会产生运动，吸收能量的同时以弹跳的形式返还部分能量。PC 就是这样一种具备较好弹性的材料。

眼镜片设计通常都是新月形，配戴时凸面朝外。物体作用于镜片时，产生的效果是击打镜片前表面，使之后移，使得镜片有伸展、直径变大的倾向。如果是镜片固定于眼镜架内，镜片就不能延展而分散部分能量，则更容易破裂。所以在割边装配过程中，有人建议 PC 镜片的眼镜架装配得稍微偏松一些。不过目前尚缺乏量化的方法来确定松紧程度，而且偏松后带来新的安全隐患，就是装配不牢固。另一种弥补方法是增加眼镜架后面的槽深，为镜片提供支撑。

2. CR-39 CR-39 也是一种安全程度较高的镜片。研究表明虽然化学处理的玻璃镜片能够承受和 CR-39 等同的作用力，但是玻璃镜片破裂时产生诸多碎片，并容易飞溅入眼内组织或伤及面部区域，而且这些碎片通常难以定位寻找和清除，特别是透明无色的镜片。研究中发现普通树脂的碎片往往较大，而且多存留在镜框内，但也有实验发现 CR-39 能产生尖锐碎片。

绝大多数的树脂镜片都具备良好的抗冲击性能，但是如果镜片镀膜（耐磨损膜、减反射膜等）之后，这些具有玻璃某些属性的膜层会削弱镜片的抗冲击性能。

高折射率镜片使镜片厚度显著减少，改善外观。如果中心厚度在 1.5 mm 或更小时，大部分仍能通过检测镜片抗冲击性能的落球实验，若不能通过则需要另加一特殊的膜层（抗冲击膜）来消减冲击力。在所有中心厚度为 1 mm 的高折射率镜片中都应用这一膜层。

3. 抗冲击玻璃镜片

（1）化学回火镜片：化学回火强化是改善传统玻璃镜片抗冲击性能的最佳方法。将事先预热的割边的镜片在 440 ℃浸浴到熔化的硝酸钾中，通过玻璃中的钠离子和盐浴中的钾离子间的离子交换实现。玻璃中的钠离子被更大的钾离子替代，使得镜片基质发生挤压而增加表面压缩力。尽管化学回火法已经有 30 ~ 40 年的历史，但还多限用于汽车、飞机的挡风玻璃和实验室玻璃器皿的制作中。

与热处理镜片相比，化学回火镜片有明显的优点，它是现在最好的大批量玻璃强化方法。化学回火镜片的光学性能好，是由于温度相对低，没有热处理镜片表面的皱褶。化学回火镜片的厚度可以做得比较薄，而仍有合格的抗冲击性能。实验表明，最小厚度在 1.3 ~ 1.5 mm 的化学回火镜片的抗冲击力优于 2.2 mm 的热处理镜片。

化学加强过程比热处理耗时长，最初要求将皇冠玻璃放置于熔化的盐浴中 15 ~ 16 h。割边完毕的镜片可在盐浴中浸泡过夜。但是研究表明，因具体方法不同，整个回火过程可以缩短到 4 h，且能通过落球试验。

如果是处理变色镜片，则盐浴的化学配方与前述皇冠玻璃的有所不同。化学法对于强化变色玻璃镜片是比较理想的，不会使镜片变深，也不会削弱变色反应活性。

热处理镜片的一个主要的问题是,在配戴过程中镜片会因自发裂痕而"爆裂"导致损伤。

尽管这种情况尚未发生在化学回火镜片,不过如果深度裂痕损及离子交换区域之外,则有发生的可能性。因此一般建议回火 15 ~ 16 h。

与热处理镜片不同,化学回火镜片可以再次表面处理,进行屈光度数的改变或去除小裂痕,为使镜片抗冲击性能依旧,需要重新进行盐浴。

如果将镀膜镜片放置于盐浴中,化学反应会破坏表面膜层,回火之后需要重新进行加膜。染色玻璃片是将氧化物加入普通透明玻璃成分中而呈现颜色的,所以回火过程基本不会改变颜色和吸收光谱(仅在红外线端有少量变化)。在偏振应力仪下观察,没有特征性的图像。

化学法的过程是自动发生的化学反应,但是由于使用化学物质,设备需用特殊材料制造,比较昂贵。

(2)热处理(空气回火)镜片:在化学回火法出现之前,玻璃镜片通过热处理法加强。这样处理的镜片有比较明显的缺点。热处理法是将玻璃镜片加热到接近熔点,然后通过气流快速冷却,所以这种方法也叫空气回火法。镜片必须事先割边完毕,否则事后割边会影响强化效果。这个过程导致玻璃表面收缩,在内、外分子层之间形成应力使硬度、强度增大。热处理法的优点是简单、快速,但是如果处理不当,或表面出现裂痕,抗冲击性能比未经处理的玻璃反而差,并会出现所谓的"自发破裂",即在没有外力的作用下破裂。热处理镜片破裂多形成较钝的碎片,但也可能形成尖锐的碎片而造成伤害。

因此在眼镜片加强处理中,越来越多的人建议不再使用热处理法,而改用更加安全的化学回火法或者采用树脂镜片。

在加热、冷却的过程中,镜片表面会有所损坏而影响光学质量,手持镜片 15 cm 远稍微倾斜观察即可发现这种变形或皱褶。

如果对变色玻璃镜片进行热处理,会显著削弱卤化银的活性,使镜片颜色变深,镜片褪色过程减慢,而使室内镜片透光率下降。偏振应力仪下观察,镜片呈现"十"字图形,有时周围可见同心环形。

(3)特殊热强化玻璃镜片:特殊热强化玻璃镜片出现于 20 世纪 70 年代,镜片加热熔化后采用浸油方式冷却,制成的镜片比普通热处理的镜片薄一些,偏振应力仪下呈现特征的木纹状图形。

(4)菲涅耳镜片:菲涅耳镜片实际上是一层树脂膜层,厚约 1 mm,附于普通树脂或者玻璃镜片上。膜层有延展性,用水吸附于镜片的凹面。如果将菲涅耳膜镀到玻璃镜片上,则玻璃不需要事先加强,即使破裂,膜层可黏附碎片。菲涅耳镜片通常短期使用,如配戴者正在接受视力治疗,短期之内屈光度数变化较大,可将膜层迅速附于普通镜片上安全配戴。

4.层压镜片　层压镜片的特点是用醋酸纤维素、聚乙烯等胶样材料将两片薄玻璃或者一片玻璃和一片树脂联结在一起。玻璃不需要进行强化处理,即使破裂,碎片会粘于胶上。

在化学回火法应用于眼镜片之前,层压镜片是取代热处理法的一个选择,因为没有经过热胀冷缩的过程,镜片曲率保持不变。而且也没有自发破裂之虞。

由于两片镜片会分离,而且不适宜用于高屈光力镜片,所以层压镜片基本不大用于制作眼镜片。

### (二)职业防护眼镜

很多国家对和职业有关的眼睛安全防护进行了有关的规定,其中以美国职业安全和健康管理局(OSHA)的要求比较详尽,并通过美国国家标准委员会(ANSI)制成标准。职业防护除了前面讲述过的辐射防护之外,还要求在抗冲击性能上达到更高的标准。职业安全防护眼镜不仅各部件要达到一定标准,而且总体安全性能,如抗冲击性、抗腐蚀性、耐燃性等也要达到相应的标准。职业防护眼镜,要求镜片和眼镜架都要达到职业防护标准,将职业防护标准镜片装配到普通配戴用眼镜架上,或者将普通配戴用镜片装配到职业防护眼镜架上,都不能构成职业防护安全眼镜。

因为美国国家标准委员会关于职业防护安全眼镜的标准具有一定的代表性,所以我们在这里以此为例对抗冲击性能方面的指标概述如下。

(1)职业防护安全镜片必须能够承受1英寸钢球自50英寸高度下落到镜片前表面所造成的冲击(职业安全落球试验),测试时镜片不能装配在眼镜架上。

(2)通常镜片最小厚度不低于3 mm。

(3)测试达标的镜片应标注永久性安全标识。

(4)标准并不禁止使用染色的职业防护眼镜片或太阳镜,但是必须参照配戴环境及其照明情况。例如,在室内不能配戴低透光率镜片(如太阳镜),浅染色镜片仅允许在室内照明充足,并为防止眩光时用。防护镜侧边染色时,驾驶员就不宜再配戴太阳镜。夜间驾驶不能配戴太阳镜。老年人因为眼睛光学介质透光率下降,一般也不适宜配戴任何染色镜片。

(5)用于防护用途的染色镜片必须符合可见光最大、透过率最小,紫外线最大透过率和红外线最大透过率的标准。普通配戴用染色镜片一般不能达到这样的标准。在玻璃熔炉等周围工作者需要配戴染色镜片进行防护。

(6)变色片的使用一直存在争议,但是如果某工作环境中使用变色镜会导致危险的话,应该禁止使用。例如叉车司机,在室内室外频繁来往中镜片变色速度的不同步会导致危险。同时变色树脂或者玻璃镜片的抗冲击性能都不能达到PC的标准。虽然美国国家标准委员会的标准中只是表明变色片并不禁止,而需要在慎重条件下使用,但是美国职业安全和健康管理局最近还是决定在职业防护眼镜中禁止使用变色镜片。

(7)职业防护眼镜架要满足多种条件,如能抵抗低速大粒子、高速小粒子的冲击,耐燃,抗腐蚀等。

(8)PC显然是最好的职业防护眼镜材料,虽然表面硬度较低,但除非情况特殊,一般不宜被玻璃等其他材料替代。在严寒多尘环境中,由于表面静电PC材料会吸附尘埃颗粒。

### (三)体育运动和眼睛防护

研究表明,因体育运动造成的眼外伤占总数的10%左右,特别是足球、篮球、橄榄球、棒球、冰球、高尔夫球和壁球等。

对于运动防护来说，目前唯一合适的镜片材料是PC，因为体育运动中产生的高速、高能量的冲击远远超过其他镜片材料所能承受的极限，只有PC尚能提供足够的防护。PC的防护包括大粒子，也包括高速小粒子。

眼镜架的选择和镜片同样重要。不是所有的眼镜架都是合适的。镜腿有铰链的眼镜架因为铰链容易破裂，会使镜框或铰链接触眼睛而导致损伤。不同的体育运动有不同的要求，在这一方面，美国测试和材料学会（ASTM）和加拿大标准协会（CSA）有详尽的规定。在冰球、拍类运动中已经通过配戴防护眼镜显著减少这些运动中造成的眼外伤的数量。对此，眼镜架的基本要求是，透明、注塑成型的PC材料。

## 五、安全镜片验配的指导原则

对配戴安全防护眼镜者的解释、指导是保证安全性能充分实现的前提。对于眼视光临床验配医生来说，了解必要的眼睛防护知识，掌握基本临床原则是必须的。

首先要熟悉有关的眼睛防护和安全标准，如美国国家标准委员会（ANSI）关于日常配戴用眼镜的安全标准（Z80.1）和关于职业防护眼镜的安全标准（Z87.1）、FDA、职业安全和健康管理局的有关要求。英国标准委员会（BS）也有类似的眼镜安全标准。中国目前关于眼镜安全标准有关规定正在细化和完善之中。

确认安全防护眼镜使用功能和目的明确；具有相应的安全标记；具有安全生产标识。

尽管化学回火镜片的抗冲击性能几乎与普通树脂镜片相仿，但是破裂时仍会产生碎片损伤眼球或面部组织。因此最好的选择还是树脂镜片，尤其是PC材料，特别是在以下情况：①独眼者。②弱视者。③长时间配戴眼镜的儿童：儿童通常比较活跃，而且相对不熟知周围环境对眼睛安全潜在的危险，PC材料当属首选。④从事危险职业者。⑤运动员。⑥其他特殊关注眼睛安全的配戴者。

通过询问病史了解配戴者特定的眼睛防护需求，选择合适的镜片材料和眼镜架类型。如果验配体育运动防护眼镜，最好参照与该类运动有关的规定。

不要将职业安全防护镜片装配到普通眼镜架中，或将普通镜片装配到职业防护眼镜架中，这样都不能达到职业防护目的。

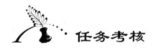 任务考核

简述常见的防护眼镜、防护效果及适配人群。

（李媛媛）

## 任务四 眼镜片制造和特殊制作工艺

### 任务目标

（1）能判定镜片质量好坏。

（2）熟悉镜片加膜工艺、变色工艺。

（3）培养探索创新能力。

### 案例与思考

20 年以前学生拍毕业合照照片时，摄像师一般都要求戴眼镜的同学取下眼镜，现在拍毕业合照照片时，摄像师不再提这个要求，为什么？

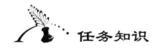

### 任务知识

## 一、眼镜片制造工艺

### （一）玻璃镜片的研磨

玻璃球面眼镜片可用散粒磨料和结合磨料两种工艺加工，分为粗磨、细磨、抛光 3 个工序。散粒磨料加工采用松香和沥青胶（比例为 10∶1）单片上盘。一般先加工基准面凸面，由粗磨至抛光一次连续完成，然后磨第二面（凹面），在加工第二面时要控制镜片厚度，研磨时用厚度片钳测量镜片边缘厚度，使其达到标准要求。

研磨程序简述如下。

1. 粘盘　也称上盘，用松香（或沥青）将毛坯粘在胶盘上，通常把多片胶贴在同一较大的胶盘上，以便一次磨制多片，胶盘的主要目的是在研磨过程中起毛坯的坚固和支持作用，像是一种夹子。

2. 粗磨　使用所需曲率的磨具和粗砂将毛坯表面磨到大致曲率。常用的粗砂平均粒径为 0.3 mm，磨料是碳化硅与水混合成的糊状物。

3. 细磨　使用较细的金刚砂（氧化铝砂），其粒径为 0.075 mm，将透镜表面磨到正确曲率，磨削速度比粗磨时低。

4. 精磨　精磨的目的是将透镜磨到只比最后厚度略厚 0.1 mm 的极细磨粉，磨出曲率。它的曲率应达到所需要的正确值。每一道研磨工序后,应将透镜表面擦洗干净,不容许留有任何研磨时的磨料残物。

5.抛光 这是磨片的最后一道工序,将一块软质垫片附于磨盘上,使用抛光剂,用氧化铁(红粉)或氧化铈(白粉)为磨料,操作者可以随时检验光洁度,检验时将镜片边擦边转动,光洁度不合适时继续抛光,直至自检合格为止。

6.拆胶 也称下盘,当透镜抛光检验满意后,将胶盘或金属盘整个浸入冷水中,用木槌轻敲镜片脱离胶盘。完全磨好透镜的一个面后,重复各道工序再研磨透镜的另一面。

注意:柱镜的研磨工作步骤和前面所叙述的相同,只是毛坯和研磨工具不能像研磨球面那样自由旋转,毛坯的运动应限于两个主要方向内。

**(二)光学树脂眼镜片的注射成型**

光学树脂片采用注射成型,其工艺流程包括准备、注射成型、退火处理、表面硬化、镀膜。

1.准备

(1)磨具:采用玻璃或金属材料,其模腔即为所要求的光学零件的尺寸,腔壁要很光滑,直浇口易于注满模腔。

(2)材料:常用光学塑料有聚甲丙烯酸甲酯(PMMA)、聚苯乙烯(PS)、聚碳酸酯(PC)、烯丙基二甘醇碳酸酯(CR-39)等,在使用前需经过干燥处理,以免注射成型时起气泡,影响镜片质量。

2.注射成型 在塑料注射机上将加热熔化的塑料注射到模腔中,或用手工注射器将液体注射到模腔中。注射成型要控制好温度、压力、时间,自注射后,液体塑料在模腔内逐步凝固成固体,硬化后再进行脱模,去掉浇口,再作后处理。

3.退火处理 为了消除光学塑料在注射成型过程中存在的残余应力,工件需进行退火处理,退火温度及退火时间按光学镜片材料及尺寸情况而定。

4.表面硬化 为了提高光学树脂镜片的表面硬度,需涂覆耐磨层。某些有机硅涂料,可以提高眼镜的表面硬度。

5.镀膜

(1)真空镀膜:眼镜片的镀膜工艺设备为真空镀膜机,利用真空条件下,加热金属或介质(如金、银、铝、氧化镁、硫化锌等)达到一定温度时,被加热的金属或介质分子从本体溢出而成蒸汽,蒸发的分子均匀地射向四面八方,凝聚在被镀的零件上,就形成了所需的膜层。

(2)化学镀膜:用化学反应方法,在光学镜片表面获得膜层。如用酸蚀法镀增透膜,用还原法镀反射膜。

硅酸乙酯镀增透膜,把光学镜片固定在主轴上,转动,然后滴上硅酸乙酯溶液,由于离心作用,零件表面生成一层正硅酸膜,该膜层使反射系数由原来的4.21%降至1.51%。显然增加了镜片的透光率,多层镀膜的效果更好。

## 二、镜片表面加膜工艺

### (一)耐磨损膜

无论是无机材料还是有机材料制成的眼镜片,在日常的使用中,由于与灰尘或沙砾(氧化硅)的摩擦都会造成镜片磨损,在镜片表面产生划痕。与玻璃镜片相比,有机材料制成的镜片硬度比较低,更易产生的划痕。通过显微镜,我们可以观察到镜片表面的划痕主要分为二种,一是由小沙砾产生的划痕,浅而细小,戴镜者不容易察觉;另一种是由较大沙砾产生的划痕,深且周边粗糙,如位于中心区域则会影响视力。

1. 技术发展

(1)第一代耐磨损膜技术:耐磨损膜始于20世纪70年代初,当时认为玻璃镜片不易磨损是因为其硬度高,而有机镜片则太软所以容易磨损。因此将石英材料于真空条件下镀在有机镜片表面,形成一层非常硬的耐磨损膜,但由于其热胀系数与片基材料的不匹配,很容易脱膜和膜层脆裂,因此耐磨损效果不理想。

(2)第二代耐磨损膜技术:20世纪80年代以后,研究人员从理论上发现磨损产生的机制不仅仅只与硬度相关,膜层材料具有“硬度/形变”的双重特性,即有些材料的硬度较高,但变形较小,而有些材料硬度较低,但变形较大。第二代的耐磨损膜技术就是通过浸泡工艺在有机镜片的表面镀上一种硬度高且不易脆裂的材料。

(3)第三代耐磨损膜技术:第三代的耐磨损膜技术是20世纪90年代以后发展起来的,主要是为了解决树脂镜片表面镀上减折射膜层后的耐磨性问题。由于树脂镜片片基的硬度和减折射膜层的硬度有很大的差别,新的理论认为在两者之间需要有一层耐磨损膜层,使镜片在受到沙砾摩擦时能起缓冲作用,并且不容易产生划痕。第三代耐磨损膜层材料的硬度介于减折射膜和镜片片基的硬度之间,其摩擦系数低且不易脆裂。

(4)第四代耐磨损膜技术:第四代的耐磨损膜技术采用了硅原子,即耐磨损膜既含有有机基质,又含有包括硅元素的无机超微粒物,使耐磨损膜具备韧性的同时又提高了硬度。现代的镀耐磨损膜技术最主要的是采用浸泡法,即镜片经过多道清洗后,浸入加硬液中,一定时间后,以一定的速度提起。这一速度与加硬液的黏度有关,并对耐磨损膜层的厚度起决定作用。提起后在100 ℃左右的烘箱中聚合4 ~ 5 h,镀层厚3 ~ 5 μm。

2. 测试方法　判断和测试耐磨损膜耐磨性的最基本的方法是临床使用,让戴镜者配戴一段时间,然后用显微镜观察并比较镜片的磨损情况。当然,通常是在这一新技术正式推广前所采用的方法,目前常用的较快速直观的测试方法如下。

(1)磨砂试验:将镜片置于盛有沙砾的容器内(规定了沙砾的尺寸和硬度),在一定的控制下作来回摩擦。结束后用雾度计测试镜片摩擦后的光线漫折射量,并且与标准镜片进行对比。

(2)钢丝绒试验:用一种特定规格的镜片钢丝绒,在一定的压力和速度下,在镜片表面上摩擦一定的次数,然后用雾度计测试镜片摩擦前后的光线漫反射量,并且与标准镜片进行对比。当然,我们也可以手工操作,对二片镜片用同样的压力摩擦同样的次数,然后用肉眼观察和比较。

上述两种测试方法的综合计算结果与戴镜者长期配戴的临床结果比较接近。

3.减反射膜和耐磨损膜的关系　镜片表面的减反射膜层是一种非常薄的无机金属氧化物材料(厚度低于 1 μm),硬且脆。当镀于玻璃镜片表面上时,由于片基较硬,沙砾在其上面划过,膜层相对不容易产生划痕;但是减反射膜镀于有机镜片上时,由于片基较软,沙砾在膜层上划过。膜层很容易产生划痕。

因此树脂镜片在镀减反射膜前必须镀加硬膜(耐磨损膜),而且加硬层的硬度与减反射膜的硬度的匹配有特殊的要求。

**(二)减反射膜**

1.镀减反射膜的作用　高级照相机的镜头目前都采用了减反射膜的工艺,镀膜镜头所拍摄的相片质量比不镀膜的镜头有明显的提高,特别是在某些照明条件下。眼镜片与眼睛组成了一个光学系统,镀减反射膜的眼镜片对视觉有明显的改良效果。我们经常会遇到戴惯了镀膜眼镜的人如换成不镀膜镜片后会感觉非常不舒服,而且眼镜片对于戴镜者来说还具有重要的装饰作用,镀减反射膜对于眼镜片的美观作用具有重要意义。具体分析如下。

(1)镜面效应:在镜片的前曲面(凸面)产生的反光会影响戴镜者的美观。光线通过镜片的前后表面时,不但会产生折射,还会产生反射。这种在镜片前表面产生的反射光会使别人看戴镜者眼睛时,看到的却是镜片表面一片白光(图2-5)。拍照时,这种反光还会严重影响戴镜者的美观。

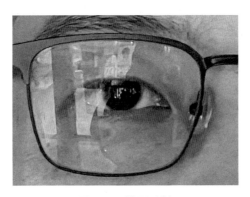

**图2-5　镜面反射**

(2)虚像("鬼影"):镜片前表面和后表面的不同曲率使镜片内部产生的反光会产生鬼影现象,影响视物的清晰度和舒适性。由眼镜学理论可知,镜片屈光力会使所视物体在戴镜者的远点形成一个清晰的像,也可以解释为所视物的光线通过镜片发生偏折并聚焦于视网膜上,形成像点。但是由于屈光镜片前后表面的曲率不同,并且存在一定量的反射光,它们之间会产生内反射。内反射也会在远点球面附近产生虚像,也就是在视网膜的像点附近产生虚像点。这些虚像点会影响视物的清晰度和舒适性。

(3)眩光:镜片的后表面(凹面)产生的反光会使我们产生眩光,降低视物的对比度。如同所有光学系统一样,眼睛并不完美,在视网膜上所成的像不是一个点,而是一个模糊圈。因此,两个相邻点的感觉是由两个并列的或多或少重叠的模糊圈产生。只要两点之间的距离足够大,在视网膜上的成像就会产生两点的感觉,但是如果两点太接近,那么两个模糊圈会趋向重合,被误认为是一个点。

可以用判断对比度的关系来量化这种现象,表达视力的清晰度。对比度值必须大于某一确定值(觉察阈,相当于1°~2°)才能确保眼睛辨别两个邻近点。对比度的计算公式为:

$$C = (a - b)/(a + b)$$

其中 $C$ 为对比度,两个相邻物点在视网膜上所成像的感觉最高值为 $a$,相邻部分的最低值为 $b$。如果对比度 $C$ 值越高,说明视觉系统对该两点的分辨率越高,感觉越清晰;如果两个物点非常接近,它们的相邻部分的最低值比较接近于最高值,则 $C$ 值低,说明视觉系统对该两点感到不清晰,或不能清晰分辨。

让我们模拟这样一个场景:夜晚,一位戴镜驾车者清晰地看见对面远处有两辆自行车正冲着他的车骑过来。此时,尾随其后的汽车前灯在驾车者镜片后表面上产生反射,该反射光在视网膜上形成的像增加了两个被观察点的强度(自行车车灯)。所以,"$a$"段和"$b$"段的长度增加,既然分母 $(a+b)$ 增加,而分子 $(a-b)$ 保持不变,于是就引起了 $C$ 值的减少。对比减小的结果会令驾驶员最初产生的存在两个骑车人的感觉重合成为单一的像,就好比区分它们的角度被突然减小。由此可见,减反射膜对夜间驾驶的戴镜者而言非常重要。根据威尔士大学加的夫学院的研究显示,减反射膜对屈光不正戴镜者眼前闪光灯刺眼后稳定对比度的恢复时间如表2-11所示。

(4)透光率:光线通过镜片而没有被反射和吸收的量与入射光总量的比值。反射光占入射光的百分比取决于镜片材料的折射率,可通过反射率公式进行计算(表2-12)。

表2-11 眼前闪光灯刺眼后稳定对比度的恢复时间

| | 未镀减反射膜 | 镀减反射膜 | 增加 |
|---|---|---|---|
| 近视眼 | 9.75 s | 4.85 s | 5 s |
| 远视眼 | 8.40 s | 6.20 s | 2 s |

表2-12 不同折射率镜片的透过量比较

| 折射率 | 单面折射率系数/% | 透光率/% |
|---|---|---|
| 1.50 | 4.0 | 92.2 |
| 1.56 | 4.8 | 90.7 |
| 1.60 | 5.4 | 89.5 |

由此可见高折射率的镜片如果没有镀减反射膜,反射光会给戴镜者带来的不适感比较强烈。

2. 镀减反射膜的原理 减反射膜是以光的波动和干涉为基础的。两个振幅相同、波长相同的光波叠加,那么光波的振幅增大;如果两个光波振幅相同,波程相差 $\lambda/2$ 的两个光波叠加,会互相抵消(图2-6)。利用这个原理,在镜片的表面镀上减反射膜,使得膜层前后表面产生的反射光互相干扰,从而抵消了反射光,达到减反射的效果。

（1）振幅条件:膜层材料的折射率必须等于镜片片基材料折射率的平方根。

$$n = \sqrt{n_1}$$

式中 $n_1$ 为镜片材料的折射率, $n$ 为膜层材料的折射率。

（2）光程条件:膜层厚度( $d$ )为基准光的 1/4 波长。

$$d = \lambda/4$$

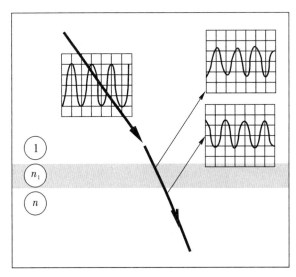

图 2-6　减反射膜原理图

例如: $\lambda = 555$ nm 时, $d = \lambda/4 = 555/4 = 139$ nm。

对于减反射膜层采用人眼敏感度较高的光波(波长为 555 nm 左右的黄绿光)时,当膜层厚度过薄( $d \leqslant 139$ nm),反射光会呈现出浅棕黄色;如果呈蓝色则表示镀膜的厚度过厚( $d \geqslant 139$ nm)。

3.减反射膜的特性

（1）减反射效果:我们一般把对镜片反射光的描述用一个反射光谱图来表示(图 2-7)。纵坐标是反射率,横坐标是光波长。

上方的横线为普通折射率没有镀减反射膜时单面反射光曲线。这条线表示不同波长的光反射量均匀,都在 4% 左右。反射光呈现白光(或无色)。下面的一条曲线表示镀减反射膜镜片反射光的光谱图。曲线表示在不同的波长段反射量是不同的,最低的部分约在 460 nm 左右,在其他的波段比如在可见光的两头,400 nm 和 700 nm 处,反射量还是很高的。此曲线表示镜片镀了单层减反射膜,但是减反射效果不理想。

（2）多层减反射膜:近年来在这方面的技术发展很快,使得树脂镜片的减反射膜的减反射效果大大提高。

图 2-8 中表示的曲线为采用新的工艺所产生的减反射膜的反射光曲线。新工艺主要有两种方法,一种是采用不同的新材料和不同的膜层厚度,例如膜层为 7 层或 8 层;另一种是采用两种不同的膜层材料,采用厚薄交替的 4 层膜。这种多层减反射膜的方法,使得减反射的效果大大提高。而且膜层之间接合、膜层与镜片片基的结合也很理想。

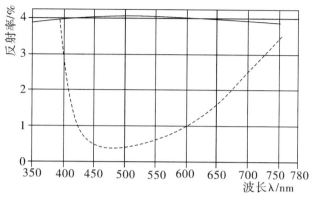

图2-7 反射光谱图

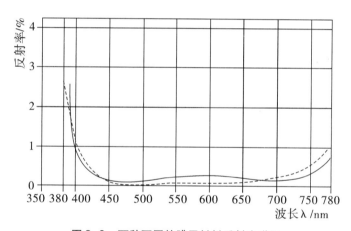

图2-8 两种不同的膜层材料反射光谱图

(3)减反射膜层的剩余反射光的颜色:镀减反射膜层的目的是要减少光线的反射,但并不可能做到没有反射光线。在图中我们可以看到在400 nm(蓝色)和700 nm(红色)处的反射量还是比较大的,这些不同颜色的反射光综合起来使我们的视觉效果是看到镜片的表面呈紫色。图2-8中表示的两种反射光的两条曲线非常低,表示减反射的效果良好,但是在不同的波长段的反射量不同,表示总的剩余反射光颜色是略有差异的。对于戴镜者来说,希望左右眼镜片剩余反射光的颜色一致,这一点对于零星加工比较容易达到,但是生产大批量镜片,比如几百万片镜片达到一致的颜色是极其困难的,必须要用严格的工艺予以控制。经常有人问:什么颜色对视觉好? 有的戴镜者喜欢镜片显示绿色剩余反射光,也有人喜欢紫色。但目前的研究认为,剩余反射光的颜色,对于视觉并没有好坏的区别。但是,由于黄绿色(550 nm 左右)处于可见光波段的中间(可见光为380 ~ 780 nm),如果存在轻微色差,人眼很容易发觉;而镜片的反射光呈紫色光表示反射光处于可见光波段的两侧,因此即使存在轻微的色差,人眼不容易发觉。

我们也会发现残留颜色在镜片凸面及凹面中央部分和边缘部分的颜色会有些差

异,而且凸面和凹面的反射光也会有差异。这主要是因为减反射膜是采用真空镀膜法。当镜片的一个表面完成镀膜后,再翻过来镀另一表面;而且镀膜时,曲率变化较小的部位容易镀上,因此在镜片中央部分已达需要的膜层厚度时,镜片的边缘仍然未达到需要厚度;同时凸面与凹面的曲率不同也使镀膜的速度不同,因此在镜片中央呈绿色,而在边缘部分则为淡紫红色或其他颜色。

4. 镀减反射膜技术　有机镜片镀膜技术的难度要比玻璃片高。玻璃材料能够承受300 ℃以上的高温,而有机镜片在超过100 ℃时便会发黄,随后很快分解。

玻璃镜片的减反射膜材料通常采用氟化镁($MgF_2$),但由于氟化镁的镀膜工艺必须在高于200 ℃的环境下进行,否则不能附着于镜片表面,所以不适用于有机镜片。

20 世纪90 年代以后,随着真空镀膜技术的发展,利用离子束轰击技术,使得膜层与镜片的结合、膜层间的结合得到了改良。提炼出氧化钛、氧化锆等高纯度金属氧化物材料可以通过蒸发镀膜工艺镀于树脂镜片的表面,获得良好的减反射效果。

下面对树脂镜片的减反射膜技术作一介绍。

(1)镀膜前准备:镜片在接受镀膜前必须进行预清洗,这种清洗要求很高,达到分子级。在清洗槽中分别放置各种清洗液,并采用超声波加强清洗效果。当镜片清洗后,放进真空舱内,在此过程中要注意避免空气中的灰尘和垃圾再黏膜附在镜片表面。最后的清洗是在真空舱内镀膜前进行的,放置在真空舱内的离子枪(例如氩离子)轰击镜片表面,完成此道工序后即进行多层减反射膜的镀膜。

(2)真空镀膜:减反射膜的生产工艺要求极高,这些要求包括:①将全透明的、折射率非常精确的材料镀于镜片表面。②膜层的厚度需要精确控制。③膜层与镜片、膜层与膜层结合优良。④膜层表面完全光滑而无疵点。⑤镀膜后对镜片的屈光力没有改变。

要达到以上要求,目前仅有真空镀膜技术才能做到。真空蒸发工艺能够保证将纯质的镀膜材料镀于镜片表面,同时在蒸发过程中,对镀膜材料的化学成分严密控制。真空蒸发工艺能够对膜层的厚度精确控制,精度达到±5A。

(3)膜层牢固性:对眼镜片而言,膜层的牢固性是至关重要的,因为戴镜者在各种不同气候中生活,都要擦洗镜片;因此,膜层的牢度是镜片重要的质量指标。镜片的质量指标包括镜片抗磨损、抗腐蚀(汗水、潮湿、海风)、抗温差等;而且镜片还必须经受时间的考验,在戴镜者使用了一段时间后性能不变。因此,现在有许多针对性的物理化学测试方法,在模拟戴镜者的使用条件下,对镀膜镜片进行膜层牢度质量的测试。这些测试方法包括:沸腾/冷盐水试验、去离子冷/热水试验、钢丝绒摩擦试验、橡胶摩擦试验、溶解试验、黏着试验、酒精和其他溶剂的浸泡试验、温差试验和潮湿度试验等。

**(三)抗污膜**

1. 原理　镜片表面镀有多层减反射膜后,镜片特别容易产生污渍,例如,戴镜者戴上减反射膜镜片几小时,镜片上往往会出现一层油污,而且污渍会破坏减反射膜的减反射效果。在显微镜下,我们可以发现减反射膜层呈微孔结构,所以油污特别容易浸润至减反射膜层。解决的方法是在减反射膜层上再镀一层具有抗油污和抗水性能的顶膜,而且为了不改变减反射膜的光学性能,必须是一层非常薄的顶膜。

2. 工艺　抗污膜的材料以氟化物为主,有两种加工方法,一种是浸泡法,一种是真空镀膜,最常用的方法是真空镀膜。当减反射膜层完成后,可使用蒸发工艺将氟化物镀于减反射膜上。抗污膜可将多孔的减反射膜层覆盖起来,并且能够将水和油与镜片的接触面积减少,使油和水滴不易黏附于镜片表面,故也称为防水膜。

对于树脂镜片而言,理想的表面处理应该是包括耐磨损膜、多层减反射膜和顶膜抗污膜的复合膜,如图2-9所示。通常耐磨损膜镀层最厚,为3~5 μm,多层减反射膜的厚度约为0.3 μm,顶膜抗污膜镀层最薄,为0.005~0.010 μm。复合膜的常规镀制过程为:在镜片的片基上首先镀上含有机硅的耐磨损膜,然后用离子轰击进行镀减反射膜前的预清洗,清洗后采用高硬度的金属材料等进行多层减反射膜层的真空镀制,最后再镀上使油和水滴与镜片表面呈一定接触角(105°~110°)的防水抗污膜,如图2-10所示。也有将多层减反射膜和顶膜防水抗污膜合成一次完成。

为了满足戴镜者对眼镜片清晰、美观、舒适、耐用等性能不断提出的要求,近年来眼镜片的表面处理技术有了飞速的发展。另外,由于镜片的表面处理具有比较高的商业附加值,又促使生产商和销售商不断增加这方面的投资,加速了这一技术的发展。随着中高折射率树脂材料市场的不断扩大,镜片表面处理技术越来越得到重视,因为中高折射率树脂材料的耐磨性普遍低于CR-39,而且折射率越高,镜片的反射光也越多。

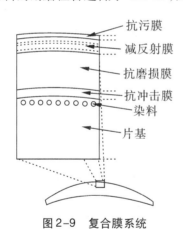

图2-9 复合膜系统

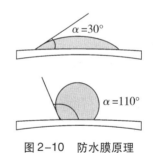

图2-10 防水膜原理

## 三、镜片光致变色工艺

现代镜片是非常复杂的光学系统,具备多种特性,是由不同材料和膜层组合的综合体。镜片材料所担当的角色不仅仅在于参与了各类功能镜片的制造,而且还是镜片表面系统镀膜处理的基础。镜片材料的研究与其配戴的舒适性、安全性、耐用性以及表面所镀的膜层是密切相关的。本部分从镜片材料的光学属性、物理属性以及化学属性出发,描述目前市场上存在并较普遍使用的镜片材料的种类以及镜片表面的镀膜处理,同时也对镜片的染色和变色特性进行分析。

### (一)光致变色现象

光致变色现象是通过改变镜片材料的光线吸收属性,使镜片吸收能量时因密度改变而发生的一种化学反应。它的基本原理是使光致变色材料在紫外线辐射的影响下颜色变深,辐射消失后恢复无色状态;以及在周围高温的影响下颜色变淡,这两个过程是可逆的。这一现象是通过激活材料中混合的光致变色物质的分子来完成的。

1. 光致变色物质 早期光致变色物质为应用于玻璃的银卤素。当卤化银晶体应用于镜片材料时,在紫外线及深紫色光源下,卤化银晶体会被分解成自由的银离子及卤素;当上述光源及射线消失时,银原子及卤素又会再度结合成卤化银晶体。最初当卤化银晶状体未被分解时几乎为透明状态,当其被化学分解后镜片会呈深色状态。这分解与再合成的过程是一完全可逆的化学循环。一般在经过 30000 次左右的循环后变色即会失去效应。

对于制造光致变色镜片(简称变色镜片),制造商必须考虑的主要的必备条件是:①镜片变深及还原的程度。②变色过程的速度。

2. 变深/还原(或称色度变化) 镜片变深的程度将直接影响戴镜者的使用。

在完全光照条件下,光致变色材料将从一个很少量的残留底色开始(透光率约90%,可以满足大部分人舒适的室内视力),然后根据各自的合成物,变深至不同程度。

有两个复杂的因素影响变深程度:入射镜片的辐射类型和周围的温度。大部分变深效果是由于紫外线的出现,而不是可见光,并且随温度改变而表现不同。热度会引起光致变色材料漂白,因此在夏天,变深效果往往减弱。镜片制造商也一直致力于解决这一矛盾,近几年来出现的光致变色材料已经能够减少对温度依赖性,热度的影响已经减少。

现今的光致变色镜片材料已迈入另一个阶段,即在紫外线强而温度低时,光致变色效果更佳。这个特性使完全变深的光致变色镜片成为良好的紫外线吸收材料。

3. 变色速率

(1)变深速率:颜色变深的反应速率主要取决于光学密度,通常从数秒至数分钟就会从最大的透光率降至最小透光率。

(2)还原速率:还原速率取决于镜片的组成成分以及在制造变色镜片时的热处理。同样它也要花数秒至数分钟从最小的透光率升至为最大透光率。

光致变色材料变深及还原的速度非常重要。现在的产品变色非常快,但是镜片变色过快并非好事,甚至可能带来危险。开车用的镜片如果是即刻变色的,则不理想。我们的眼睛需要几秒钟的时间去完全适应光照条件的变化,若镜片变深的时间与眼睛适应光照变化的时间相接近的话,则是理想的配比。变化率应该足够快到让戴镜者注意到变化,但不能太快。镜片的漂白率或者还原率也同样重要,进入室内的戴镜者不会希望镜片还原到舒适状态的时间太久。任何变色镜片应该能够在几秒钟内还原回到 60% ~ 70% 透光率,应该在 15 ~ 20 min 达到 85%。

4. 温度 温度影响光学密度以及速率的改变。在颜色变深的循环中,较高温度的热处理下会有较高的透光率,较低温度的热处理下则会有较低的透光率。还原速率的加速可凭借额外的热,或者在比使曝晒的镜片颜色变深的波长更长的光波下。变色镜片通常在紫外线及紫光下透光率较低,而在红光及红外线下有较高的透光率。

**(二)玻璃光致变色镜片**

1962 年出现了第一代玻璃光致变色材料,此后性能不断得到改良,其主要是在玻璃材料中加入了卤化银晶体。

玻璃光致变色镜片对于高屈光力镜片会产生问题。镜片越厚,透光率越低。当镜片的厚度不同时,色彩的浓度也随之不同,高度负镜片边缘较中心厚,因此色彩的密度也在边缘处增加。颜色的高密度非常容易识别,高屈光力导致中心色浅现象,而有非常深的周边色带。对正镜片的影响正好相反,中间区域颜色非常深,而周边色浅。

色彩密度的这种区别不仅造成了非常糟糕的镜片外观,而且也给戴镜者带来视觉问题。高度近视者依旧存在眩光问题,因为镜片中央区非常浅,而高度远视者可以发现镜片中央看出去太深而受影响。

### (三)树脂光致变色镜片

第一代树脂光致变色材料大约出现在1986年,但是直到20世纪90年代才真正开始得以普及。光致变色效果是在材料中加入了感光的混合物而获得的。在特殊波段的紫外线辐射作用下,这些感光物质的结构发生变化,改变了材料的吸收能力。这些混合物与材料的结合主要有两种方法:在聚合前与液态单体混合,或在聚合后渗入材料中。树脂光致变色镜片普遍采用几种光致变色物质,在最后的制造中使这些不同的变色效果结合起来,这使得镜片变色不但迅速,而且不完全受温度的控制。

1993年推出的树脂光致变色镜片,在制造工艺上采用了渗透法。这种变色镜片采用树脂材料作片基,用渗透法在镜片的凸面渗透入一层光致变色材料,然后再镀上一层耐磨损膜,起保护和耐磨损作用。这项工艺技术可以使镜片的变色不会随屈光力的加深而出现镜片中央与周边深浅不一的情况,弥补了玻璃变色的不足。

光致变色材料大多是灰色和棕色的,俗称灰变和茶变,其他的颜色也可以通过专门的工艺获得。所有的眼镜片,包括单光、双焦、渐变焦眼镜都可以使用光致变色材料制造。近年来,树脂光致变色镜片的发展较快,材料在不断改良,折射率已不再局限于1.50。目前市场上最常用的树脂变色材料为折射率1.50、1.56、1.59(PC材料)、1.67等。

### (四)玻璃和树脂光致变色材料的主要区别

玻璃和树脂光致变色材料之间的主要区别在于制造工艺。玻璃光致变色镜片是将变色物质——银卤素,与玻璃材料一起混合溶解,通过镜片毛坯制造;而树脂光致变色镜片引入变色物质的方法主要有镀膜(膜变)和表面渗透(基变)两种。最理想的方法是表面渗透法。制造过程中,光致变色材料可被精确控制渗透入镜片前表面$100 \sim 150$ $\mu m$。渗透的均匀性将决定镜片的最终性能。"表层"渗透应用于任何一种屈光力镜片,都同样表现为均匀的变色效果,不会出现玻璃光致变色镜片的变色不均匀现象。

玻璃和树脂光致变色材料另一个区别是两者老化后的表象不同。玻璃光致变色镜片老化后镜片底色往往会加深,而树脂光致变色材料老化后变色深度往往会变浅。

树脂光致变色镜片可以进行染色处理,与相同材料的树脂镜片的染色工艺相似。染色不会破坏光致变色的性能,但是因为染色改变了镜片的底色,可能会导致变色颜色的改变。

### (五)光致变色镜片与减反射膜

光致变色镜片的透光率因镜片颜色变深后会降低,但镜片表面的反射光依然存在,这样由镜片凹面的反射光和镜片前后表面的内反射所产生的鬼影和眩光依旧会干扰视觉,影响戴镜者视物的清晰度和舒适性。

例如,某人戴未镀减反射膜的光致变色镜片在户外喝茶读书,太阳正好位于他的身后。假设戴镜者看到的茶杯的光照度为 100 Lx,太阳的光照度为 500 Lx。

假定戴镜者的光致变色镜片颜色变深后透光率下降,只有 33% 的光线透过,再考虑镜片前后表面的反射光,所以戴镜者所视茶杯的入眼光线约为 30 Lx,即 100 Lx×96% × 33% ×96% ≈30 Lx。

戴镜者身后 500 Lx 的太阳光通过镜片后表面会产生反射,有 4% 的光线会进入眼球,500 Lx×4% =20 Lx。这些光线对戴镜者所视茶杯的清晰度会产生干扰,干扰程度为 20/30 =67%。

如果戴镜者的光致变色镜片镀有减反射膜的情况将又如何呢?

此时戴镜者所视茶杯的入眼光线略有增加,假定镜片表面的反射率为 0.6% ,那么所视茶杯的入眼光线约为 33 Lx,即 100 Lx×99.4% ×33% ×99.4% ≈ 33 Lx。而镀膜后镜片后表面的反射量大大减少,太阳光通过镜片的后表面进入眼球的光线为 500×0.6% = 3 Lx,此时干扰程度为 3/33 =9%。

由此可见,镀膜后光致变色镜片的干扰程度由 67% 下降到 95%,大大提高了戴镜者的清晰度和舒适性。对于染色镜片,其与减反射膜的关系同样如此。

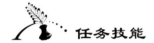

### 任务技能

判断眼镜片的镀膜质量有以下几种方法。
1. 观察残余色　不明显者镀膜质量好,残余色明显者镀膜质量差。
2. 滴水试验　将清水滴在镜片表面,水凝结成水珠易甩掉者镀膜质量好。

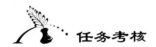

### 任务考核

市面畅销的镜片膜层处理工艺有哪些? 顾客的体验感如何?

(李媛媛)

## 任务五　眼镜片的设计

### 任务目标

（1）具备需求分类、适配分析能力。
（2）熟悉眼镜片非球面设计及优势。
（3）培养为顾客提供最优镜片设计选择的职业素养。

### 案例与思考

　　一名21岁的女大学生，双眼屈光不正度均为-7.50 DS，长期配戴小型扁长厚重的板材镜框，普通球面新月形设计镜片。该顾客现因即将参加毕业前面试，想重新更换一副框架眼镜，已选好一副稍大金属圆框，作为配镜师，应如何帮顾客选择合适设计的镜片？主要考虑的因素有哪些？

### 任务知识

#### 一、眼镜片设计的发展

　　眼镜片的设计，自发展至今已经历好几个阶段。以下为眼镜片设计的简史。

（一）"扁平"透镜

　　"扁平"透镜（"flat"lens）为19世纪之前采用，"扁平"透镜的前表面或后表面并非平面，而是类似于扁豆形。"扁平"透镜可以提供良好的中心视力，但周边视力不佳。

（二）周视透镜

　　19世纪初，周视透镜的眼镜片后表面的屈光力采用-1.25 D设计，改善了眼镜片的周边视力。

（三）6种基弧设计的新月形透镜

　　19世纪90年代起，基弧设计的眼镜片显著提高了周边视觉质量。新月形透镜是指组成眼镜片的两个表面分别为凸面和凹面，通常后表面为凹面。6种基弧设计的新月形透镜一直被使用至20世纪60年代。

**（四）基弧矫正镜**

20 世纪初，基弧矫正镜是指对于不同的屈光力，眼镜片前表面采用不同的基弧设计以达到最小化斜向像散。1908 年德国卡尔蔡司公司（Carl Zeiss company）推出矫正周边斜向像散的 Punktal 镜头（Punktal lens）。1913 年，美国市场出现了各种基弧设计的 Punktal 镜头。1919 年，美国 AO 公司推出了一系列基弧矫正镜，基弧供应的间距为 1 D 或 2 D。20 世纪 60 年代，眼镜片设计进入过渡期，单光镜从正柱镜形式（前表面为环曲面）转变成负柱镜形式（后表面为环曲面）。

**（五）非球面镜**

20 世纪初，非球面设计被应用于高屈光力的正镜片。20 世纪末，非球面设计被广泛应用于各种屈光度数的眼镜片，以及高折射率的眼镜片材料。

**（六）非环曲面镜**

目前，非环曲面镜正逐步取代部分非球面单光镜，并逐步融入渐变焦镜片的个体化设计和自由曲面设计。

## 二、眼镜片设计的基本常识

**（一）基弧**

基弧（base curve）是眼镜片表面的一个主要弧度（即面屈光力），单位为 D，用于计算眼镜片的其他表面弧度。例如+5.00 ~ +7.00 D 的透镜通常使用- 4.50 D 的基弧。表 2-13 为眼镜片的基弧。为了区别于环曲面基弧，基弧也被称为基弯，不同眼镜片的基弧含义如下。

表 2-13 眼镜片的基弧

| 透镜屈光力 | 基弧（D） | 透镜屈光力 | 基弧（D） |
|---|---|---|---|
| +1.00 DS | - 6.50 | - 1.00 DS | +6.50 |
| +2.00 DS | - 6.00 | - 2.00 DS | +6.00 |
| +3.00 DS | - 5.50 | - 3.00 DS | +5.50 |
| +4.00 DS | - 5.00 | - 4.00 DS | +5.00 |
| +5.00 DS | - 4.50 | - 5.00 DS | +4.50 |
| +6.00 DS | - 4.50 | - 6.00 DS | +4.00 |
| +7.00 DS | - 4.50 | - 7.00 DS | +3.50 |
| +8.00 DS | - 4.00 | - 8.00 DS | +3.00 |

1. 球镜　眼镜片前表面的圆弧为基弧或基弯。

2. 负柱镜形式的环曲面镜　眼镜片前表面的圆弧为球弧（sphere curve），即基弧或基弯，后表面较平的圆弧为环曲面基弧（toric base curve），后表面较陡的圆弧为环曲面正交弧（toriccross curve）。

3.正柱镜形式的环曲面镜　眼镜片前表面有两个正交的圆弧,较平的圆弧为环曲面基弧,较陡的圆弧为环曲面正交弧,后表面的圆弧为球弧,即基弧或基弯。目前,市场上正柱镜形式的环曲面镜较少,多为负柱镜形式的环曲面镜。

针对不同的眼镜片屈光力,制造商会推荐相应的基弧。负镜片的屈光力越大,后表面会越陡,前表面越平。正镜片的屈光力越大,后表面会越平,前表面越陡。

### (二)视场图

视场图(field diagrams)可以清晰反映在视轴变化过程中,眼镜片产生的斜向像散和场曲的变化。图 2-11 是眼镜片在子午面的斜向顶点屈光力(tangentialoblique vertex sphere power,T)和弧矢面的斜向顶点屈光力(sagittaloblique vertex sphere power,S)随视轴的变化。其中,图 2-11A 是眼镜片理想成像的视场图,在所有视轴方向上,屈光力保持不变。图 2-11B 是平凸型眼镜片的实际成像视场图,当视轴对准眼镜片中心时,屈光力为 +4.00 D,当视轴转至 30° 时,弧矢面的屈光力 S 为 4.25 D,子午面的屈光力为 T = +5.00 D,等效于+4.25 DS/+0.75 DC,即球镜增大并伴有较大的柱镜,偏离了设计的要求。为了使眼镜片周边的顶点屈光力与中心的顶点屈光力接近,需要优化眼镜片的设计形式。

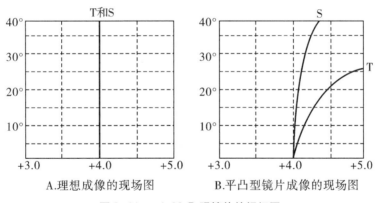

A.理想成像的现场图　　　　B.平凸型镜片成像的现场图

图 2-11　+4.00 D 眼镜片的视场图

### (三)眼镜片的最佳形式

在眼镜片产生的像差中,横向色差与镜片材料的阿贝数有关,选择较高阿贝数的眼镜片材料可以达到最小化横向色差。眼镜片的球差和彗差在人眼瞳孔的约束作用下,对视觉质量的影响有限。人眼对畸变又具有较好的适应能力。因此,只有斜向像散和场曲是眼镜片设计主要考虑的像差。设计眼镜片最佳形式的目的是消除或者最小化眼镜片的斜向像散和场曲。眼镜片的最佳形式主要有 4 种:点-焦形式,Percival 形式,间于前两者之间的最小切向误差形式(minimum tangential error form),以及最小均方根误差形式(minimum RMS error form)。

图 2-12 展示了+4.00 D 眼镜片最佳形式的视场图。图 2-12A 采用-6.00 D 基弧的新月形设计,可以完全消除斜向像散,称为点-焦形式(point-focal form)。视轴在 35°

时,眼镜片屈光力下降至+3.75 D,即斜向像散消除后,场曲依然存在,视轴35°的屈光力误差为-0.25 D。

在图2-12B中,基弧选择中间值-4.50 D,视轴在35°时,眼镜片的屈光力为+3.80 DS/+0.16 DC,平均斜向屈光力为+3.88 D,屈光力误差为-0.12 D,即眼镜片同时保留了少量的斜向像散和场曲,子午面内的屈光力更接近眼镜片的设计度数,这种形式被称为最小切向误差形式。

在图2-12C中,基弧采用更平的-4.00 D,子午面和弧矢面内的斜向顶点屈光力变化幅度相近,趋势相反。视轴在35°时,眼镜片的屈光力为+3.85 DS/+0.30 DC,平均斜向屈光力为+4.00 D,即眼镜片的场曲被消除,斜向像散依然存在,这种形式被称为Percival形式(Percival form)。

图2-13展示了-4.00 D眼镜片分别采用点-焦形式(+5.00 D基弧)、最小切向误差形式(+3.87 D基弧)和Percival形式(+3.25 D基弧)设计的视场图。

眼镜片的最小均方根误差形式是以子午面和弧矢面的顶点屈光力与设计值差异的均方根作为评价标准。

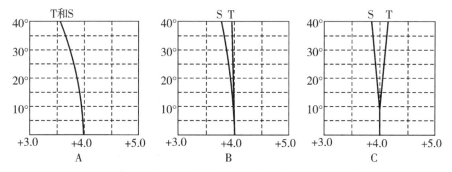

A.点-焦形式,-6.00 D基弧;B.最小切向误差形式,-4.50 D基弧;C.Percival形式,-4.00 D基弧。

图2-12　+4.00 D眼镜片最佳形式的视场图

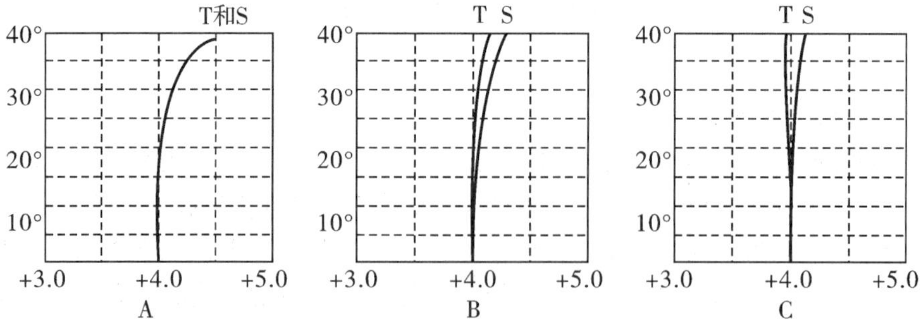

A.点-焦形式,+5.00 D基弧;B.最小切向误差形式,+3.87 D基弧;C.Percival形式,+3.25 D基弧。

图2-13　-4.00 D眼镜片最佳形式的视场图

眼镜片设计时主要考虑的4个基本变量包括镜眼距离、眼镜片厚度、眼镜片材料折射率,以及眼镜片前/后表面的屈光力(基弧)。对于同一系列的单光球面眼镜片,镜眼距离、眼镜片厚度和材料折射率通常是确定的,选择眼镜片的最佳形式取决于眼镜片前表面的屈光力(基弧或基弯),并且只能满足上述 4 种最佳眼镜片形式中的一种设计,无法兼顾。

## 三、眼镜片非球面设计

传统的球面镜片,不仅镜片较厚,而且透过镜片周边看事物有扭曲、变形等现象发生,称为像差。为追求镜片更轻更薄,人们使用高折射率的材料制造镜片。同时,他人透过球面镜片观察配戴者,也能够明显发现其脸部轮廓的变形现象。非球面镜片不仅使镜片的中心厚度和边缘厚度减少,使镜片更薄,更消除周边像差,给配戴者自然视力。

### (一)非球面镜片

术语非球面的意思是"不是球面的"。球镜的表面是规则的,如同球或者球面的表面一样,有一个特定的曲率半径。非球面镜片表面的形状是变化的,整个表面的曲率半径都是不相同的。

### (二)非球面设计的目的

为了能够减少光学矫正镜片的像差;使镜片更平,从而减少放大率,使镜片更受欢迎;获得更薄、更轻的镜片,以及设计渐变焦镜片。

1.非球面设计的光学目的 大部分屈光力镜片的制造是使用规则的球面,但是镜片屈光力超出+7.00～-23.00 D 的范围,必须使用非球面设计。

非球面镜片表面是在距离光学中心的某一位置开始,镜片表面以合适的速率渐渐改变了原有的曲率,从而抵消周边像差。

2.非球面设计的变平目的 对于球镜的基弧,屈光力越高,则基弧越陡峭。然而基弧越陡峭,镜片外观就越糟糕。选择较平基弧可以使镜片外观不显凸出、更美观,而且也使放大率减少,甚至看上去更薄了,由于平基弧减少了放大率,使戴镜者眼睛看上去没那么大了。不幸的是,如果仅仅减平球面镜片会破坏其光学性能。在镜片周边,球镜屈光力会改变(场曲),并且会产生不期望的散光(斜向像散)。然而,如果,减平的镜片表面是非球面,就有可能同时获得美观和良好的光学性能。

3.变平基弧的另一原因 基弧越陡峭,镜片就越容易从金属镜框移出。一般很少为了使镜片基弧和镜框相匹配而减平基弧。但是与其减平球面镜片,还不如使用更平的非球面设计的镜片。

4.非球面设计的减薄目的(几何非球面性) 非球面设计可以使镜片更薄。针对正镜片使用非球面设计,向镜片边缘方向减平锐利前表面或者后表面,抑或镜片前后两面。减平镜片的周边可以使整个镜片更薄。

对于薄的负镜片,使镜片前表面陡峭,向镜片周边方向减平后表面,抑或两面都减平,这样可以减少镜片的边缘厚度。

5.制造渐变屈光力变化的非球面设计 根据定义,任何镜片表面不是球面的就是非球面的。渐变焦镜片是通过一个渐变的变陡峭的表面曲率来获得加光度数。

大部分渐变焦镜片继续遵循与球面基弧设计相同的规则。换句话说,镜片的远用区域的基弧与所需要的球面矫正镜片的基弧相同。

渐变焦镜片也可以在远用区域采用减平的基弧。为了避免不期望的像差产生,镜片的前表面应该是非球面性的,如同其他非渐变非球面镜片。

### (三)非球面设计避免为移心而磨制棱镜

当球面的单光镜片磨片时,制片工厂能够将光学中心磨制在镜片的任何位置,这是为了获得移心而磨制棱镜。为了移心而磨制棱镜可以使镜片光学中心远离镜片毛坯中心而没有产生任何其他光学问题。另外,当镜片毛坯对镜框尺寸而言太小时,移心棱镜是一个解决办法。

但是如果光学中心远离非球面镜片毛坯的几何中心会发生什么呢?如果移心非球面镜片的光学中心,非球面性将相对偏离眼睛的位置。当眼睛注视某一方向时,会很快到达非球面区域,当转而注视另一方向时,则没有足够快地到达非球面区域。简而言之,非球面镜片的光学中心必须保持与镜片毛坯的几何中心在同一位置。

### (四)配镜准则对非球面设计的重要性

优化设计的非球面镜片能够获得最佳的光学性能和美观,但是必须提醒的是,非球面镜片决不允许犯配镜错误。如果球镜没有完全符合各项合适的配适规则,戴镜者仍然可能得到满意的视觉效果。但是如果非球面镜片配适不当,镜片的光学性能会比球面基弧的镜片更糟糕。

非球面的配适指导:非球面镜片的配适规则与其他任何镜片的精确配适规则没有实质区别,包括测量单眼瞳距、测量主参考点高度和补偿倾斜角度,以及调整镜框倾斜角度。

1. 测量单眼瞳距 眼睛必须水平正对镜片的"非球面同心环"。测量远用的单眼瞳距可以确保正好对准。

2. 测量主参考点高度和补偿倾斜角度 首先,测量主参考点高度,然后使用倾斜补偿规则,即镜框倾斜角度每增加2°,主参考点高度减去1 mm。非球面区域必须集中围绕镜片的光学中心,因此,即使根据倾斜补偿规则下移超过5 mm,也不要使主参考点低于瞳孔中心下方5 mm,太往下移动主参考点可能导致周边的非球面区域干扰正常的远用视力。

3. 调整镜框倾斜角度 倾斜头部测量法是测定主参考点高度的另一种方法。测量时,首先配戴者的头部向后倾斜,直至镜框面与地面垂直,紧接着测量主参考点高度(如果镜框倾斜角度很大,重新测量头部没有倾斜时的高度,测量的差异应该小于5 mm)。这种头部倾斜方法与倾斜角度的补偿方法结果相同,且更为简便。

### (五)非球面镜片的优势

非球面镜片早期用于为白内障手术后顾客配制高倍数矫视镜片已有悠久的历史。随着电脑辅助设计和电脑控制表面精节设备的采用,如今已能作出几乎任何复杂度的镜面。眼镜行业不断朝着高价位镜片发展的趋势,更是促使镜片制造商开发与供应采用非球面镜片制作的各种单光及多焦点镜片。

与传统的正球面镜片相比,非球面镜片正面的表面形状更为复杂,曲线是从镜片的中心一直弯曲至镜片的边缘。对于加倍非球面镜片（plus aspherics）来说，镜片正面的表面朝着镜片的边缘逐渐变平；而对于减倍非球面（minus aspherics）来说，表面则是朝着镜片的边缘逐渐变陡。这种逐渐变化的表面具有许多重要优点。其中最重要的优点（也是最成功的"买点"）就是其美观及卓越的光学性能。

非球面镜片对于处方度数很高的矫视者所显示出的优势比对于处方较浅的矫视者更为明显，这是配镜师认为，正因为它的优点只是在度数很深的矫正视力者的身上才有明显的体现，所以这种造价更高的镜片从道理上讲更适合为深度矫正视力者配制。因此，许多配镜师一般只是为度数超过+/−300曲度的矫视者选用这种镜片，因为在这种情况下最能突出非球面镜片的美观性，其优点与普通的曲度轮廓明显的球面型镜片形成了十分鲜明对照。相比之下，减倍镜片的正面本来就很平直，因此，非球面镜片的美观效果得为到突出的体现，处方度数较低时更是如此。

实际上，减倍非球面镜片最突出的"买点"是它卓越的光学特性——更好的视觉清晰的光学舒适度。非球面镜片的设计能减少或消除讨厌的散光现象（astigmatism phenomenon），也就是视景随着从光中心移开而失真，这是球面形镜片的致命弱点，这种现象是透过改变非球面镜片的正面弧形表面得以克服的，能够做到随着眼睛从镜片中心部位移开，而被视物体仍然清晰无比的效果。

不仅是需要增倍或减倍矫视顾客能从非球面镜片得益，老视顾客也是一个很大的受益群体。他们正如单光非球面镜片配戴者一样，能享受到这种镜片的美容效果。非球面镜片的超薄和超轻特质更能增加配戴眼镜的舒适度，这对于年龄较大的老视顾客尤其重要，因为他们的皮肤弹性与年轻人不同。如果眼镜太沉重，鼻垫就会陷入皮肤，特别是长时间配戴眼镜之后感受到极度不适。轻质眼镜则会令人感到"耳目一新"。另已发现，许多原已采用非球面双焦和三焦镜片的矫视者改为配戴渐变多焦镜片时所需的适应明显更短。

众多戴隐形眼镜、不愿意尝试普通眼镜的矫视者也可能成为购买非球面镜片的另一种潜在顾客。这些眼镜配戴者一般都对戴上眼镜之后自己的面容非常敏感，最不喜欢双眼在厚厚的镜片背后显得更小。这也许正是他们选戴隐形眼镜的初衷。除更具有流线型线条之外，非球面镜片还具有另外一个重要的美容特点，而这一特点欲是向顾客推介产品经常被忽视的。那就是，这种镜片能减弱对配戴者的眼睛的放大与缩小效果，深度矫视镜片尤其明显。

非球面镜片能很好地减小球面镜片固有像差，较之与传统的球面眼镜片，有离轴等效焦度几乎不变、象散小、视觉畸变小、轻便、外形更美观等优点，其视野开阔，边缘处没有弧形，影像差减到最低，影像十分自然；比球面镜片的硬度要高3倍，更适合年轻人配戴。同样−5.00 DS，非球面镜片比球面镜片轻26%；表面较为平整，看外界无论远近，都非常自然不变形，长时间不会感到疲劳。

第一次配戴眼镜的人士，特别是学生和上班一族，戴上非球面镜片，大大减少了刚戴眼镜时的种种不适感，使用隐形眼镜的人士，在家里时可用非球面镜片代替球面镜片作为备用眼镜使用。戴非球面镜片更接近人的自然视力，这一点与隐形眼镜是相同的。希望不让别人知道自己"度数很高"的人士；希望戴上近视眼镜，眼睛不会变的太小的人士；

希望减轻镜片负担的人士;两眼有屈光差异者;都可以使用非球面镜片。

### 三、高屈光力镜片设计

#### (一)高屈光力正镜片

高屈光力正镜片有多种设计方式,如正缩径设计和多梯度设计等。

1. 正缩径设计　正缩径设计的眼镜片是指镜片中心区域有屈光力,而周边无屈光力或者有极少屈光力的眼镜片。如图 2-14 所示,镜片中心区域称为孔径,可以采用球面或非球面设计,周边区域称为载体。缩径形式是为了减薄镜片,重量减轻。同时,非球面设计可以使眼镜片具有较好的光学性能。正缩径眼镜片的缺点是孔径边缘可见,外观不佳。

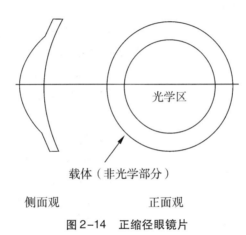

图 2-14　正缩径眼镜片

2. 多梯度设计　多梯度设计的梯度镜片(multidrop lens)从外观上克服了正缩径眼镜片的缺陷。例如早期的 Welsh 梯度镜片(图 2-15),镜片的后表面几乎是平的,前表面的中心区域是一个口径为 24 mm 的球面,中心区域之外由非球面构成,表面屈光力逐级降低,例如,镜片中心的基弧是+14.00 D,外部 4 个同心区域的基弧由里到外分别为+13.00 D、+12.00 D、+11.00 D 和+10.00 D。相邻区域之间有过渡区,不会出现明显的屈光力跃变的界限。梯度镜片在周边屈光力下降速度和下降幅度设计方面有多种选择。

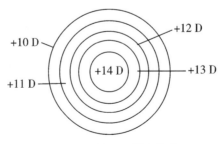

图 2-15　Welsh 梯度镜片

## （二）高屈光力负镜片

无论是球面设计还是非球面设计,高屈光力负镜片都存在边缘厚度过厚的问题,需要借助合适的镜框来掩盖。为了减小边缘厚度,可以对高度负镜片进行缩径设计(图2-16),其思路与高度正镜片的缩径设计是相同的。负缩径眼镜片的中心区域(孔径)包括镜片的矫正屈光力,周边(载体)区域是为了延伸镜片的物理尺寸,没有增加镜片厚度。

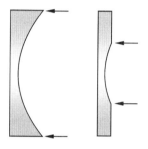

图2-16  负缩径眼镜片

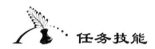
**任务技能**

确定非球面镜片主参考点高度有以下2种方法。

1. 补偿倾斜角度法

（1）在眼镜架撑片上标记视远时瞳孔正中心的位置。

（2）眼镜架正放于桌面上,用量角器测量撑片前倾角度数。

（3）依前倾角每增加2°至参考点从瞳孔正中心标记点下移1 mm,标记主参考点在撑片上的位置。

（4）测量主参考点到撑片最低处的垂直距离即为主参考点高度。

2. 倾斜头部测量法

（1）配戴者戴上眼镜框,头后仰至镜圈平面于正垂直位。

（2）嘱配戴者保持第一眼位,在撑片上标记此时瞳孔正中心对应的位置,即为主参考点。

（3）同上法测量其高度。

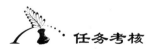
**任务考核**

简述非球面设计镜片较于球面镜片的优点。

（李媛媛）

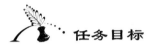

任务六 | **功能性镜片**

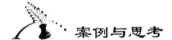

### 任务目标

（1）会推介功能性镜片。
（2）熟悉常见功能性镜片各自特点。
（3）培养耐心有爱的职业素养。

### 案例与思考

一名顾客,常年配戴普通球面镜片。若分别选择各类功能性镜片,顾客的视觉体验会如何？又会有哪些相应的使用困扰？

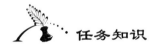

### 任务知识

#### 一、双焦点镜片

双焦点镜片,又称双光镜片,是具有双视距能力的镜片。一般用于老视顾客,补偿视近时调节的不足,是用一副眼镜既可看远又可看近的一种镜片,其基本结构见本步骤任务二。最早的双焦点镜片是美国富兰克林于1784年制造成功。

#### 二、三焦点镜片

通过"双焦点镜片"的内容,我们已经知道,如果配镜者视远和视近需要不同矫正处方时,可以选择一副包含两个屈光力的双焦点镜片。随着老视者调节能力的继续下降,配戴双焦点镜片的老视者无论是通过双焦点镜片的视远区还是视近区,都不能够获得足够清楚的近点以外的中间距离视觉。在这种情况下,需要增加一个能够提供中间距离视觉的附加度数,即眼镜片由3个包含不同处方的区域组成,这种镜片称为三焦点镜片(trifocal lens)。三焦点镜片的3个区域分别用于视远、中、近距离,称为视远区、中间区(intermediate portion,IP)和视近区(或阅读区)。三焦点镜片的适用人群类同双焦点镜片,同时又能帮人很好地改善中距离视觉效果。

## 三、渐变焦镜片

### (一)渐变焦镜片的光学特点

渐变焦镜片又称渐变镜,为配戴者提供自远点到近点全程、连续的清晰视觉。镜片表面大体分为 4 个区域:视远区(远用区)、渐变区、视近区(近用区)和像差区。有些特殊设计的渐变焦镜片如 Interview 则只有渐变区和视近区。在渐变区,附加值不断增加,从视远区开始,到视近区结束。

渐变焦镜片是通过改变镜片前表面曲率半径而使镜片屈光力发生变化。与双焦点镜片不同的是,渐变焦镜片前表面曲率从视远区的一定位置(配镜"十"字)开始,至视近区中心按一定规律变化的渐变度逐渐、连续地增加至一固定值,配戴者从而只需要通过眼睛接近自然生理状态的垂直转动即可使任意距离的视力均达到清晰,不像双焦点镜片或三焦点镜片只能提供两三个固定的距离才有清晰视力。

1. 视远区　通常渐变焦镜片上半部分都是视远区,含有矫正视远屈光不正的处方,为消除像差,可将视远区前表面设计成非球面。

2. 视近区　从主参考点起,镜片屈光力(正度数)开始逐渐、连续地增加,直至在视近区达到所需的近附加度数,此后在视近区内镜片度数便不再明显变化。在大多数渐变焦眼镜片中,视近区中心位于视远参考圈中心下方 10 ~ 18 mm,内侧 2 ~ 3 mm,具体数值视近附加量及设计样式而异,往往是近附加越大(相当于老视度数越高),视近区中心位置越高、鼻侧偏移量越大;而硬式设计的镜片与软式设计的镜片相比,视近区位置往往也较高。视近区和渐变区的宽度也受近附加值的影响,近附加越高,视近区和渐变区可用范围也相应变窄。

3. 渐变区　连接视远区和视近区的渐变区也叫渐变走廊,长度在 10 ~ 18 mm。渐变区的长度、宽度对于配戴者的适应十分重要,取决于度数变化速率(渐变度)、像差区的大小、梯度和近附加的高低等因素。镜片渐变度较大,屈光力增加较快,像差较集中,但变化梯度较大,渐变区较短,但相对较狭窄。

渐变区度数变化的速率,叫做渐变度,根据不同的设计样式而不同,可以是线性变化,或呈其他函数曲线形式。渐变度的变化可以是匀速的,也可以是变速的。现代设计的渐变焦镜片更偏向于选择后者,因为这样设计的镜片可以使渐变焦眼镜的视近区位置较高、宽度较大,改善了视觉效应。

4. 像差区　虽然从理论上讲,渐变焦眼镜存在自远而近的全程连续清晰视觉,但是由于设计上表面曲率的变化,而导致镜片两侧存在像差区,主要为散光像差和棱镜像差,在一定程度上会干扰视觉、产生视觉模糊或变形,影响配戴者对镜片的适应,也叫畸变区、变形区、模糊区。比较中性的称呼是叫周边区。

### (二)渐变焦镜片的适用人群

选择合适的配戴者是验配成功的第一步。年龄(加光度)、性别、屈光状态、视觉需求、原先矫正方式等因素影响渐变焦镜片的接受率。

渐变焦眼镜适合大多数的老视者配戴。比较理想的配戴人群是有一定的中/近距离工作需要、又期望美观、乐于接受新观念的人。

为双焦点镜片和三焦点镜片的像跳、子镜片分界线、远近交替视力和中间视力不佳等缺点所困扰的老视者往往也会乐意选择渐变焦眼镜。

对曾有眼镜适应困难史的人，推荐渐变焦眼镜时必须谨慎考虑。

渐变焦眼镜配戴者的视觉需求是从上方视远、下方视近，视觉需求不同的人，如图书管理员、建筑工人、飞行员等工作时的视觉需求要从上方看近或从下方看远，因此在这些情况下不适合配戴渐变焦眼镜，可以改用普通单光阅读镜、改良阅读镜。

为避免引起双眼垂直棱镜差异，对于双眼屈光参差等效球镜超过 2.00 D，尤其是垂直子午线屈光力差异超过 2.00 D 的配戴者，要谨慎验配。

由于渐变焦镜片的视近区比传统多焦点镜片的位置要低，需要移动头位使双眼进入阅读区，因此不能随意移动头位的人不适配戴。包括有某种固定体姿者：如脖子很短、个子很矮、颈关节炎、肩关节炎、脊椎病、脊椎弯曲等。另外坐姿不良的人往往在用渐变焦镜片的走廊而不是近用区。

其他不适宜的情况包括运动系统障碍、平衡功能不良，如"晕车""晕船"或类似的眩晕症状（如内耳功能障碍）。给这些人配渐变焦镜片时必须三思而行，尤其是验配硬式设计的渐变焦镜片。

## 四、棱镜镜片

### （一）棱镜镜片的光学特点

棱镜镜片是一种特殊类型的透镜，主要特征是使入射光产生偏斜。该特性常用于解决眼的许多问题，如斜视矫正等。棱镜镜片的两个重要性质：①光线通过棱镜镜片后，向基底方向偏折；②人眼通过棱镜镜片视物，其像要向顶方向偏移。

### （二）棱镜镜片的适用人群

（1）斜视手术后过度矫正或矫正不足的，为斜视术后残余斜视提供稳定的融合。

（2）小度数儿童斜视，不够手术量的。

（3）有症状的隐性斜视或旋转斜视、垂直斜视。

（4）不适合手术的斜视。

（5）因顾客全身状况不好或因心理恐惧不能及时做手术或不能做手术的。

（6）手术效果不易预期且又不能建立双眼融合的恒定和间歇性斜视。

（7）非共同性斜视。

（8）特发性眼球震颤的歪头视物现象，三棱镜基底部向优势注视方向的对侧放置，从而使代偿头位消失。

（9）一些特殊类型斜视，包括垂直分离性斜视（DVD）、眼眶壁骨折等外伤所致的麻痹性斜视和动眼神经麻痹等。

## 五、偏振光滤光镜片

### （一）偏振光滤光镜片的光学特点

偏振光滤光镜片就是根据光线的偏振原理制造。我们知道，当阳光投射在路面或水面上时产生的反射光直接刺激眼睛,使眼睛感到炫目、疲劳、不能持久视物,是由于强放射光漫射而产生了眩光,偏振光滤光镜片主要过滤强光和眩光。特别是当您在驾驶汽车进行户外娱乐活动时,强光和眩光不仅影响我们的工作和娱乐情绪,甚至影响我们对物象的判断力而造成危险,长期经受阳光的直接照射,还会导致视力的急剧下降,形成近视、远视、散光或白内障等。

偏振光滤光镜片的功能就是有效地排除和滤出光束中的散射光线,使光线能于正规之透光轴投入眼睛,形成视觉影像,使视野清晰自然,有如百叶窗的原理,光线被调整成同向光而进入室内,自然使景物看起来柔和而不刺眼。

### (二)偏振光滤光镜片的适用人群

阳光照射在沙地、水面、雪地、路面上形成的反射眩光,常会造成眼睛不适及疲劳,偏振光滤光太阳镜镜片的偏光角度和弧度都依据精密光学原理设计。可将这些不规则的反射光线,进行有效的排列和滤除(如百叶窗的原理),光线被整理成同向光进入双眼,使周边景物看起来柔和而不刺眼。

偏振光滤光太阳镜因为能够100%阻隔有害光线,故其应用如下。

1. 医疗 眼睛手术顾客,需要全方位的保护,偏振光滤光太阳镜是最好的选择。

2. 户外活动 如滑雪、钓鱼、水上活动等,都需要能完全阻隔有害光线的太阳镜,以避免眼睛受伤或疲劳。

3. 护目镜 戴上偏振光滤光太阳镜驾驶的时候,假如你行驶在蜿蜒的车流中,你不会再为来自阳光及前方车辆的众多反光困扰了。钓鱼的时候,水波在阳光的照耀下闪耀,但你丝毫不会觉得不适应,反而觉得舒适逍遥,反光不见了。滑雪的时候,茫茫的雪野上,你不必再担心反光和紫外线,可以尽情地滑翔。下雨的时候,雨水漫流的路面交通标志清晰地呈现在你的眼前。度假的时候,更多的紫外线被有效地阻挡,让你尽情地享受这难得的休闲时光。

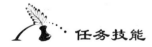

### 任务技能

1. 双焦点镜片 透过双焦点镜片看书本字体,对比远用区和近用区字体大小变化。

2. 渐变焦镜片 透过渐变焦镜片看书本字体,对比远用区、渐变区、近用区字体大小、形状变化。

3. 棱镜

(1)像移现象:单眼透过棱镜观察一个小目标,移开棱镜再查看目标实际位置。

(2)色散现象:将自然光线穿过棱镜投射到白纸上,观察纸上的现象。

4. 偏振光滤光镜片 透过偏振光滤光镜片看偏振光滤光镜片识别卡上图片的变化。

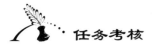

**任务考核**

功能性镜片有哪些?

（李媛媛）

---

任务七 | **眼镜片的选配**

---

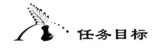

**任务目标**

（1）会根据配戴者需求,综合考虑,确定合适的眼镜片。
（2）熟悉眼镜片的选择要求。
（3）培养学生理论应用能力。

**案例与思考**

现代社会有越来越多的群体在配戴眼镜,当配戴眼镜已经逐渐发展为一种潮流时,在选择眼镜时,最重要的究竟是什么呢? 是时尚感的镜框吗? 镜框只能起到装饰的作用,而对配戴是否合适影响最大的镜片,才是一副眼镜最精髓也最需要慎重挑选的所在。镜片与配戴者的眼睛健康密不可分,配戴一款优质镜片有助于保护使用者的视力,反之长期使用劣质镜片不仅不能达到保护效果甚至可能造成伤害,那么怎样才能辨别镜片的优劣呢?

**任务知识**

选择眼镜片主要是根据顾客的工作、生活的需要和眼镜的使用环境,选择眼镜应当具备的性能,在选择了眼镜的矫正视力、使用距离和眼镜度数外,还应该考虑不同镜片的不同性能特点。

**一、镜片的颜色**

对视力、颜色和距离的视觉要求高并且稳定的工作,如学生、汽车司机、外科医生、美术工作者等应当选择无色透明的镜片。另外还有彩色镜片,时尚一族可以选择喜欢彩色片。它可以提高个人形象,展现个人魅力,这种镜片不但有丰富多彩的颜色,同时还具有加膜镜片所具有的功能,可使涡圈不明显,但颜色不宜过深,否则影响视力。

## 二、镜片的折射率

在镜片中心厚度相同的情况下,相同度数同种材料的镜片,折射率高的比折射率低的镜片边缘更薄。而近视在-5.00 D 以内的人士一般选择折射率为 1.56 的为佳,这种镜片的种类齐全,功能众多,而且价格也适中。如果近视在-5.00 D 以上的人士因要考虑到厚薄问题,所以在购买镜片时选择折射率在 1.56 非球面或 1.61 以上折射率的镜片为佳。目前市面上折射率为 1.49 的镜片已不多见,而且品种也不多,主要都是一些老年人购买老花镜居多。

## 三、镜片的重量

镜片的重量与镜片材料有关,玻璃镜片比树脂镜片重。相同的镜片材料,比重大的比比重小的重,体积大的比体积小的重(与镜片度数和外形大小有关)。

## 四、镀膜镜片

随着镜度的增加,镜片的厚度、涡圈都增加许多,多层镀膜增透镜片可以提高透过率,减少反射光线,从而使涡圈"减少",镜片看起来较"薄"。镀膜镜片是利用光学薄膜及真空的新技术,镀上一定厚度的单层或多层光学薄膜,以改善镜片反射光线的能力,起到增强或减少光线透过的作用使镜片的透光率增加。所镀的膜层主要有硬膜、多层减反射膜、抗污膜等。

各膜层的主要作用如下。

1. 加硬膜 增加镜片表面的硬度,使其更加耐磨损。

2. 多层减反射膜 增加镜片可见光的透过率和防紫外线、防辐射的性能。

3. 抗污膜 使镜片表面更加光洁,增加了防水、防雾、防尘等功能。

由于镜片镀膜后有减少镜面反射光,防止电磁波、紫外线、红外线、X 射线等对视力的伤害。一般电脑工作者选择有防辐射的性能的镜片比较好,它可以防止电磁波对视力的伤害。喜欢拍摄的人选择有镀多层膜的镜片比较好,它可以减少镜片表面的反光,增加拍照的效果。

## 五、非球面镜片

镜片一般是球面镜,还有一种是非球面镜,就是表面弧度是非球面设计的,通过对镜片的周边的消相差设计,可以使周边变得较薄,比一般的球面镜片大约要薄 20% 左右,而且还有效减少镜片边缘视物时的变形感,看上去更为自然美观,视野更加广阔。非球面镜片初戴者,特别是有球面镜经验者,开始可能不适应,但一定时间后会逐渐适应。同时也能体验到非球面镜片的优越性。

## 六、镜片的硬度

玻璃镜片比树脂镜片硬度高,比较耐磨。

## 七、镜片的强度

树脂镜片比玻璃镜片强度高,耐冲击不易碎,尤其适合中小学生和爱好运动的人。

## 八、镜片的特殊功能

如防紫外线,防电磁辐射,防红外线,耐高温,耐油,耐酸碱,防色散,防变形(超薄非球面镜片),防强光等功能。如电、气焊用镜片,电脑用镜片,水下用镜片,钓鱼用镜片是不同的。

## 九、对镜片边缘抛光

对镜片边缘抛光可以减轻包括半框眼镜、无框眼镜在内的镜片边缘反射引起的涡圈,起到美化作用。值得注意的是对于无框、半框眼镜架所组装的镜片,如果抛光,虽然抛光后边缘外观漂亮,但是从抛光后的镜片边缘进入的散射光线带来的视觉干扰会多于未抛光的镜片,要权衡利弊。

## 十、定做镜片

定做镜片,也称定做车房片。

1.凸透镜片  对于凸透镜,尽量小的直径可以减轻镜片的重量和厚度。凸透镜加工时,边缘厚度不得小于1.2 mm。因此在定片时,要根据顾客的瞳距及选择的眼镜架,进行相应的计算,得出满足顾客瞳距的最小镜片直径,计算时要留有适当的加工余量。在加工拉丝镜和打孔镜时,如果选择镜片边缘太薄的镜片,则易破损,危及安全,要格外注意。如果镜度太高可以采用帽镜,也有人称为"带轮"镜片。

2.凹透镜片  对于凹透镜,定做时"做平面",即前表面为平面,可以最大限度做得薄一些。如果镜度太高也可以做帽镜。

采用定做车房片,成本、价格较高。

## 十一、高度近视眼镜片的选择方法

1.选择较小的眼镜框  大眼镜框不仅增加镜片周围的厚度,而且增加镜片的重量。

2.选择高折射率材料的镜片  对高度屈光不正而言,无论采用何种材料的镜片,采用高折射率镜片,都是一种必然的选择。对高度屈光折射率越大,镜片越薄、越轻。这种镜片的屈光力比一般镜片强,所以能够做得更薄。高折射率材料镜片表面的反光较强,最好使用有抗反光镀膜的镜片。

3.选择非球面镜片  这种镜片可以使镜片中央的厚度减薄,重量减轻,光学变形减少。

4.不要使用无边的眼镜框  因为这种眼镜需要增加没有必要的镜片厚度和重量。

5.选择树脂镜片  对多数配戴者来说选择树脂镜片较好,因为树脂镜片的重量轻,只有玻璃镜片的一半,防紫外线功能较好,不易打碎,容易染色,但比玻璃镜片厚、硬度差,保养要注意。

6.选择聚碳酸酯镜片　这种镜片最不容易打碎,对于儿童和运动员特别合适。近视顾客戴-7.00 D屈光度以上的聚碳酸酯镜片,在通过镜片周边看光线的时候可能有散乱的彩色边纹。

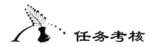**任务考核**

面对不同顾客的工作、生活的需要和眼镜的使用环境,如何合理选择镜片材料、折射率、表面设计、膜层等?

（杨丽霞　李媛媛）

# 第三步

# 推介眼镜架

从前人们配戴眼镜主要是为了矫正视力，很少关心材料学、美学、医学等方面的问题。眼镜架也以塑料架、普通金属架为主，镜片以光学玻璃为主，加工技术则沿袭传统的手工操作。随着社会的发展，眼镜在日常生活中发挥着越来越重要的作用，人们对眼镜的要求日益提高。现在眼镜不仅用于矫正视力，还用于眼保健、美容修饰等。追求舒适、美观、时尚和个性化已成为潮流。新材料、新技术也不断地应用于眼镜。树脂镜片、镀膜镜片、渐变焦镜片、硅胶架、合金架、钛眼镜架渐渐成为市场的主流。高科技加工手段正在逐步代替传统的手工操作方法，使得眼镜加工和检测实现了数据化、规范化、自动化。眼镜行业对于从业人员也提出了更高的要求，配发一副合格的眼镜需要结合眼科学、眼屈光学、眼镜光学、验光学、双眼视功能、眼镜加工学、商品材料学、美学、心理学等相关知识。

## 任务一 眼镜架的结构与类型

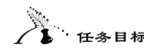

### 任务目标

（1）认知眼镜架基本部件名称。

（2）能根据眼镜架结构、类型及特点进行眼镜架分类。

（3）会通过不同渠道了解市面上出现的新型眼镜类型。

### 案例与思考

随着时代的发展，眼镜已经从单纯的视力矫正用品，发展成了一件配合现代生活穿搭点缀的时尚饰品，以其独特的美学魅力成为时尚文化的标志之一，新款产品层出不穷，为眼镜文化带来蓬勃生机。

思考:现代生活中同时可拥有几种眼镜?

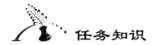任务知识

眼镜架是眼镜的重要组成部分,其作用已不仅仅是作为眼镜片的载体,随着科技水平的发展,人们对眼镜架安全、舒适、美观的要求也越来越高。充分掌握眼镜的结构与类型,是我们进行眼镜推介、加工、维护的重要前提。

## 一、眼镜架的基本结构

我们以一副普通金属眼镜架为例,如图 3-1 所示,基本部件如下。

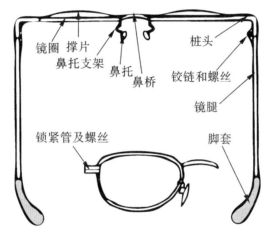

图 3-1 眼镜架的组成

1. 镜圈 用来装镜片的边框,又称为镜框。镜框的形状决定了镜片磨边形状,金属镜框通过镜圈内部的凹槽来固定镜片。

2. 鼻桥 连接左右镜圈的桥梁,无框眼镜是通过鼻桥直接连接左右镜片。鼻桥有直接置于鼻梁上的,也有的通过鼻托支撑于鼻部。

3. 鼻托 用来把镜圈等托在鼻梁上,起支撑作用的零件。金属眼镜架是托柱焊在镜圈上,托叶安装在托柱上,而塑料眼镜架是粘上的,鼻托的托叶与鼻部接触,像一个衬垫,支撑并稳定眼镜架,使之不滑脱,不晃动。

4. 桩头 位于镜圈外端,镜圈和镜腿的连接部位。

5. 镜腿 挂在两耳上,固定镜身的曲杆。金属眼镜架的镜腿由金属腿、防滑套等组成,而塑料眼镜架由塑料腿、腿芯等组成,镜腿通过桩头连接于两镜框或镜片的颞侧。

6. 铰链 用来连接桩头与镜腿的部件。

7. 锁紧管 通过螺丝连接镜圈开口两端,从而锁紧镜片。

8. 脚套 位于镜腿的尾部,起到防滑、防腐蚀以及美观作用。

9. 撑片 眼镜在出厂时安装在左右镜圈内,起到支撑镜圈、美观的作用,在眼镜加工

中, 也可作为模板进行使用。

## 二、眼镜架类型

眼镜架有两种分类方式, 一种是按材料分类, 一种是按类型分类。

1. 按材料分类　按材料分类一般可分为金属架、塑料架、天然材料架及混合材料架。以大部分结构部位用材为准。

2. 按类型分类　按类型分类一般可分为全框架、半框架、无框架、组合架及折叠架。

**任务技能**

拆装金属全框眼镜架的步骤:①观察眼镜架结构;②拆下、再装上撑片、鼻托和镜腿。

**任务考核**

(1)独立完成不同类型眼镜架拆装。
(2)简述按材料分类眼镜架可分为哪几种。
(3)简述按类型分类眼镜架可分为哪几种。
(4)简述眼镜架的各部件及其主要作用。

（陈　波）

---

任务二 | **眼镜架的材料和生产工艺**

**任务目标**

(1)能展示眼镜架特性。
(2)熟悉不同类型的眼镜架材料特性。
(3)了解眼镜架生产工艺。

**案例与思考**

眼镜的时尚装饰品属性使眼镜架成为商业活动中的高附加值商品,你知道眼镜的价格区间吗？

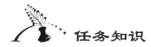

**任务知识**

制作眼镜架的材料要求质轻、坚韧度好、牢固耐用、易加工但不易变形,对皮肤无刺激,也不易被皮肤的酸性分泌物侵蚀。常用材料有金属材料、非金属材料和天然材料。

## 一、金属材料

金属材料是最早被应用于眼镜架的,它以光泽、强度和易于加工等优点成为制作眼镜架的主要材料,并已经历了铜合金、镍合金、钛及钛合金等一系列发展历程,贵金属以其特有的属性始终为眼镜制造商所青睐。

优点:强度高;耐高温、耐腐蚀性能好;尺寸小,精致,视野宽;金属光泽好,美观。

缺点:重量大;工艺复杂,难制作;维修较难;价格贵。

由于用于眼镜架的金属材料要求具有一定的硬度、柔软性、弹性、耐磨性、耐腐蚀性、重量和光泽、色泽等。因此,用来制作眼镜架的金属材料几乎都是采用合金或在金屑表面进行加工处理后才被使用。

用来制作眼镜架的金属材料有很多种,目前主要采用的有:金、铂金、铜合金、镍合金、不锈钢、铝合金、钛及钛合金、钯、铑、钌等,归纳起来主要分为铜合金、镍合金、钛及钛合金和贵金属四大类。

### (一)铜合金

一般铜及铜合金的耐腐蚀性较差,易生锈。但成本较低、易加工。经表面加工处理后,常用于低档眼镜架。

### (二)镍合金

一般镍合金的耐腐蚀性比较好,且不易生锈,其机械性能也好于铜合金。所以,金属眼镜架采用镍合金材料较多。在金属眼镜架中属中、高档产品。但镍会使有些人产生过敏反应,使用比较长的镜腿脚套可以避免这种反应。

### (三)钛及钛合金

纯钛是一种银白色的金属。密度为4.5,重量轻为其最大的特点,且具有很高的强度,耐腐蚀性和良好的可塑性。一般用于眼镜架材料的钛合金有钛铝、钛钒和钛锆等。其弹性和抗腐蚀性更好。在金属眼镜架中属中、高档产品。从20世纪80年代初开始钛材眼镜架的研制开发主要是日本等少数国家,到目前已逐渐解决了切削、抛光、焊接和电镀等加工难题,使钛材眼镜架趋于基本普及。

TITANIUM,表示除鼻托支架、铰链和螺丝以外,其他部分由纯钛制造;Titan-C、Ti-C,表示除鼻托支架、铰链和螺丝以外的部分由钛合金制造;Front- Titan-P 或 F-Ti-P 表示镜圈和鼻梁由纯钛制作;Front- Titan-C 或 F-Ti-C 表示镜圈和鼻梁由钛合金制作;TempieFront- Titan-P 或 T-Ti-P 表示镜腿由纯钛制作;TempieFront- Titan-C 或 T-Ti-C

表示镜腿由钛合金制作。

用钛和镍以1∶1的原子比例制造的合金,具有很好的弹性,需要在一定的温度条件下才能够使其变形,若恢复到变形的温度,金属本身也恢复到原来的形状,所以称为记忆合金。记忆合金的眼镜架现在市场上比较常见,可以顺应头面部形状发生适度的变形,减少压迫感而使人感到配戴舒适。

#### (四)贵金属

金及金合金,纯金呈黄色,有美丽的光泽,密度大,是最重的金属之一,在大气中不会被腐蚀氧化。金比银柔软,有很好的延展性,故一般不用纯金做眼镜架材料,而采用金与银、铜等合金。合金的含金量一般用"K"来表示:24K是100%的纯金;18K指的是合金中含18份的纯金,而6份为其他金属,其含金量为75%。目前大多采用18K、14K和12K金的合金用作金属眼镜架的表面处理材料,眼镜架表面刻有"GP"加以标识。

白金是金合金的一种。眼镜架材料多采用14K的白金,其组成为含纯金量58.3%、镍17%、锌5%和铜16%等。

包金又称碾金,是在基体金属外包一层K金。使其具有金的性质,外表与纯金材料相似,以造价低廉为特点。因此,多被高档眼镜架所采用。包金架的基体材料一般使用白铜、黄铜、镍和金合金等,常用的包金架主要有18K、14K、12K、和10K等;包金眼镜架的表示方法有两种。即金含量按重量比在1/20以上时,用GF表示;在1/20以下时,用RGP(rolled gold plate)表示。

## 二、非金属材料

一般用来制造眼镜架的非金属眼镜架材料主要采用合成树脂为原材料。大致可以分为热塑性和热固性两大类。

#### (一)非金属眼镜架材料的分类

1. 热塑性 热塑性即热软性,是指材料可以反复加热,再成型。眼镜架用此类材料易于对镜框及镜腿进行整形。

2. 热固性塑料 热固性即热硬性,是指材料一旦成型,不能再重塑,故在制造眼镜架时常常可以与热塑性材料混合使用。

#### (二)人造非金属材料眼镜架的主要性能特点

1. 优点 重量轻、品种多、成型容易、工艺简单、维修简便、价格廉。

2. 缺点 耐高温和耐腐蚀能力差、承载能力差、外形几何尺寸比较大,对视野有些影响、耗材大,材料利用率低、缺乏金属特有的光泽。

#### (三)常用于眼镜架的人造非金属材料

常用的眼镜架材料主要有硝酸纤维、醋酸纤维、丙酸纤维、环氧树脂、尼龙、塑胶钛、塑钢、硅胶等。

1. 硝酸纤维 又称赛璐珞,属热塑性材料,是最早用来制造眼镜架的塑料材料之一。

(1)外形:多种颜色,透明状。

(2)主要原料:硝化纤维素。

（3）辅料:适量的增塑剂(主要为樟脑和酒精)、润滑剂、染料等。

（4）工艺处理:配料、混匀、压延塑化等。

（5）主要性能如下。硬度:90～150 HR。相对密度:1.32～1.35(15 ℃时)。在60 ℃时开始软化,加工成型温度70～80 ℃。吸水率:1%～2%。透光性能:红外光线不易透过,紫外光线可以透过。化学稳定性:化学稳定性不好,加热到130 ℃左右有明显分解现象,在其内部产生气泡,当加热到180 ℃以上时,会产生燃烧爆炸。

（6）优点:加工方法简单,成型易;硬度较大,不易扭曲;容易染色;一般不刺激皮肤,也不受皮肤分泌物侵蚀,少数人会有皮肤过敏。

（7）缺点:化学稳定性差;易受酸性物质侵蚀;容易老化;容易产生燃烧爆炸;容易褪色。

总之,硝酸酯很长一段时间为眼镜架的主要材料,但目前已经极少使用。

2. 醋酸纤维　醋酸纤维又称乙酸纤维塑料,属热塑性材料。其取代了较危险的、易燃材料硝酸纤维,是近20年内最受欢迎的眼镜架材料. 也是目前眼镜业常用的眼镜架材料,有板材和注塑架两种。

（1）外形:无臭、无味、无毒,呈透明状,一般作为眼镜架的原材料均制成塑胶粒,然后再进一步加工。

（2）主要原料:醋酸纤维素。

（3）辅料:适量的增塑剂、溶剂、着色剂、润滑剂、安定剂和润滑剂等组成。

（4）热稳定性:热稳定性好,不易老化,可在丙酮中溶解。

（5）醋酸纤维主要的特点:密度1.28～1.32;难燃烧;在紫外线照射下不易变色;透明性、光泽性、着色性、吸收性、尺寸稳定性、加工成形性和耐冲击性良好;复原性略小。

（6）优点:透明性好;很容易染色;较易抛光加工;手感好;加工性能好,容易修理;不会老化;不易燃烧;耐光性好。

（7）缺点:易受酮、高浓度酸、碱侵蚀;机械强度比硝酸酯稍差。

（8）塑胶粒的制作方法有以下几种。①滚轧法:将醋酸纤维素、增塑剂、着色剂、溶剂(包括水、酒精等)在混合机中搅拌混合均匀后,放入贮筒1～3 d(20 ℃),使增塑剂渗透到纤维素内部。溶剂的作用是使纤维素膨胀,使增塑剂易渗入。将已存放一定时间的醋酸纤维素放在热辊筒上滚轧,前筒温度140 ℃,后筒温度130 ℃,滚轧一定时间后就变成了具有一定韧性的塑胶片,冷却后切成粒状。②挤压法:将原料按要求比例在混合机中混合,放入贮筒内存放1～3 d(20 ℃左右),然后在干燥箱内烘至水分含量0.5%以下,再经螺旋挤压机制成圆状或条状细条,再切成一定长度胶粒。

3. 丙酸纤维　丙酸纤维属于热塑性材料。用于注塑架、进口塑料架较多。

（1）外形:透明。

（2）主要原料:丙酸纤维素。

（3）辅料:少量的可塑剂、着色剂和安定剂等组成。

（4）丙酸纤维的主要性能特点:密度1.22;难燃烧;不易变色;耐气温、耐冲击性、自身柔软性、尺寸稳定性、加工成形性良好。

（5）优点:比醋酸酯重量轻;价格比较便宜;比较容易抛光;可以比醋酸酯制作得更

薄;韧性好;尺寸稳定性好;耐性好,拉伸强度大。

(6)缺点:过度加温会引起水泡;对于无机酸、碱、酮、烃(ting)和氯化烃等溶剂会损伤眼镜架。

丙酸纤维材料目前一般用于安全防护眼镜和激光防护眼镜。

4.**环氧树脂** 环氧树脂材料的英文名为 epoxide resin,简称 EP。1968 年,澳大利亚的 Wilhelm Auger 公司引进一种新型的光学材料作为眼镜架材料,即 Optyl 环氧树脂材料。Optyl 是一种常见的环氧树脂材料,这种材料属于热固性材料,但加热至一定温度时又具有热塑性,即既有热固性材料的尺寸稳定性,又有热塑性材料的优良的加工成型性。常用于生产高档或名牌塑料眼镜架。

环氧树脂主要是由环氧树脂加适量固化剂反应而成。

环氧树脂的主要性能特点是:密度小,比醋酸纤维轻 20% ~ 30%;着色性、尺寸稳定性好;收缩性差,在镜片装配加工时镜片要稍大一些;加热温度≥80 ℃,一般需要100 ~ 120 ℃,耐热性极佳,可以加热至 200 ℃;硬度强;光泽性好;强度大。所以镜腿不需要加金属腿芯。在冷却状态下,局部弯曲时容易折断。

5.**尼龙** 尼龙又叫聚酰胺,属于热塑性材料。具有高度的可塑性和还原性。适合于生产运动员和儿童配戴的眼镜架。

尼龙的主要性能特点:密度 1.14 ~ 1.15;外形呈白色不透明状;强度大;耐热性、耐冲击性、耐磨性、耐溶剂性和自身润滑性优良;吸水性略大;尺寸稳定性差。

总之,尼龙是一种很坚韧的眼镜架材料,由于这个原因,它被常被用于制造保护式的眼镜和太阳眼镜。

6.**塑胶钛** 塑胶钛(TR-90)是一种具有记忆性的高分子材料,是目前国际最流行的超轻眼睛架材料,具有超韧性,耐撞耐磨,摩擦系数低等特点,能有效防止在运动中,因眼镜框断裂、摩擦对眼睛及脸部造成的伤害。因其特异的分子结构,抗化学性佳,在高温的环境下不易变形,短时间内可耐 350 ℃高温,不易熔化和燃烧。无化学残留物释放,符合欧洲对食品级材料的要求。

与尼龙材料眼镜框比较,TR-90 材质的眼镜框具有如下特点。

(1)**重量轻**:约少与板材眼镜框重量的一半,是尼龙材料的 85%,减少鼻梁、耳朵负担,使佩戴更加轻便舒适。

(2)**色彩鲜艳**:比普通塑料眼镜框色彩更鲜艳出色。

(3)**耐撞击**:是尼龙材料眼镜框的 2 倍以上,ISO180/IC:>125 $kg/m^2$ 弹性,以有效防止在运动中因撞击而对眼睛产生的伤害。

(4)**耐高温**:短时间内可耐 350 ℃的高温,ISO527:抗变形指数 620 $kg/cm^2$。不易熔化和燃烧。眼镜框不易变形不易变色,使镜框佩戴更长久。

(5)**安全**:无化学残留物释放,符合欧洲对食品级材料的要求。

TR90 眼镜框表面润滑,密度 1.14 ~ 1.15,放在盐水会飘浮,比其他塑料眼镜架轻,约少与板材框重量的一半,是尼龙材料的 85%,可减少鼻梁、耳朵负担,适合青少年使用。它很耐磨、抗化学性佳、耐溶剂性、耐气候性好、不易燃烧、耐高温。而且它是记忆性的高分子材料,抗变形指数 620 $kg/cm^2$,不易变形。因为 TR90 材料的眼镜架弹性大、韧性强,不易断裂,强度大,不破裂,所以具有运动安全性。而且它很耐撞击:是尼龙材料的2倍以上,ISO180/IC:>125 kg/m² 弹性,以有效防止在运动中因撞击而对眼睛产生的伤害。无化学残留物释放,符合欧洲对食品级材料的要求。

7.塑钢 在眼镜行业中是一种新型超轻的材料,是眼镜材料的一种革命性材料,填补眼镜超轻又有具有刚性同时韧性超好材料的空白。表面极具金属质感、磨砂质感,眼镜的设计特具流行风格,配色经典大方。在韩国等时尚前沿的国家,已形成一道亮丽的风景线,在国内,悄然流行这种眼镜,这种高档、轻盈、环保、流行的塑钢眼镜成为眼镜框架的主流产品。塑钢眼镜材料有以下特点。

(1)轻:比 TR90 塑胶钛还要轻,更具有金属质感,有菱角,外观更高档典雅。而 TR90 塑胶钛外观看起来跟一般塑料无异,没有高档的品位。

(2)美观又轻巧:平均每个眼镜架重量仅为 9 g 左右,仅为一般普通眼镜架重量的1/3,不再给鼻梁、耳朵造成负担。

(3)超韧:具有较强的柔韧性能 360° 弯曲,因此能保证眼镜架的完整性。这种特性,让爱好运动的人,不用担心眼镜因碰撞而变形,也不用怕好动可爱的宝宝抓拉眼镜而变形,太累了倒在床上或桌上睡觉也不怕眼镜变形。

(4)超薄超硬:眼镜架像钢片一样,表面的硬度如同钢一样,用指甲或尖的东西划,也不会留下痕迹。

塑钢材料具有高抗拉性、高抗阻燃性、抗高温、不过敏、不掉色、抗静电等多种特性,永不忘本的形状记忆,不仅单次"记忆"能力几乎可达百分之百,即恢复到和原来一模一样的形状,更可贵之处在于这种"记忆"本领即使重复 500 万次以上也不会产生丝毫疲劳断裂。

8.硅胶 硅胶热稳定性好、化学性能佳、有比较高的机械强度,不易与其他溶剂发生反应,也可以短时间内处于高温环境下,而且由于硅胶材质柔软有弹性,所以不易出现变形,也不易产生弯折。另外,硅胶本身就无毒无害,对人体肌肤没有任何副作用,不用担心其对人体产生的负面影响。硅胶也一直被广泛应用与人们的日常生活中,比如硅胶奶嘴、高压锅硅胶密封圈、假体填充材料等,所以硅胶是绝对安全的。

软性硅胶眼镜架材料,贴在脸上舒适,且耐冲击性强,非常安全。硅胶材料制作的儿童眼镜架,质地柔软,特轻,减少了对鼻翼、颞侧、耳朵产生的压力,减少了婴幼儿皮肤和软骨发育影响,非常有利于保护婴幼儿及小孩子头面部的健康发育。

## 三、天然材料

用于制作眼镜架的天然材料有玳瑁甲、角质和特殊木材等。

### (一)玳瑁甲

1.材料介绍 玳瑁甲材料是一种被称为玳瑁的海龟科动物的壳。玳瑁产于热带、亚热带沿海地区,特别是以加勒比海和印度洋产的玳瑁品质冠于全球,为全世界玳瑁产品的主要来源。

2.玳瑁甲的主要性能 玳瑁甲作为眼镜架材料具有如下性能:具有独特的光泽、质轻、耐用、容易加工抛光、可热塑、对皮肤无刺激、加热、加压时可再结合,可以修复、冷时极脆,容易变形。故在日常生活中,对于用玳瑁甲材料制作的眼镜架,在柜台陈列时需放置一些水以防止干燥;在使用中不可使用超声波清洗机来清洗,整形时不能烘烤,否则会发白而失去光泽。

### (二)角质

角质材料是牛等动物的角,采用角质制作眼镜架已有很长时间的历史了,目前这种眼镜架材料已经很少见到了。

角质材料的特点是:对皮肤无刺激;价格便宜;需要手工制作,难度大、成本高。其他性能略逊于玳瑁甲。

### (三)特殊木材

木材因其性能特点并不适合单独用于制作眼镜架,红木等贵重木材有时用于眉毛眼镜架的加帽。

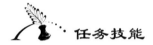

**任务技能**

熟悉常见眼镜架的类型及其特点:①对比铜合金眼镜架、镍合金眼镜架、钛合金眼镜架、纯钛眼镜架、板材眼镜架、碳素眼镜架等常见眼镜架的质感和观感。②体验记忆眼镜架的变形记忆效果。

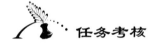

**任务考核**

(1)简要描述金属材料眼镜架的优缺点。
(2)简要论述热塑性材料和热固性材料的特点。
(3)有哪些常见的材料可以作为眼镜架。

(陈　波)

# 任务三　眼镜架选配

## 任务目标

（1）会推介眼镜架。

（2）能帮助顾客选择合适的眼镜架。

（3）会对眼镜进行保养、维护、宣教。

（4）培养理论应用能力和审美情操。

## 案例与思考

顾客程某，男，今年28岁，职业是教师。以前近视但是没有戴眼镜，现在因为开车需要，需购买一副眼镜，但是眼镜架品牌众多，而且每个品牌的产品也繁多，从外形上看有无框眼镜架、半框眼镜架、全框眼镜架、组合眼镜架等；款式上有偏圆形、偏方型、梨形等；从材质上看有全钛眼镜架、记忆合金眼镜架、板材眼镜架、金属合金眼镜架、新型材料眼镜架等，你会如何给他推荐呢？

## 任务知识

现代眼镜不再只限屈光矫正，还被用于掩饰缺点、修饰着装、体现时尚。因而眼镜架的选择必须从美观、功能性以及配戴舒适度三方面进行考虑，既要科学地选用眼镜架，更要尊重顾客的意愿，最终要由顾客决定选用何种眼镜架。

### 一、眼镜架与美学

#### （一）眼镜架与面型

根据人脸部的几何形状可以大致将面型分为6类：正方形、长方形、圆形、心形、倒心形和卵圆形。眼镜架选择的美学原则是根据面型，突出优点、掩饰缺点，体现对称和平衡的外观。根据美学中黄金分割原理，人的眉毛相当于面孔的分割线，如果眉毛恰好位于面部上2/3位置，面型呈现一种均衡的美。所以根据眉毛的高低，可以把面孔分为均衡型、长型、短型3种。对于均衡型面孔的人大部分眼镜架式样都适用；长型面孔则需要深色的镜圈来"降低"眉线；而短型面孔则需要透明的镜圈底边来"提高"眉线。从美学角度,眼镜架的鼻梁高一些,视觉上可使配戴者鼻子变长,而鼻梁低或没有鼻托的眼镜架,可使顾客的鼻子显得短些;同样,宽大、位置较低的镜腿可使面型变短,而细瘦、位置较高的眼镜架则可使面型变长。

1. 正方形脸　正方形脸比较短,下颌突出并有棱角。选用圆形眼镜架,特别是底部为圆形的眼镜架可以在视觉上减弱明显的棱角,同时选择镜圈高度较小、镜腿位置比较高、镜圈底边透明的眼镜架可以使面型有拉长的感觉。

2. 长方形脸　长方形脸比较长,下颌突出也有棱角。选用圆形眼镜架可以在视觉上减弱明显的棱角,同时选择镜圈高度较大、镜脚位置在中间、深色镜圈的眼镜架来缩短面型。

3. 圆形脸　圆形脸比较短而且缺乏棱角,需要用棱角鲜明的眼镜架改善面部轮廓,同时选择镜圈高度较小、镜脚位置比较高、镜圈底边透明的眼镜架拉长面型。

4. 心形脸　心形脸也被称为倒三角面型,前额较宽,颧骨凸出,下颌尖且窄。这种面型上下不平衡,需要配戴外观正好相反的眼镜架以增加下半部脸的宽度。所以适合选用上窄下宽,镜脚位置较低的眼镜架。

5. 倒心形脸　倒心形脸前额较窄,下颌宽且突出。这种面型的眼镜架选择则需要与心形脸正好相反。所以适合选用上宽下窄,镜脚位置较高的眼镜架。

6. 卵圆形脸　卵圆形脸又称理想面型,眼镜架选择空间比较大,可以根据以上原则针对个体情况进行调整。

**(二) 眼镜架与颜色**

眼镜架颜色的选择取决于个人的喜好,并无固定规则可循。通常将眼镜架颜色按照以橙色为基调和以蓝色为基调分为暖和冷两类色调,根据肤色、性别、年龄及服饰颜色进行匹配。肤色较深者选用眼镜架颜色以深色为主,白皙俊秀的脸庞宜配淡雅色彩的眼镜架;男性多用朴素单一色泽,女性适合色调明快、鲜艳和素浅等颜色的眼镜架;年长者眼镜架不宜选择冷色调,儿童宜选用色调活泼、鲜艳的眼镜架。

## 二、眼镜架的功能性

镜圈的大小及鼻托的高低均会影响镜片的位置,可造成不同的光学矫正效果。所以选择眼镜架还需考虑实际应用与美学的统一。

**(一) 眼镜架的大小**

选择眼镜架需要考虑瞳距、镜片视野与镜片边缘厚度等因素。所选眼镜架大小要以瞳距为依据,即所选眼镜架的几何中心距要尽量与配戴者的瞳距相一致,以缩小镜片移心量。另外,镜圈的高度应符合配戴者的视野需求,如用于装配双焦点眼镜及渐变焦眼镜的眼镜架,为有足够的近光区,要求镜圈高度不低于定值;对于某些特殊要求,如需要较大视场的驾驶员,其镜圈高度都应有一定的要求,不宜过小。镜圈水平尺寸越大,所需镜片毛坯越大,割边后相应越厚重。所以,对于高度镜片应选择小尺寸眼镜架;对于高度散光镜片,应选择在镜片最厚子午线方向镜圈水平尺寸小的眼镜架。儿童处于发育阶段,面部及头部的尺寸会不断变化,所以儿童眼镜架需要定期的更换,在为他们选择眼镜架时亦应考虑价格低、弹性好、安全、形态稳定性好的眼镜架。

### (二)眼镜架的鼻托

鼻托的作用是支撑眼镜架及镜片的重量,使重量沿鼻梁均匀分布。眼镜架鼻托的选择没有严格要求,但要避免戴镜后镜片后表面碰到睫毛,在笑的时候镜圈下缘也不能接触面颊。配装双焦点眼镜、渐变焦眼镜及儿童眼镜架,尽可能避免使用固定鼻托的眼镜架,以免给眼镜的调整带来困难。

## 三、配戴舒适度

选择合适的眼镜还需要考虑眼镜架的配戴舒适度。配戴舒适度受眼镜架材料、镜片尺寸、镜片材料、眼镜架配适情况等诸多因素的影响,只有正确选择眼镜架及镜片,严格调整眼镜架配适,才能实现眼镜的舒适配戴。

在综合考虑眼镜架美学、功能性及配戴舒适度等眼镜架选择标准时常常会出现矛盾,这时需要根据个体需要对相应标准进行取舍,有时需要通过多副眼镜来解决不同的矛盾。

## 四、特殊眼镜架的选择

### (一)无框眼镜架的选择

无框眼镜架的桩头和鼻梁有安装在镜片前表面和镜片后表面两种类型。高度近视屈光不正和两眼近视度数不同者选择无框眼镜架时,特别是两镜片近视度数相差较大的情况下,两镜片边缘厚度差异更明显,所以应选择桩头和鼻梁在镜片前表面的眼镜架,避免镜片厚度突出而影响了美观。高度远视屈光不正者选择无框眼镜架时,应选择桩头和鼻梁在镜片后表面的眼镜架,否则镜面角弯度过大,影响镜腿张开的角度,严重时影响眼镜的使用。

### (二)渐变焦眼镜的眼镜架选择

选择合适的眼镜架对渐变焦镜片的眼镜配发成功非常重要的,其选择标准如下。

(1)镜圈的鼻侧区域要足够大,可容纳渐变带。

(2)镜圈的高度及瞳孔中心至镜圈下缘的高度不小于相应产品的要求。

(3)选择可调整鼻托眼镜架,调整后的镜眼距不超过 12 mm,以得到最宽阔的视野。

(4)调整后前倾角为 10°~12°,且在笑的时候眼镜下缘不接触面部,避免近用区使用不适。

(5)镜腿长度的选择最好选择能自由调整、有充分长度的镜腿。

(6)眼镜架材质坚固及结构不易变形。

### (三)高度数眼镜的眼镜架选择

高度屈光不正者选择眼镜架时,不仅要考虑镜圈的形状、大小,而且对眼镜架的一些其他部位也应该认真考虑。

(1)高度数近视顾客的镜圈边缘厚度不应太薄,这样可以减少镜片前后面探出的量,使镜片看上去厚度不明显。

（2）选择小尺寸镜圈，以减少镜片边缘的厚度和眼镜重量。

（3）镜圈的几何中心距离接近瞳距，从而减少移心量，以减少镜片边缘的厚度和眼镜重量。

（4）为了分散眼镜在鼻部的压力，选择面积大的鼻托叶。

（5）选择坚固、平稳、不易变形的镜腿。

### （四）散光眼镜的眼镜架选择

若镜片在镜框内发生旋转，散光镜片的轴向即发生改变，故散光眼镜选择眼镜架时尽量避免选用圆形镜框和偏圆形镜框，以方形镜框为最佳选择。无框眼镜架容易出现螺丝松动而使镜片固定不稳定，也要尽量避免选用。

## 五、眼镜的保养与维护

### （一）眼镜放置要得当

（1）眼镜摘下时，应放置于远离小朋友的地方，以免眼镜被小朋友摔坏甚至对小朋友造成危害。

（2）在沐浴、桑拿、温泉或进行海水浴时，应将眼镜妥善保管，避免水气或海水对眼镜造成腐蚀侵害。

（3）不要将眼镜放在阳光直射的地方或暖气上，以防眼镜架变形、褪色以及由于镜片聚光作用而引起火灾。

### （二）镜片清洗要正确

（1）框架眼镜要定期清洁眼镜片，使之保持较好的清晰度。

（2）较轻的污染，用柔软的纸巾或擦镜布擦拭即可。

（3）清洁眼镜时，一定要使用干净专用的擦镜布，动作要轻柔。在擦镜时，最好用一只手把住眼镜架的鼻梁处，另一只手轻轻擦拭镜体。

（4）镜片上沾有不易擦除的污垢时，应先用清水冲洗；若沾有油脂，可使用中性清洁剂去污，并用清水清洗干净，而后可用柔软的纸巾或眼镜布擦干。切忌用尖硬物刮剔。

### （三）眼镜架维护要注意

（1）为防止金属眼镜架被腐蚀和过早褪色，不可使眼镜接触酸、碱和腐蚀性气体。美容用品、防虫剂、药品或油漆等含化学成分的物品会使眼镜架褪色或变形，如果眼镜沾上这些物品，应该及时清洗。

（2）做好眼镜的保养应避免同有机溶剂接触，避免与高温处和火源接近。

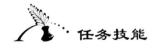

**任务技能**

选配眼镜架的方法如下。

（1）备不同规格、款式眼镜架若干。

（2）试戴各眼镜架，评价与面型、头型、发型、肤色、性格搭配情况。

（3）询问试戴者最喜欢哪一款眼镜架。

 **任务考核**

（1）根据不同情况能进行合适的眼镜架推介。

（2）简要描述不同面型的人群适合的眼镜架类型。

（3）渐变焦镜片适配何种类型的眼镜架？

（4）高度数眼镜如何选择眼镜架？

（陈　波）

# 第四步

# 眼镜架整形与校配

 任务一 | 眼镜架常用术语和含义

 任务目标

(1)认知眼镜架的空间结构术语。
(2)学会观察眼镜架的空间结构。
(3)培养严谨、认真、负责的工作态度。

 案例与思考

一中年男性,配戴的金属记忆眼镜架眼镜。感觉左侧鼻翼有较重压迫感,右耳上缘有摩擦感,视觉不舒适。检查发现其左侧鼻翼皮肤被鼻托压红,眼镜向右侧偏斜。应如何给予解决?

 任务知识

从前人们配戴眼镜主要是为了矫正视力,很少关心材料学、美学等方面的问题。眼镜架也以塑料架、普通金属架为主,镜片以光学玻璃为主,加工技术则沿袭传统的手工操作。随着社会的发展,眼镜在日常生活中发挥着越来越重要的作用,人们对眼镜的要求日益提高。现在眼镜不仅用于矫正视力,还用于眼保健防护、美容修饰等。追求舒适、美观、时尚和个性化已成为潮流。新材料、新技术也不断地应用于眼镜。树脂镜片、镀膜镜片、渐变渐变焦镜片、板材架、合金架、钛眼镜架渐渐成为市场的主流。高科技加工手段正在逐步代替传统的手工操作方法，使得眼镜加工和检测实现了数据化、规范化、自动化。眼镜行业对于从业人员也提出了更高的要求，配发一副合格的眼镜需要结合眼科学、眼屈光学、眼镜光学、验光学、双眼视功能、眼镜加工学、商品材料学及美学等相关知识。本部分就与眼镜架相关的科学知识加以阐述。

## 一、镜面角

镜面角是左右镜片平面所夹的角，一般为 $170° \sim 180°$（图4-1）。

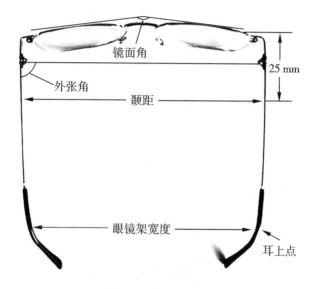

图4-1　镜面角

## 二、外张角

外张角是镜腿完全张开后，与镜圈平面的夹角，一般为 $80° \sim 95°$（图4-2）。

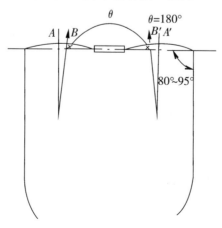

图4-2　外张角

## 三、前倾角

前倾角是当镜腿位于水平方向时,镜圈平面与垂直方向所夹的角,一般为 8°～15°。

## 四、托叶斜角

俯视时,托叶平面与镜圈平面法线的夹角为托叶斜角,一般为 25°～30°(图 4-3)。

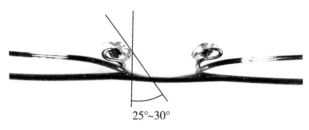

25°~30°

图 4-3 托叶斜角

## 五、托叶顶角

侧视时,托叶长轴与镜圈背平面的夹角为托叶顶角,一般为 10°～15°(图 4-4)。

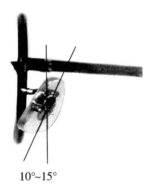

10°~15°

图 4-4 托叶顶角

## 六、镜腿弯点长

镜腿弯点长是镜腿铰链中心到耳上点的距离。

## 七、镜腿垂长

镜腿垂长是耳上点到镜腿尾端的距离。

## 八、垂俯角

垂俯角为垂长部的镜腿与镜腿延长线之间的夹角(图 4-5)。

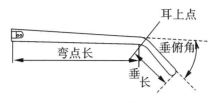

图 4-5　垂俯角

## 九、垂内角

垂内角为经过镜腿延长线的垂面与垂长所成的角(图4-6)。

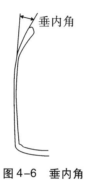

图 4-6　垂内角

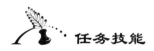 **任务技能**

用直尺和量角器测量眼镜架下列空间结构数据:①镜面角,②外张角,③前倾角,④垂俯角,⑤垂内角,⑥镜腿弯点长,⑦镜腿垂长。

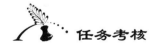 **任务考核**

(1)怎样向顾客说明常见眼镜架的术语?

(2)方框法和基准线法的区别有哪些?

(周清华)

## 任务二　眼镜架整形工具

### 任务目标

（1）认知常用的眼镜整形工具。
（2）熟悉整形工具的用途。
（3）体验使用工具的手感，培养动手悟性。

### 案例与思考

一高中女学生，配戴的金属记忆眼镜架眼镜。感觉鼻翼有较重压迫感视觉不舒适。检查发现，眼镜向前滑落，应如何给予解决？某视光中心承接此订单应如何完成眼镜整形工作任务？

眼镜架整形是眼镜定配过程中非常重要的一个环节，在眼镜整形之前先了解一下眼镜整形工具。

### 一、整形工具的种类、用途和使用方法

#### （一）烘热器

1. 烘热器的结构　烘热器有多种形式。立式烘热器的外形、结构如图4-7所示。

2. 烘热器的工作原理　电热元件通电后发热，小电扇将热风吹至顶部，热风通过导热板的小孔吹出，温度为 130～145 ℃。

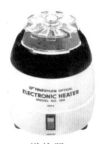
烘热器

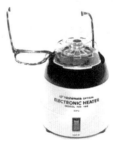
镜架加热

图4-7　立式烘热器

3. 烘热器的操作使用步骤

（1）插上电源，接通电源开关。

（2）预热，使吹出的气流温度达 130～145 ℃。

（3）烘烤镜圈，上下左右翻动受热均匀，用手弯曲。

（4）烘烤鼻梁，上下左右翻受热均匀，用手弯曲。

（5）烘烤桩头，上下左右翻动受热均匀，用手弯曲。

（6）烘烤镜腿，上下右翻动使其受热均匀，用手弯曲。若哪个部位加热程度不够，重复加热，继续用手调整，至满足要求。

4. 注意事项 勿将水珠滴落在导热板上以免损坏仪器。

（二）整形钳

1. 整形钳的种类和用途

（1）圆嘴钳：用于调整鼻托支架（图4-8）。

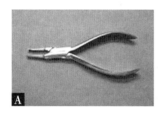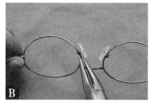

图4-8 圆嘴钳（A）及其用途（B）

（2）托叶钳：用于调整托叶的位置角度（图4-9）。

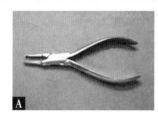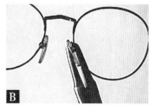

图4-9 托叶钳（A）及其用途（B）

（3）镜腿钳：用于调整镜腿的角度（图4-10）。

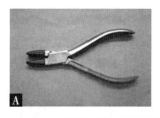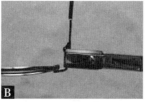

图4-10 镜腿钳（A）及其用途（B）

（4）鼻梁钳：用于调整鼻梁位置（图4-11）。

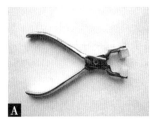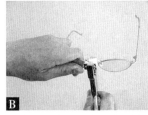

图4-11　鼻梁钳（A）及其用途（B）

（5）平圆钳：用于调整镜腿张角（图4-12）。

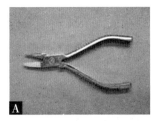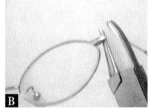

图4-12　平圆钳（A）及其用途（B）

（6）螺丝刀、拉丝专用钩：拉丝专用钩用于拉丝架卸丝（图4-13、图4-14）。

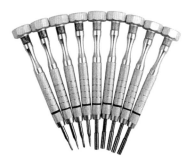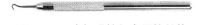

图4-13　螺丝刀　　　　　图4-14　半框眼镜架专用拉丝钩

（7）螺丝紧固钳：用于夹紧锁紧螺丝。

（8）无框架螺丝装配钳：用于无框眼镜架装配（图4-15）。

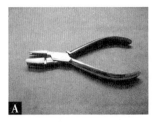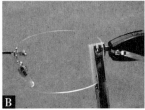

图4-15　无框架螺丝装配钳（A）及其用途（B）

（9）切断钳:用于无框眼镜架螺丝切断。

（10）框缘调整钳:用于镜圈弯弧调整(图4-16)。

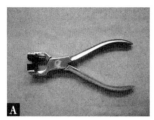
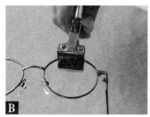

图4-16　框缘调整钳(A)及其用途(B)

2. 整形钳和手的联合使用　双手力度容易感受和把握,又不会对眼镜架的镀层造成损害,因而是比较理想的整形工具,在工作中要养成多使用双手徒手整形的习惯,锻炼双手整形技巧(图4-17)。必要时,可用两把整形钳配合,方便地调整眼镜架的某些角度。

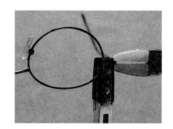

图4-17　整形钳联合使用

## 二、整形注意事项

（1）整形工具钳嘴要垫有橡胶软垫,以免整形时破坏镀层或钳伤眼镜架而留下瑕疵。

（2）整形工具系专用工具,各有各的用途,不可滥用。

（3）整形工具使用时不得夹入金属屑、沙粒等,以免整形时在眼镜架上留下疵病。

（4）用整形钳时,用力过大会损坏眼镜,过小不起作用,故必须多多练习,熟能生巧,同时也需了解眼镜架材料等。

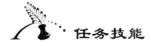**任务技能**

动手握持各整形钳,领悟其用途和使用手法。

**任务考核**

（1）如何保证眼镜架整形时不损伤眼镜架？

（2）眼镜整形工具有哪些？

（周清华）

---

任务三 | **眼镜架整形标准和工作步骤**

---

**任务目标**

（1）掌握眼镜整形基本原则。

（2）能熟练调校眼镜。

（3）锻炼观察、分析能力。

**案例与思考**

某眼镜制作中心，接秦先生订单，顾客双眼均为低度近视，根据验光处方单内容及所选眼镜架、镜片信息进行眼镜加工，加工后眼镜校配人员如何进行眼镜整形、调校？

**任务知识**

眼镜架出厂时需符合标准尺寸，但标准尺寸的眼镜架不一定符合具体的配镜者。为了使配镜者达到满意的配戴效果，要根据每一位配镜者头部、面部的实际情况进行调整。因此，眼镜架调整通常分为标准调校和针对性调校两类。

**一、标准调校**

标准调校目的是使眼镜架具备出厂时的标准尺寸。调整时遵循"由前往后、由大至小"原则，即先镜圈后镜腿、先眼镜架后鼻托的顺序，因为对眼镜架前部所作的调整会直接影响眼镜架后部形态。对眼镜架进行标准调校的情况包括：眼镜架出厂前、眼镜架展示一段时间之后、割边完毕后、配戴眼镜架变形后的初始调整。

操作工作步骤如下。

（1）调整眼镜架镜面角至170°～180°。

（2）调整双眼的镜圈前倾角相等，为8°～15°。

（3）调整镜腿外张角相等，为90°～95°。

（4）调整两侧镜腿的身腿倾角一致，两镜腿相互平行，前倾角相等，为8°～15°。

（5）调整双侧镜腿，并保持双侧镜腿弯点长、垂俯角、垂内角相等。

（6）在平面上调整镜腿的一致性，将眼镜架两镜腿张开倒置于水平面上，使两镜腿平行，弯曲部相等，两镜腿与水平面平行接触。翻转眼镜架后，两镜腿走末端与水平面接触。

（7）合拢镜腿，调整镜腿折叠后的均匀性，从后观察眼镜架，使两镜腿相互平行相叠，或者仅成极小夹角，相交点位于眼镜架中央且两侧角度相等。

（8）调整鼻托，使左右鼻托对称，高度、角度及上下位置适中。

（9）调整铰链螺丝紧张度，交替开合镜腿，既可保持镜腿张开又无开合阻力感。轻轻晃动眼镜架时，镜腿仍可保持原位。

## 二、针对性调校

眼镜架针对性整形的顺序和标准整形一样，也是"自前向后，由大及小"。先仔细观察两边镜框高低是否一致、有无水平偏移；再看镜眼距、前倾角是否符合要求，颞部及弯点、垂长受力状况；最后观察鼻托接触面大小和受力情况，分析引起上述不合适状况的原因，决定调整部位和用力方向（图4-18）。

整形前要对顾客说明整形中可能出现的问题，以避免或减少纠纷。

还需要考虑镜片类型，单光镜片光学中心与瞳孔相对，两边的镜框对称并等高（以眉毛或外眦部为参考），镜框无水平偏移；双焦点眼镜两侧子镜片高度（距离下睑）应相等；渐变焦眼镜配镜"十"字应与瞳孔相对。经过标准整形的眼镜架不能保持水平说明配戴者的面部不对称，需要进行针对性整形。如左右镜片位置不等高，说明配戴者的两耳位置高低不一。右眼镜片较高，则需将右镜腿抬高，或者将左镜腿放低。反之亦然。不过整形时需注意对倾斜角的影响。

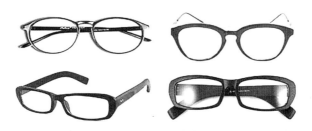

图4-18　眼镜整形后的标准状态

**任务技能**

眼镜架的标准调校步骤如下。

（1）观察眼镜架,分析异常原因及用力方法。

（2）调校。

（3）测量空间结构参数数值,与标准对比。

（4）展开眼镜架,正放、反放均四点同时接触平整台面。

（5）合上镜腿,2个镜腿先后分别上下叠放均相互重叠。

**任务考核**

（1）完成眼镜整形任务。

（2）简述眼镜整形的流程。

（周清华）

---

## 任务四 各种眼镜架的整形方法

**任务目标**

（1）能正确使用整形工具进行眼镜架整形。

（2）锻炼动手能力和技巧。

（3）培养细心、认真的工作特质。

**案例与思考**

某加工中心承接王先生一订单,顾客双眼均为复性近视散光,根据图4-19中的验光处方内容及所选眼镜架、镜片信息进行眼镜加工,试问如何进行眼镜整形?

## ××眼镜验配中心　No.00029×××

姓名 <u>王××</u> 性别 <u>男</u> 年龄 <u>35</u> 职业 <u>公司文员</u> 日期 <u>××</u>年<u>××</u>月<u>××</u>日

| | | 球镜 | 柱镜 | 轴位 | 棱镜 | 基底 | 视力 |
|---|---|---|---|---|---|---|---|
| 远用 | 右眼OD | −2.00 | −1.00 | 105 | | | 1.0 |
| DV | 左眼OS | −2.00 | −0.75 | 95 | | | 1.0 |
| 近用 | 右眼OD | | | | | | |
| NV | 左眼OS | | | | | | |
| | 品牌 | | 型号 | | 单价 | 数量 | 总价 |
| 镜架 | ××塑料无框镜架 | | ××，50□18−140 | | ××× | 1 | ××× |
| 镜片 | ××镜片 | | ××φ，70 mm，1.60树脂 | | ××× | 1 | ××× |

瞳距(PD)：远用 64 mm，近用 _____mm　　　　　　　验光师(签名)：×××

图4−19　验光处方

作为一名眼镜整形人员,在接到验光师开具的验光处方以及顾客其他相应的配镜信息后,如何完成以下各项工作任务？

(1)准确理解验光处方内容,并正确开具配镜订单。

(2)核对眼镜加工制作的眼镜片、无框眼镜架。

(3)科学、正确地进行眼镜整形。

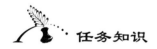

**任务知识**

## 一、金属眼镜架的整形

金属眼镜架指眼镜的主要零部件用金属材料制作,当前市场上流行的无框架、半框架的主要零件也都是金属材料。校配的操作也与金属架基本相同,所以都归入金属眼镜架。

金属眼镜架校配的重点是鼻托和身腿倾斜角、外张角的钳整;镜腿弯点长度和垂长弯曲形状的加热调整。

金属眼镜架校配的难点是鼻托与鼻梁的相配,镜腿垂长部与耳朵、头部乳突骨的相配等,因此需要大量的实践,熟能生巧,才能精益求精,使顾客满意。

**（一）外张角的调整操作**

（1）一手握圆嘴钳,钳在桩头处,作辅助钳,固定不动,保护桩头焊接处牢固。

（2）另一手握圆嘴钳,作为主钳,向外扭腕增大外张角,向里扭腕减小外张角。

**（二）身腿倾斜角的调整操作**

（1）一手握整形钳,钳在桩头处作辅助钳,固定不动,保护桩头焊接处牢度。

（2）另一手握整形钳,钳在镜腿铰链前(尽量靠向辅助钳保证弯曲时铰链不受力)作主钳,向上扭腕,减小身腿倾斜角,向下扭腕,增大身腿倾斜角。

**（三）鼻托间距的调整**

（1）一手持眼镜架,拇指与示指分别捏住镜圈的上下方。

（2）另一手持整形钳,钳住托叶梗下部向鼻侧扭腕,缩小间距,向颞侧扭腕,扩大间距。

（3）在鼻托间距调整好后,用整形钳钳住托叶梗上部近托叶面处,按需扭腕,保证托叶面与鼻梁骨的合适角度

**（四）鼻托中心高度的调整**

（1）一手持眼镜架,另一手握整形钳夹住托叶。

（2）鼻托钳往下拉,鼻托中心高度下移,眼镜架朝上移动。

（3）鼻托钳住上送,鼻托中心高度上移,眼镜架朝下移动。

**（五）左右鼻托位置不对称的调整操作工作步骤**

（1）一手持眼镜架,另一手握整形钳,钳住要调整的托叶梗下部。

（2）向正确鼻托位置方向扭腕。

（3）再用整形钳,钳住托叶梗上部,将托叶角度弯曲到与鼻梁骨相配的所需角度。

（4）一个托叶完成后,再换另一个,动作如前。

**（六）鼻托高度的调整**

（1）一手持镜,另一手握鼻托整形钳,钳住托叶。

（2）增大鼻托高度的操作工作步骤如下。

1）鼻托钳朝外拉,增大鼻托高度。

2）鼻托钳转动一个角度,使托叶角度与鼻梁骨相适应。

（3）减小鼻托高度的操作工作步骤如下。

1）鼻托钳朝里推,减小鼻托高度。

2）鼻托钳转动一个角度,使托叶角度与鼻梁相适应。

**（七）鼻托角度的调整**

（1）一手持镜,另一手握鼻托整形钳,钳住托叶。

（2）按需转动鼻托钳调整前角、斜角、顶角使托叶面与鼻梁骨相适应。

**（八）镜腿弯点长的调整操作**

（1）先用烘热器,加热垂长处脚套防止弯裂。

（2）把垂长弯曲部伸直。

(3)冷却后把眼镜架戴在顾客脸上,保证镜眼距,找出正确耳朵上点位置,做好记号。

(4)用烘热器,加热垂长部,以大拇指为弯曲支承,弯曲镜脚弯点,使记号处与耳上点位置一致。

**(九)镜腿尾部的复合弯曲的操作**

(1)镜腿尾部(垂长部)的弯曲有3种。

1)A弯曲:保证垂长的前部与耳壳廓形状一致。

2)B弯曲:使垂长的中部与头部乳突骨凹陷形状一致。

3)C弯曲:使垂长的末端向外弯曲不压迫头部。

(2)操作工作步骤如下。

1)先用烘热器加热垂长部,防止塑料脚套弯裂。

2)一手持眼镜架,A、B、C弯曲,以另一手大拇指为弯曲支承,示指和中指施力滑动,保证弯曲效果。

**(十)注意事项**

(1)操作时,焊接点处,最好用辅助钳保护,以防焊点断裂。

(2)握钳用力不能过大,以免在眼镜架外表面上留下压痕,影响美观。

(3)只要钳口能插入,应尽量用装有塑料保护块的整形钳。

(4)身腿倾斜角、外张角调整时,铰链不能受力。

(5)脚套加热不能过头,防止塑料熔融变形。

(6)禁止脚套不加热弯曲,防止脚套裂。

(7)各种金属材料的回弹性能相差较大,需要操作者认真体会,掌握规律。

## 二、塑料眼镜架的整形

塑料眼镜架校配重点是,外张角、身腿倾斜角、弯点长、垂长弯曲形状的加热调整。

**(一)外张角调整操作工作步骤**

1.锉削增大外张角　当外张角过小或戴镜者头大,颞距不对时,用锉刀锉削镜脚的接头处,到符合要求的外张角为止。

2.用加热方法,增大或减小外张角

(1)用烘热器对眼镜架桩头加热,使其软化。

(2)增大外张角:一手持架,另一手握镜腿,慢慢向外扳开所需角度。

(3)减少外张角:一手持架,另一手的示指、中指抵在内表面眉框处作支承,大拇指在眼镜架外表面桩头处向里推至所需角度为止。

**(二)身腿倾斜角的调整操作工作步骤**

(1)用烘热器加热软化塑料架桩头。

(2)一手持架,另一手捏住镜脚,向所需方向扳扭至合适角度为止。

(3)弯点长,垂长弯曲形状的调整操作与金属架同类的操作完全相同。

**(三)注意事项**

(1)塑料架的校配,尽量不用整形钳,以免留下印痕。

（2）加热前应充分了解被加工眼镜架材料的加热特性，以免失误造成毁架，影响声誉。

（3）塑料架若装有活动鼻托，则与金属架鼻托调整方法相同。

（4）加热操作时，注意安全，不过热，保护手指皮肤不被烫伤。

## 三、无框眼镜的整形

### （一）操作工作步骤

（1）对新配无框眼镜先进行外观观察，是否符合技术要求。

（2）然后观察配镜者的脸的形态，如鼻梁高低、眼眉是否对称、耳朵高低、面型宽窄等情况。

（3）进行试戴，在试戴过程中，发现不适之处，根据配镜者面型进行校配。

第一步，调整两镜腿的宽窄，要与脸的宽窄相吻合。

第二步，调整鼻托的高低与鼻梁相吻合，要将眼镜下边与脸离开几毫米为宜。

第三步，调整眼镜腿的长短与眼至耳朵的距离相吻合。

第四步，有些配镜者的面型特殊，一耳朵靠前，一耳朵靠后，一眉毛高，一眉毛低等不对称现象应进行必要的调整，但是要比较婉转地向配镜者说明情况。

### （二）注意事项

（1）打孔眼镜校配时，如眼镜比较高档，不要硬性调整，需要松开螺丝的时候，要松开螺丝，需要卸下镜片的时候，要将镜片卸下。

（2）校配好以后检查一下两镜片是否松动，使用管套拧紧螺钉。要告诉配镜者，双手摘戴眼镜，以免使眼镜架变形，镜片破裂。

（3）擦洗镜片时用手捏镜片边，不要捏眼镜框，以防螺丝松动。

## 四、特殊眼镜架的整形

天然材料的眼镜架一般比较昂贵，加之材料本身强度低，容易脆裂等特点，在调整时应特别注意。用于制造眼镜架的木材，一般经过特殊处理，不会变形，无须进行调整，即使变形也可以通过调整与其连接的金属部件，达到调整目的。玳瑁和动物犄角眼镜架调整难度比较大，不能硬性操作，要用热水加温，或用热风微烤慢慢加热，然后进行校正，应避免使用工具，最好用手直接调整，手的防护性和感知性会避免损坏情况的发生。

记忆材料由于具有形状记忆特性，眼镜架调整时很难使其变形，需要加热到特定的温度范围进行整形，然后保持形状恢复常温。

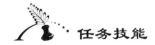

任务技能

针对性调校的操作步骤如下。

（1）合作者戴上实训用眼镜架。

（2）依"由前向后，由大到小"原则观察眼镜架与合作者脸面部匹配状况。

（3）分析不匹配的原因及校正方法。

（4）校正。

（5）试戴,检查校正效果。

**任务考核**

（1）完成各种眼镜整形任务。

（2）简述天然眼镜架整形流程。

（3）半框眼镜怎样整形?

（周清华）

# 第五步

# 测量配镜参数

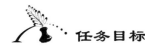

## 任务一 | 测量瞳距和瞳高

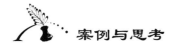

### 任务目标

(1)会测瞳距、瞳高。

(2)熟悉瞳距、瞳高的具体含义。

(3)培养认真、细心、负责的职业素养。

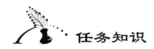

### 案例与思考

一顾客配戴新眼镜后次日来店反映,有时看单个物体成双,看地忽高忽低,要求查找原因,重新配镜。

### 任务知识

#### 一、瞳距尺与瞳距仪

瞳距(pupil distance,PD)是双眼瞳孔径的几何中心间距。框架眼镜两透镜光学中心的间距称为光心距,看远/近时为了使双眼的视线能通过眼镜透镜的光学中心,应尽量使眼镜的光心距趋近于双眼瞳距,通常须在验光之前精确定量测试双眼远用瞳距或者近用瞳距。

1. 瞳距尺　直尺格值 1 mm,总长 150 mm(图 5-1)。
2. 瞳距仪　设有鼻托、额托、和左右瞳距屏、开关、近/远用瞳距、左右测试键、瞳距旋钮(图 5-2)、观测孔(图 5-3)、眼别手柄(图 5-4)。

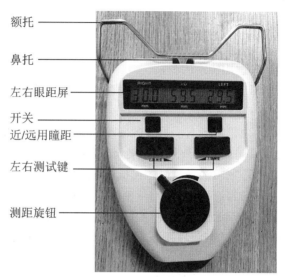

额托

鼻托

左右眼距屏

开关

近/远用瞳距

左右测试键

测距旋钮

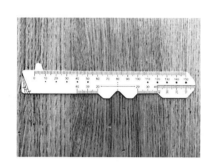

图 5-1　瞳距尺

图 5-2　瞳距旋钮

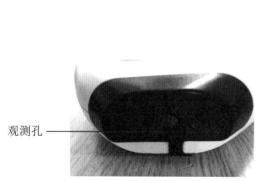

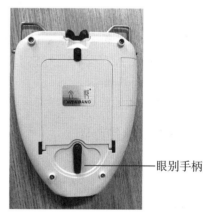

观测孔

眼别手柄

图 5-3　观测孔

图 5-4　眼别手柄

## 二、瞳高

瞳高(pupil height,PH)是瞳孔中心在镜片上的统一高度,一般测量镜圈内槽最低点。外界发出的光线经眼的屈光系统最终在视网膜上成像,采用眼镜矫正眼的屈光不正时,达到清晰、安全、舒适的目标,眼镜片的光心中心位置必须与瞳孔的位置相匹配,才能达到矫正视力的效果。

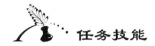任务技能

## 一、瞳距尺测量瞳距

1. 远用瞳距的测量

（1）在常光实验室内，检查者与被测者对坐，保持检查者与被测者的面部统一高度，被检查者身体放松，保持头部不动，检查者与被检查者相距 40 cm 左右。

（2）检查者右手手指握住瞳距尺的上缘，拇指卡住带有刻度的瞳距尺下缘。将瞳距尺水平向放置于被测者鼻梁前与镜眼距相等的距离，注意避免水平倾斜。

（3）嘱被测者双眼注视检查者左眼。

（4）将瞳距尺的"0"位刻度线对准被测者右眼瞳孔内缘。检查者先闭上右眼，用左眼观察，保持瞳距尺位置不变，嘱被测者双眼注视检查者右眼。检查者闭上左眼，以右眼观察，嘱被测者双眼注视检查者左眼，瞳距尺对准被测左眼瞳孔外缘的刻度即为瞳距测定值。

（5）记录下的数值瞳距，如记录"62"cm。

2. 近用瞳距的测量

（1）在常光实验室内，检查者与被测者对坐，保持检查者与被测者的面部统一高度，嘱被检查放轻松，相距 40 cm 左右。

（2）检查者右手 3 个手指握住瞳距尺的上缘，拇指卡住带有刻度的瞳距尺下缘。将瞳距尺水平向放置于被测者鼻梁前与镜眼距相等的距离，注意避免水平倾斜。

（3）检查者在手持笔灯，笔灯放于检查者鼻尖处，被检查者看检查者笔灯。检查者记录数值，如记录"60"cm。

远用瞳距一般比近用瞳距大 2~4 cm。

## 二、瞳距仪测量瞳距

（1）将瞳距仪用酒精消毒，调试测试距离旋钮，将想要测定的距离对准定标线。

（2）开启电源开关，将瞳距仪鼻托、额托对准被测者鼻梁和前额，让被测者双手自行固定测试位置。

（3）调试眼别手柄，先选择测试右眼、后左眼或同时测量双眼瞳距。

（4）嘱被测者双眼自注视视窗注视光标，推移左、右测试键，使测试线与角膜映光点重合。

（5）记录被测眼的双眼瞳距和单眼瞳距。注意：瞳距仪可以测试无限远或者规定近距离瞳距。

（6）记录下的数值瞳距，如，记录右眼"31"cm，左眼"31.5"cm，双眼瞳距"62.5"cm。

## 三、瞳高的测量方法

（1）为被检者选择合适的眼镜架并按照配镜要求进行必要的调整。

（2）与被检者在相同高度相对而坐，避免平行误差，检查者与被检查相距约 40 cm。

（3）先测量被检者的右眼,令被检者看检查者的左眼。

（4）将笔式电筒置于左眼下方,直射被检者右眼。

（5）观察被检者右眼角膜映光点。

（6）用记号笔在眼镜架的衬片上画一横线(若眼镜架上没有样片,可粘上胶纸替代),标出角膜映光点的位置。

（7）用直尺测量横线到眼镜架下缘的最低点内槽的垂直距离,即该眼镜的高度。

（8）左眼同上。

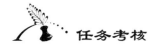

### 任务考核

配镜时为什么要测瞳距和瞳高?

（马　鑫）

## 任务二　眼镜架的测量与标记

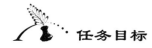

### 任务目标

（1）学会眼镜架的两种不同的测量法。

（2）熟悉国家标准对眼镜架的测量要求。

（3）认知眼镜架的标记含义。

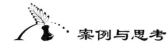

### 案例与思考

眼镜腿上的字母、数字、符号分别代表什么含义?

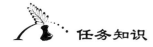

### 任务知识

### 一、眼镜架规格

#### （一）眼镜架规格相关概念

1. 水平中心线　水平中心线是指镜片外切 2 条水平线之间的等分线。

2. 垂直中心线　垂直中心线是指镜片外切 2 条垂直线之间的等分线。

3. 水平镜片尺寸　水平镜片尺寸是指眼镜片左右外切水平方向距离。

4. 镜圈高度　镜圈高度是指眼镜片上下外切垂直方向距离。

5. 片间距离　片间距离(distance between lenses)是指左右 2 个镜圈边缘之间水平最短的距离。

6. 镜腿长度　镜腿长度是指镜腿铰链孔中心至伸展镜腿末端的距离。

7. 镜圈几何中心点　镜圈几何中心点实际是镜框水平中心线与垂直中心线的交点。

8. 眼镜架几何中心距　眼镜架几何中心距是指 2 个镜圈几何中心点间的距离。

**（二）眼镜架的标记**

通常眼镜架的标记标注在镜腿内侧，一个镜腿上标明型号和尺寸规格，另一镜腿上标注品牌、产地、材料等信息，如图 5-5 所示，"BJ1312 B10"表示眼镜架型号，"55"代表镜片水平尺寸(旧称眼镜架尺寸)为 55 mm，"□"代表用方框法测量和标记，"17"代表片间距离(旧称鼻梁尺寸)为 17 mm，"145"代表镜腿尺寸(延展长度)为 145 mm，"BOLON"表示品牌，"Designed in italy"表示设计地，"Titan"代表眼镜架主材料，"32"代表设计型号。

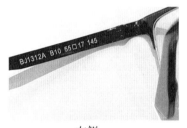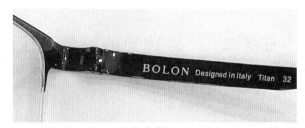

左侧　　　　　　　　　　　　　　　右侧

图 5-5　眼镜架的标记

## 二、眼镜架规格尺寸的测量

加工眼镜时，需要测量眼镜架的规格尺寸，以确定眼镜片的位置，并估算所需眼镜片的规格，即最小直径，以免选错镜片造成浪费。目前，最常见的眼镜架测量和规格系统有两大类：基准线法(较早期)和方框法(较普遍)。虽然两种测量法都同样有效，但是我们一定要区分两种方法。如果使用其中一种方法计算中心量，而又用另一种来测量样片，那可能会使得加工参数不准确。

**（一）测量眼镜架**

1. 基准线法　大多数的镜片制造商已经取消使用基准线法，代替其地位的是获得国际标准化组织认可的方框法。虽然基准线法曾经是最受欢迎的眼镜架测量法，现今却受到国际标准化组织(ISO)的反对。但是，在一些非国际标准化组织成员国家的眼镜架制造商和许多技术员仍然采用这种方法。由于基准线法的简易，所以在一些验光师、验配者和技术员之间仍然是深受欢迎的。

这种测量法的前提来源于基准线。左右镜圈内缘或左右镜片外缘的最高点和最低点画两条水平切线,这一对切线中的水平平分线称为基准线。基准线与镜框内缘同一只眼鼻颞侧的交接点之间的距离就是眼镜框水平尺寸,左右眼鼻侧镜框内缘交接点之间的距离就是鼻梁的尺寸。两个镜框中心点的水平距离就是眼镜架几何中心水平距,如图 5-6 所示。基准线法是在眼圈和鼻梁尺寸之间利用"-"来表述眼镜架尺寸。例如,镜框尺寸 54 mm,鼻梁尺寸 18 mm,表示 54-18。

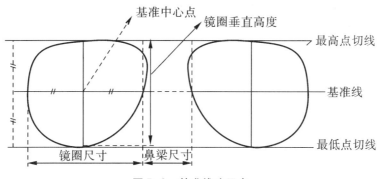

图 5-6 基准线法示意

2.方框法 大多数的眼镜架制造商认为方框法是在基准线法的基础上加以改进的测量法。国际标准化组织和大部分的眼镜架制造商都采用方框法。很多的加工设备也是采用方框法来决定镜片中心高度。值得注意的是,方框法的尺寸与基准线法的尺寸是不一样的。

方框法是沿镜框内缘或镜片边缘各作两条垂直的和两条水平的平行切线,形成一个外切矩形,如图 5-7 所示。单个镜框的尺寸等于单个方框的宽度,也称为 A 尺寸。鼻梁尺寸是两方状体之间的距离,即等于两镜片间最短的距离。两个方框中心点的距离就是眼镜架几何中心水平距。方框法在眼圈和鼻梁尺寸之间利用"□"的符号来引述眼镜架尺寸。例如,镜框尺寸 56 mm,鼻梁尺寸 12 mm,表示 56□12。

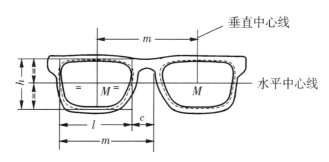

$M$-眼镜架中心;$m$-眼镜架几何中心水平距;$l$-镜框宽度;$c$-鼻梁宽度。

图 5-7 方框法示意

3.眼镜架几何中心水平距离 眼镜架几何中心水平距是指从右眼镜圈几何中心点到左眼镜圈几何中心点之间的距离。眼镜架几何中心水平距是配装加工移心的重要参数之一,它与瞳距一样的重要。

（1）眼镜架几何中心水平距的测量方法：①检查者右（左）手拿着眼镜架的右眼镜圈，左（右）手拇指和示指拿着瞳距尺，并将眼镜架置于眼前 33 cm 或 40 cm 左右的位置。②以镜圈水平中心线为基准，瞳距尺水平放置在镜圈的水平中心线上，从右眼镜圈鼻梁的内缘处开始测到左眼镜圈颞侧的内缘处。读出其数值，即为眼镜架几何中心水平距离。

注意：在读数据的时候，眼睛的视线一定要与瞳距尺的刻度对齐。

（2）眼镜架几何中心水平距的计算方法：眼镜架几何中心水平距可按下面的公式计算。

$$m = l + c$$

由此，当已知镜圈尺寸和鼻梁尺寸时，就不难算出眼镜架几何中心水平距。镜圈尺寸和鼻梁尺寸可通过标记在镜腿上的规格尺寸而知。例如：镜腿内侧标有 56□14-140 的标记，则眼镜架几何中心水平距为 70 mm。

**（二）计算最小毛坯镜片直径**

眼镜片的最小毛坯直径（MBS）又称为最小未割片直径，可从已知配戴者的瞳距大小、眼镜架的方框测量的尺寸大小和有效直径中计算获得。有效直径（ED）等于方框法的几何中心到镜片边缘的最长半径的 2 倍，如图 5-8 所示。有效直径并不是"最长对角线"或者"最长轴线"。最长对角线和最长轴线等名称经常在计算中错用。

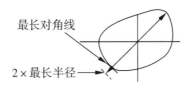

图 5-8　透镜的有效直径

**【例 5-1】**

| | |
|---|---|
| 眼镜架尺寸 | 56 □ 18 |
| 有效直径 | 60 mm |
| 鼻梁（DBL） | 18 mm |
| 眼镜架"瞳距" | 56+18＝74（mm） |
| 配戴者瞳距 | 66 mm |
| 单眼镜片移心量 | （74−66）/2＝4（mm）　单眼 |
| 最小毛坯直径 | 60+2×（4）＝68（mm） |

因此，要获得 66 mm 的瞳距，应该使用一块直径 68 mm 的镜片毛坯。

**（三）眼镜架的其他尺寸和国家标准**

眼镜架除了上面描述的尺寸之外，还有很多尺寸和要求。这方面，我国已有标准。下面介绍其他参数的要求。

1.眼镜架宽度　镜腿上与耳朵顶点接触的部位称为耳上点，两侧镜腿耳上点之间的距离称为眼镜架宽度。

2. 颞距 镜圈平面后 25 mm 处镜腿间的距离。

3. 镜眼距 镜片的后顶点与角膜前顶点间的距离,一般为 12 mm。

4. 镜面角 左右镜片平面所夹的角,一般为 170°～180°。

5. 外张角 镜腿完全外展时,两铰链轴线连接线与镜腿之间的夹角,一般为 90°～95°。

6. 前倾角 镜圈平面与水平面的垂线之间的夹角,也称倾斜角,一般为 8°～15°。

7. 身腿倾斜角 每侧镜腿与镜片平面的法线的夹角,也称接头角。

前倾角是视线与光学中心重合的保证,一般不变动,且左右镜片前倾角一致。身腿倾斜角则是前倾角恒定的保证,然而当耳位过高、过低时则需加以调整,左右耳位高度不等时左右身腿倾斜角也不相等。

8. 镜腿弯点长 镜腿铰链中心到耳上点的距离。

(1)垂长:耳上点至镜腿尾端的距离。

(2)垂俯角:垂长部的镜腿与镜腿延长线之间的夹角。

(3)垂内角:经过垂长部镜腿的垂面与经过镜腿延长线的垂面所成的夹角。

9. 鼻托的前角、斜角、顶角

(1)前角:正视时,鼻托长轴与水平面的垂线的夹角,一般为 20°～35°。

(2)斜角:俯视时,鼻托平面与镜圈平面法线的夹角,一般为 35°。

(3)顶角:侧视时,鼻托长轴与镜圈背平面的夹角,一般为 10°～15°。

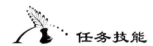

**任务技能**

眼镜架的测量方法如下。

## 一、方框法

(1)在左、右镜圈的内缘或镜片的外缘(虚线部分),分别花两个外切矩形(虚线部分),如图 5-9 所示。

(2)一个外切矩形的长度代表镜圈水平尺寸($a$)。

(3)两个外切矩形间的距离代表片间距离($b$)。

(4)外切矩形的高度($d$)为眼镜架的高度。

(5)两个外切矩形的中心距离叫眼镜架的中心距离($c$)。

## 二、基准线法

(1)在左、右镜圈的内缘或镜片的外缘的最高点和最低点分别作水平切线及其平分线,如图 5-10 所示。

(2)镜圈内缘鼻侧与颞侧间基准线的长度代表镜圈尺寸($a$)。

(3)左、右镜圈鼻侧内缘间的距离代表片间距离($d$)。

（4）左、右镜圈内缘鼻侧与颞侧间基准线的长度的中点间的距离为眼镜架中心距(*c*)。

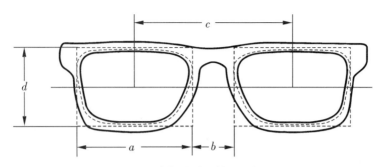

图 5-9　用方框法对眼镜架进行测量

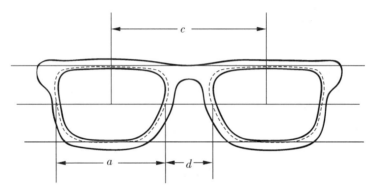

图 5-10　用基准线法对眼镜架进行测量

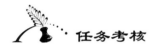

**任务考核**

（1）绘图说明眼镜架的结构及各部件名称?

（2）按结构款式,眼镜架可分为哪些类型? 每个类型的特点是什么?

（3）方框法和基准线法有什么区别? 两种方法测量的结果有哪些不同?

（4）一框架在镜腿内侧标识为:48□20-125 Titan-C,试解释其含义。

（5）一框架在镜腿标识为:52□18-135 GF 1/10 18K,试解释其含义。

（6）顾客配镜处方为 R +5.50 DS,L +6.00 DS,瞳距(PD)= 68。

选择的镜片为 *n* =1.52 折射率树脂镜片,在为其选择眼镜架时应注意些什么?

（7）顾客配镜处方为 R −1.50 DS,L −2.50 DS,瞳距(PD)= 62。

选择镜片为 *n* =1.50 折射率树脂镜片,在为其选择眼镜架时应注意些什么?

（8）顾客配镜处方为 R −9.50 DS/−1.50 DC×180,L −10.00 DS/−1.0 DC×20,瞳距(PD)= 58。

选择的镜片为 *n* =1.70 中折射率树脂镜片,在为其选择眼镜架时应注意些什么?

（马　鑫）

## 任务三　眼镜片的检测(外观、光学)和标记

### 任务目标

(1)会测量和标记眼镜片。

(2)熟悉两种焦度计的使用方法。

(3)培养爱惜设备的良好职业品质。

### 案例与思考

一顾客来店反映戴上新配的眼镜2 d,感觉看远处特别清晰且头晕,检测其眼镜发现双眼镜片度数不同而且装反了。什么原因导致这样的装配错误? 应如何避免?

### 任务知识

#### 一、眼镜片的外观和光学检测

##### (一)眼镜片的外观检测

(1)用厚度卡尺测量镜片边缘厚度。

(2)用角度尺测量镜片倒棱的角度。

(3)目测有无崩边(5-11)、翻边、焦损、擦痕(5-12)、钳痕、镀层脱落等。

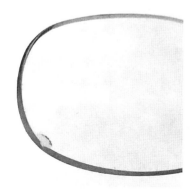

图5-11　崩边

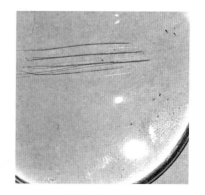

图5-12　擦痕

（二）眼镜片的光学检测

1.单光镜片光学检测　将镜片置于焦度计上,先对准镜片的光心,读出度数和散光轴向并记录,标记其光心(图5-13)。

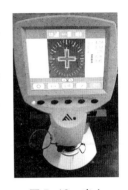

2.双焦点镜片光学检测　顶焦度测量:①测量镜片主镜片的顶焦度。②测量镜片子镜片的顶焦度。③主、子镜片的顶焦度之差为近附加度。

3.渐变多焦点眼镜的检测

(1)恢复渐变多焦点眼镜的标记。

(2)用焦度计测量远用区近用度数计算近附加度。

(3)测量棱镜参考点的棱镜度和底向。

图5-13　光心

(4)镜腿向上置于多焦点眼镜测量卡上,鼻梁位于斜线标尺中央,配镜"十"字在"0"刻度上,读出单眼瞳距和瞳高。

## 二、眼镜片的标记

### （一）单光镜片

单光镜片磨边前要标出加工基准点(光心)和基准线,并标明该镜片是用于哪只眼,自动磨边时要标明镜片放置方向,一般是在鼻侧做标注。

### （二）双焦点镜片

双焦点镜片磨边前要标出主镜片光心和子镜片顶位置,同时标明是哪只眼用的镜片,自动磨边时也要做鼻侧标记。

### （三）渐变焦镜片

渐变焦镜片出厂时厂家已做好眼镜加工相关标记(图5-14),包括可以去除的临时性标记和不可去除的激光永久性标记,前者有远用参考圈、配镜"十"字、水平标志线、棱镜参考点、近用参考圈;后者有隐性刻印、近附加度、商标和材料等。

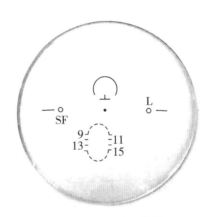

图5-14　渐变焦镜片

远用参考圈是测量镜片远用度数的区域;验配"十"字在配镜时通常应与瞳孔中心相重(第一眼位);镜片两侧的水平线可以供配镜时确定水平;棱镜参考点是测量镜片棱镜大小所在,此处视标可能会有些模糊;镜片下部的近用参考圈是测量近用度数之处,视近区的度数取决于远用屈光度数和近附加度,注意此时是测量前顶点度。

通过上述测量便可确认远用屈光度数、棱镜量和近附加度,配镜完毕之初都应保留镜片表面的标记,以便核对镜片。临时性标记被清除后,还可以通过镜片表面的隐形永久刻印来重现。所有的渐变焦镜片表面都有隐形刻印,通过这些刻印可以知道镜片材料、设计样式、生产者和加光度数。利用隐形刻印还可以重现临时性标记,如远用参考圈、棱镜参考点、近用参考圈;大多数渐变焦镜片中加光度数标记在颞侧,镜片设计和生产者标记在鼻侧(隐形刻印有时难以发现,需要借助专用的仪器)。

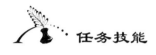

## 任务技能

### 一、望远式焦度计测量和标记单光眼镜

**(一)使用前的准备**

(1)打开防尘帽。

(2)调整视度。

(3)对焦。

**(二)球镜顶焦度的测量和光学中心确定**

(1)将被测镜片置于镜片台上。

(2)移动镜片,使镜片中心和光轴中心重合。

(3)然后打开固定镜片的导杆开关钮,使固定镜片的接触圈压紧镜片。

(4)转动顶焦度测量手轮,调节到视场中出现绿色的"十"字线最清晰为止,此时手轮上的读数即为该镜片的顶焦度。

(5)这时将活动分划图像的"十"字中心与望远镜分划的"十"字中心对正,用打印机构在镜片表面打印 3 个印点,其中间的印点即为镜片的光学中心。

**(三)柱镜顶焦度、轴位的测定和光学中心确定**

(1)将被测镜片置于镜片台上。

(2)转动顶焦度测量手轮,调节至出现 12 个小点拉成倾斜的立体圆筒形止。

(3)转动散光轴测量手轮,使两根粗的绿色分划线调至清晰,中心断线连成光滑直线,并与倾斜的立体圆筒形相平行。该位置为柱镜轴位角度,顶焦度测量手轮上可读得第一个顶焦度数据(顶焦度大的数值),即柱镜顶焦度。例如:C=-3.00×30。

(4)转动顶焦度测量手轮,调至 3 根绿色细线清晰,中心断线连成光滑直线,并与倾斜的立体圆筒形相平行。可读得第二个顶焦度数据(顶焦度小的数值),即柱镜顶焦度。例如:C=-4.00×10。

（5）将第二个数据作为球镜顶焦度。因此，可根据（柱镜顶焦度）-（球镜顶焦度）=散光度数，求得该镜片的散光度数。

例如：散光度数=（-3.00）-（-2.00）=-1.00 D，即：S-2.00/C-1.00×30。

（6）标记散光轴位时，调节散光轴测量手轮，首先调到顶焦度大的位置上，此时旋转镜片，使镜片的散光轴位于水平方向，在镜片上打印 3 个印点做标记，其中间的印点，即为该镜片的光学中心，将 3 个印点连成一直线，即为该镜片的散光轴（标轴法）。也可以旋转镜片，使镜片的散光轴位于所需方向，用打印机构在镜片上打印 3 个印点做标记，将3 个印点连成一直线，即为该镜片的加工基准线（基准线法）。

## 二、自动焦度计测量和标记单光镜片

（1）使用前准备：①取下防尘帽。②打开电源，选定镜片类型和测量模式。

（2）镜片凹面向下放在支架上，移动同时旋转镜片，使显示屏上 A 值与配镜处方一致，光标"十"字最大。

（3）放下压片器，固定镜片，打印标记。

（4）在镜片上标记眼别，加工基准点和基准线。

（5）关闭电源，盖上防尘帽。

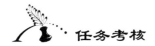

**任务考核**

（1）单光镜片加工前应做哪些标记？

（2）双焦点镜片和渐变焦镜片测量度数时与测量单光镜片有何不同？

（马　鑫）

# 第六步

# 确定眼镜加工基准

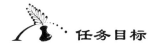

任务一 | 移 心

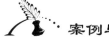

## 任务目标

（1）会计算单光镜片和渐变焦镜片的水平移心量、垂直移心量。

（2）会设计具有棱镜效果的球面或球柱面眼镜。

（3）养成严谨细致的工作习惯，培养演绎推理能力。

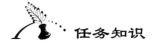

## 案例与思考

李某，女，19 岁，最近需要换一副眼镜。经过验光得到，她的眼镜处方为 OD −6.25 DS/−0.75 DC×65，OS −6.25 DS，PD＝58 mm。她选中了一副夸张的大镜圈全框板材眼镜。可是眼镜店的工作人员告诉她，眼镜架的镜圈尺寸如果和瞳距相差过大，眼镜片的移心量就会很大，就会增大加工难度，还需要更大尺寸的镜片。所以，李某放弃了这个选择，改选了另一副稍小的半框钛合金眼镜架。

## 任务知识

在配装加工眼镜时，为满足配戴者眼睛的视线与镜片的光轴相一致的光学要求，一般是以眼镜架几何中心为基准来决定镜片光学中心的位置。在配装眼镜时就需要使眼镜片的光学中心与瞳距相符。眼镜片光学中心从眼镜架的几何中心移动到其他位置的过程,称为眼镜片的移心。移心有水平移心和垂直移心两种。以眼镜架几何中心为基准,镜片光学中心沿水平方向朝鼻侧或颞侧移动光心的过程,称为水平移心。以眼镜架几何中心为基准,镜片光学中心沿垂直方向朝上或朝下移动光心的过程,称为垂直移心。

## 一、移心量的计算方法

### (一)水平移心量的计算方法

水平移心量是指为使左右镜片光学中心间的距离与瞳距一致,将镜片光学中心以眼镜架几何中心为基准,沿水平方向进行平行移动的量,称为水平移心量。如图6-1所示。

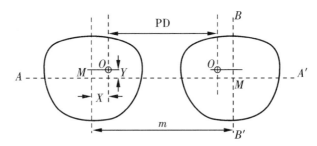

M-眼镜架几何中心;O-镜片光学中心;X-水平移心量;PD-两眼瞳孔间的距离(瞳距);m-眼镜架的几何中心水平距。

**图6-1 水平移心量**

从图中可以看出,水平移心量等于眼镜架几何中心水平距与瞳距之差值的一半。用公式表示就是:水平移心量 $X=$(几何中心水平距-瞳距)/2=$(m-$PD$)/2$。

$$X = \frac{m - \text{PD}}{2}$$

并且可根据 $X$ 的正、负情况,判断出该镜片的光学中心应朝哪个方向移动。即:

当 $X>0$,即 $m>$PD 时,光学中心向鼻侧移动。

当 $X<0$,即 $m<$PD 时,光学中心向颞侧移动。

当 $X=0$,即 $m=$PD 时,几何中心水平距与瞳距相一致,无须移动。

【例6-1】某顾客瞳距为 64 mm,他选配一副规格为 54□16 的眼镜架,则加工眼镜时的水平移心量是多少? 向哪个方向移动光心?

解:根据眼镜架的尺寸可知:$m=54+16=70$ mm,PD$=64$ mm,所以

$$X = \frac{m - \text{PD}}{2} = \left(\frac{70 - 64}{2}\right)\text{mm} = 3\text{mm}$$

因为 $m>$PD,所以镜片光学中心须向鼻侧移动 3 mm。

很多戴镜人的两个单眼瞳距是不相等的,此时水平移心量的计算公式变为水平移心量 $X=$几何中心水平距/2-单眼瞳距,即

$$X = \frac{m}{2} - \text{PD}(\text{单眼})$$

【例6-2】某顾客右眼瞳距为 34 mm,左眼瞳距为 30 mm,他选配一副规格为 54□16的眼镜架,则加工眼镜时的水平移心量是多少? 向哪个方向移动光心?

解:根据眼镜架的尺寸可知:$m = 54 + 16 = 70$ mm,单眼瞳距分别是 $PD_R = 34$, $PD_L = 30$,所以

$$X_R = \frac{m}{2} - PD_R = (\frac{70}{2} - 34)\,mm = 1\,mm$$

$$X_L = \frac{m}{2} - PD_L = (\frac{70}{2} - 30)\,mm = 5\,mm$$

所以,需要右眼镜片内移 1 mm,左眼镜片内移 5 mm。

移心量越大,所需镜片的直径就越大,所以在实际的眼镜加工中,还要考虑镜片的大小。镜片的最小直径=半径+移心量+(2~3)mm 预留量。即

$$D = R + (m - PD) + 3\,mm$$

式中的 $D$ 为所需要的镜片最小直径,$R$ 为镜圈尺寸,$m$ 为眼镜架的几何中心距,PD 为瞳距。

### (二)垂直移心量的计算方法

垂直移心量是指为使镜片光学中心与眼睛的视线在垂直方向上相一致,将镜片光学中心以眼镜架几何中心为基准,沿垂直方向移动的量,如图 6-2 所示。

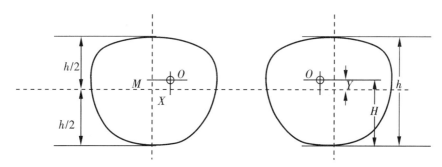

$M$-眼镜架几何中心;$O$-镜片光学中心;$X$-水平移心量;$Y$-垂直移心量;$h$-镜圈垂直高度;
$H$-镜片光学中心高度。

**图6-2　垂直移心量**

从图中可以看出,垂直移心量 $Y$ 等于镜片光学中心高度 $H$ 与1/2镜圈垂直高度之差值,即:

$$Y = H - \frac{h}{2}$$

可根据 $Y$ 的正、负情况,判断出移心方向。即:

当 $Y>0$,即 $H>h/2$ 时,向上方移动。

当 $Y<0$,即 $H<h/2$ 时,向下方移动。

当 $Y=0$,即 $H=h/2$ 时,无须移动。

【例6-3】镜圈的垂直高度为42 mm,光学中心高度为18 mm,问垂直移心量是多少? 向哪个方向移动?

解:已知 $H=18$,$h=42$ 代入公式中,

垂直移心量 $Y = H - \dfrac{h}{2} = 18 - \dfrac{42}{2} = -3 \ mm$

由于 $Y<0$,须向下方移动 3 mm。

一般在实际配装加工中,要求远用眼镜的光学中心高度应在瞳孔下边缘处,即与眼镜架几何中心水平线相一致;近用眼镜的光学中心高度应在瞳孔中心垂直下睑缘处,即与眼镜架几何中心水平线相一致或略低于水平中心线2 mm左右。但在配制渐变焦镜片或渐变渐变焦镜片时,应根据不同的要求来确定镜片的光学中心高度。

## 二、渐变焦镜片的移心

### (一)水平移心

渐变焦镜片的装配加工通常要求使印记在镜片表面上的配镜"十"字对准看远时的眼睛瞳孔位置。所以,在进行水平移心时,只要准确测量出眼睛的远用瞳距,将镜片表面上的配镜"十"字点水平移至眼睛的瞳孔位置即可。

### (二)垂直移心

垂直方向也同样,将镜片上的配镜"十"字点垂直移至眼睛的瞳孔位置即可。

### (三)渐变焦镜片移心的注意点

当镜片上的配镜"十"字与远用瞳距一致时,有时近用瞳距与近用参考圈不一致。这样,容易使以近用目的为主的戴镜者在视近时产生不适。因此,这时应采用让近用参考圈与近用瞳距一致的方法。采用这种方法,虽然配镜"十"字和看远时瞳孔位置会产生偏差,但近用区域及渐变带的使用状况良好,所以应优先考虑使用这种方法。

## 三、特殊镜片的光学移心

在眼镜的装配加工时,常会遇到一些顾客在矫正屈光不正的同时需要一定的棱镜度来矫正其他的视功能障碍。棱镜度可通过眼镜片的移心来获得。

### (一)球面透镜的移心

要想在眼睛的视轴处得到某一棱镜效果时,可对球面透镜进行移心。移心时要考虑移心量的大小及移心方向。在移心时要注意:正球面镜移心的方向与所需的棱镜底同方向,负球面镜移心的方向与所需的棱镜底反方向。

由球面透镜的移心关系式 $P=CF$ 得到:

$$C = \frac{P}{F}$$

式中 $P$ 为棱镜度;$C$ 为移心量,其单位为 cm;$F$ 为镜片屈光力。

【例6-4】按照处方 L −4.50 DS/2$^\triangle$BD，−4.50 DS/1.5$^\triangle$BI 的要求配镜，分别求移心量和方向。

解：根据题意，要使左眼透镜−4.50 DS 在视轴处产生2$^\triangle$底朝下和1.5$^\triangle$底朝内的棱镜效果。

（1）2$^\triangle$底朝下：

$$C = \frac{P}{F} = \frac{2}{4.5} = 0.44 \text{ cm}$$

因是负球镜，向上移4.4 mm。

（2）1.5$^\triangle$底朝内：

$$C = \frac{P}{F} = \frac{1.5}{4.5} = 0.33 \text{ cm}$$

因是负球镜，向外移3.3 mm。

【例6-5】按照处方 L −8.00 DS/2$^\triangle$BU/1$^\triangle$BO 的要求配镜，求移心量和方向。

解：根据题意，要使左眼镜片−8.00 DS 在视轴处产生2$^\triangle$BU 和1$^\triangle$BO 的棱镜效果。

（1）要产生2$^\triangle$底朝上：

则：$C_v = \dfrac{P}{F} = \dfrac{2}{8} = 0.25 \text{ cm} = 2.5 \text{ mm}$（下移）

（2）要产生1$^\triangle$底朝外：

则：$C_H = \dfrac{P}{F} = \dfrac{1}{8} = 0.125 \text{ cm} = 1.25 \text{ mm}$（内移）

**（二）柱面镜的移心**

与球面镜的移心一样，可以通过柱面镜的移心得到需要的棱镜效果。因柱面镜在与轴垂直的方向上有屈光力，所以移心方向也在与轴垂直的方向上。

【例6-6】左眼处方 L +2.00 DC×90°/1$^\triangle$B180°，求移心量和方向。

解：

$$C = \frac{P}{F} = \frac{1}{2} = 0.5 \text{ cm} = 5 \text{ mm}$$

即可通过柱面镜向内（180°）移 5 mm 即可完成。

**（三）球柱面镜的移心**

球柱面镜通过移心可得到需要的棱镜效果。在实际应用中，经常为了得到某一棱镜效果而计算移心量及方向。

【例6-7】处方 L −6.00 DS/+2.00 DC×90°/2$^\triangle$B90°/1$^\triangle$B180°，求移心量及方向。

解：原处方即为−6.00 DC×180°/−4.00 DC×90°，

（1）要产生 $2^\triangle$ 底朝 $90°$ ：

$$C_v = \frac{P}{F} = \frac{2}{6} = 0.33\,\text{cm} = 3.3\,\text{mm}（下移）$$

（2）要产生 $1^\triangle$ 底朝 $180°$ ：

$$C_H = \frac{P}{F} = \frac{1}{4} = 0.25\,\text{cm} = 2.5\,\text{mm}（外移）$$

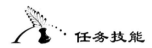 **任务技能**

检测单光镜片光心外任一点的棱镜效果方法如下。

## 一、望远式焦度计法

（1）放置镜片。

（2）调整焦度至看清光标。

（3）光标所在分划板刻度环上位置相应的度数为此时测量点的棱镜度数，光标不在刻度环上时采用 1/4 单位估算法。

（4）光标所在方位对应的角度为棱镜的基底方向，采用 360° 记录法，若光标位于分划板正上方一般记录为 BU、正下方记录为 BD，光标在水平线上则根据眼别记录为 BI 或 BO。

## 二、自动焦度计法

（1）放置镜片。

（2）屏幕读数区最下面的读数为棱镜，$P$ 为棱镜度，$B$ 为棱镜基底方向。

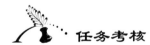 **任务考核**

（1）什么叫移心？有什么意义？

（2）什么叫水平移心？什么叫垂直移心？

（3）什么叫水平移心量？什么叫垂直移心量？

（4）什么叫子镜片顶点的高度？应如何进行测量？

（5）眼镜架的规格为 52－16，瞳距为 64 mm，问：水平移心量是多少？向哪个方向移动光心？

（6）眼镜架的规格为 50－14，瞳距为 60 mm，问：水平移心量是多少？向哪个方向移动光心？

（7）镜圈的垂直高度为 40 mm，测得光学中心高度为 17 mm，则垂直移心量是多少？向哪个方向移动光心？

（乔庆军）

## 任务二　确定眼镜加工基准

### 任务目标

（1）能完成用定中心仪、定中心板确定眼镜加工基准的操作。
（2）熟悉定中心板的结构。
（3）熟悉定中心仪的结构和工作原理。
（4）培养牢固的产品质量意识。

### 案例与思考

各地区市场监督管理局对市场配装眼镜的质量监督抽查中，光学中心水平偏差和柱镜轴位偏差两项指标不合格率最多见，这是什么原因造成的？

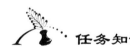

### 任务知识

#### 一、定中心板

定中心板是用来确定镜片的加工中心的。可根据单光镜片、双焦点镜片和渐变焦镜片等不同加工要求制成各种各样的图板。如图6-3所示，就是其中最简单常用的定中心板之一。

利用该图板能点出镜片的光学中心、划出散光轴线、找出镜片水平和垂直移心量以及确定镜片加工中心等。该图板如同两个半圆形的量角器拼凑在一起形成了一个360°的圆形。以圆心为基准点分别划有水平和垂直中心线，并在其中心线上分别标有每小格为1 mm的刻度。在图板的中间划有196个边长为1 mm的正方形小格，均是镜片光学中心点移心量的刻度。在图板上下半圆边缘处标有逆时针从0°～180°的角度刻度，每大格为10°角，每小格为5°角。划散光轴位时，将镜片凸面朝上按右眼（R）和左眼（L）放置在图板上，再按逆时针从0°开始旋转。

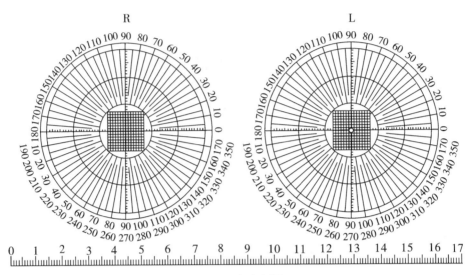

图6-3 定中心板

## 二、定中心仪

定中心仪是用来确定镜片加工中心,使镜片的光学中心水平距离、光学中心高度和柱镜轴位等达到配装眼镜的质量要求。

定中心仪的工作原理是:将确定好基准点和水平加工基准线的镜片放在中心仪的刻度面板上,在标准刻度面板的水平中线和垂直中线上,移动镜片的光学中心到水平和垂直移心量处。此时,刻度面板中心所对镜片位置就是镜片的加工中心,吸盘将被安装在此处。

定中心仪的结构如图6-4所示。

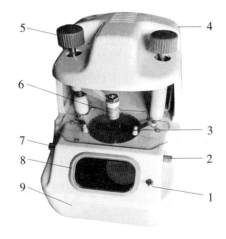

1-电源开关;2-中线调节螺丝;3-定位销;4-机盖;5-压杆;
6-吸盘座;7-包角调节螺丝;8-视窗;9-机座。

图6-4 定中心仪

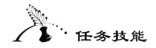

**任务技能**

## 一、定中心板的使用方法

（1）用顶焦度计测量镜片顶焦度，并打印光心，然后在镜片凸面上端用细油性笔分别标上右眼（R）和左眼（L）的记号，如图6-5所示。

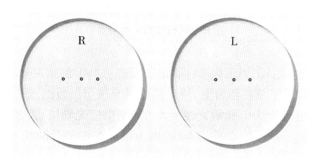

图6-5 镜片的加工基准线

（2）将镜片凸面朝上放在图板的上面，使镜片上的3个印点与图板的水平中心线重合。用瞳距尺和油性记号笔分别划出镜片的水平和垂直基准线，并用箭头标明鼻侧的方向，如图6-6所示。

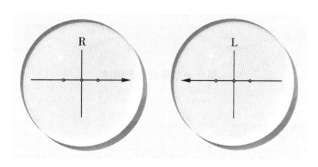

图6-6 镜片的加工基准线

（3）根据公式 $X=(m-PD)/2$ 计算出水平移心量，将镜片的光心沿图板的水平中心线平行向内或向外移动，并在镜片的水平基准线上作短垂线。

（4）根据公式 $Y=H-h/2$ 计算出垂直移心量，将镜片的光心沿图板的垂直中心线平行向上或向下移动，并在镜片的垂直基准线上作短垂线。

（5）工作步骤（3）和（4）短垂线的交点，即为镜片的加工中心点。加工制作时，将模板的几何中心点与加工中心点重合即可，如图6-7所示。

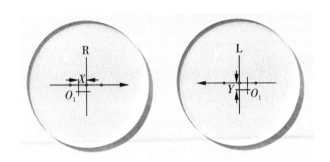

$X$–水平内移量;$Y$–垂直上移量;$O_1$–加工中心点。

图6-7　确定加工中心点

（6）散光轴线的应用:①用顶焦度计找出散光镜片180°的轴位基准线,用油性记号笔画出来。将镜片凸面朝上放在图板上,使此轴位基准线与图板的水平中心线重合。②将镜片轴位基准线按逆时针从0°开始旋转至处方所需的散光轴位后,这时平行于图板水平中心线在镜片上再划一条新的水平基准线,即为镜片的加工基准线,并用箭头标出鼻侧方向,如图6-8所示。

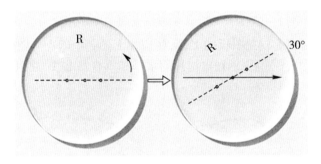

图6-8　确定散光轴线

## 二、定中心仪的使用方法

（1）要根据配镜处方瞳距要求和眼镜架几何中心水平距,利用$X=(m-\mathrm{PD})/2$,计算出左右镜片光学中心水平移心量。

【例6-8】眼镜架的规格为54-16,配镜处方要求瞳距为64 mm,镜片光学中心上移2 mm,问在定中心仪上应如何来确定左右镜片的磨边加工中心?

解:将$m$和PD值代入公式中,$X=(m-\mathrm{PD})/2=[(54+16)-64]/2=3$ mm。

即:左右镜片光学中心各向内移动3 mm。所以,右眼镜片的光学中心应位于定中心仪上刻度面板中心右侧3 mm处和垂直上方2 mm处,左眼镜片的光学中心应位于定中心仪上刻度面板中心左侧3 mm处和上方2 mm处。

（2）打开电源开关,将中心仪压杆吸盘架转到侧边。

（3）将做好的标准模板正面(有刻度线的一面)朝上,标记朝前装入定中心仪上刻度面板的两只定位销中,以备用来确定右眼镜片的加工中心。当确定左眼镜片加工中心时,将标准模板正面朝下放置,标记朝前装入刻度面板的定位销中即可。

（4）将镜片凸面朝上放置在模板之上,并且使镜片的光学中心水平基准线与模板水平中心线相重合。

（5）转动中线调节螺丝,并通过视窗进行观察,使红色中线移动到水平移心的位置。

（6）移动镜片,使镜片的光学中心与红色中线相重合,然后再沿红色中线,即垂直方向上下移动镜片的光学中心到垂直移心的位置。这时镜片光学中心的位置即为加工中心位置。

（7）通过视窗观察,确认未切割镜片的大小是否能覆盖住整个模板,而且镜片边缘与模板边缘最小距离要≥2 mm,否则需要调换直径更大的镜片。如图6-9所示。

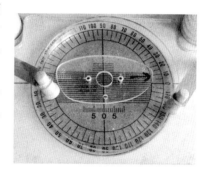

图6-9　确认未切割镜片的大小是否够用

（8）将吸盘标记点朝内装入吸盘架上,操作压杆,将吸盘架连同吸盘转至镜片光心位置,按下压杆即将吸盘附着在镜片的加工中心上。

（9）定中心仪使用时的注意事项:①清洁定中心仪时,应使用软毛刷或软布擦拭刻度面板和视窗板,切勿用干硬布料等擦拭面板,以免损坏。②操作完毕时应关闭照明灯。③每周在压杆活动配合处加入少量润滑油。

**任务考核**

（1）技能考核:分别使用定中心板和定中心仪完成移心、上吸盘的过程。

（2）定中心仪的用途是什么?应如何使用?

（3）如何使用定中心板来进行水平移心和垂直移心?

（4）如何使用定中心板来确定散光镜片的加工基准线?

（乔庆军）

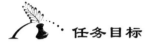

任务三 | **制作模板工艺**

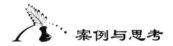

### 任务目标

（1）学会手工制作塑料模板、用模板机制作全框眼镜模板、用镜圈撑片打孔制作模板、偏心板模板等各种模板制作方法。

（2）了解模板机的构造和工作原理。

（3）养成规范使用工具、仪器并进行日常维护与保养的习惯。

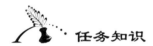

### 案例与思考

顾客因度数变化换新眼镜片时想继续使用旧眼镜框装新眼镜片，如何保留并把眼镜片切割成需要的大小和形状？

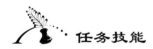

### 任务知识

毛坯镜片业内称为"毛片"，一般都是圆形的，加工装配时要切割成与镜圈一样大小的形状，为保证切割时形状和大小准确无误，需要制作一个与镜圈大小、形状完全一样的中间体，称为模板。

拉丝眼镜架和无框眼镜架一般有厂家自带模板，全框眼镜架或旧眼镜架换新镜片因没有自带模板，需要加工师现场制作模板。

### 任务技能

#### 一、手工制作塑料模板

##### （一）画模板外形

把镜圈压在塑料模板坯料上，用细油性签字笔沿着镜圈内缘画出镜圈形状；也可把眼镜架撑板压在塑料模板坯料上，用细油性签字笔（或者裁纸刀）沿着撑板外缘画出镜圈形状。

（二）裁剪模板

方法一：用剪刀在模板坯上的镜圈形状外缘，裁剪出镜圈的形状，再用锉刀修整边缘，使之平滑且无毛刺，并适当修正大小，使之与镜圈匹配。

方法二：若镜圈形状是用裁纸刀画出的，则也可以直接用裁纸刀用力在塑料模板坯料上刻出镜圈的形状，而后，用钳子掰去多余部分，再用锉刀修整边缘，使之平滑且无毛刺，并适当修正大小使之与镜圈匹配。

（三）标记

用油性记号笔标出"R"或"L"并画出指向鼻侧的箭头。

## 二、用模板机制作全框眼镜模板

### （一）放置模板坯

取一块模板坯放置在模板工作台上，光滑面朝下，模板坯上长轴方向定位孔镶嵌在模板工作座的定位钉上，模板坯上的模板顶出孔镶嵌在模板工作座的顶出杆上，垂直线的指示孔朝里。

### （二）放置眼镜架

1.眼镜架的定位

（1）将眼镜架两镜腿朝上放置在眼镜架工作台上，眼镜架的眉框一侧朝向前后定位板。眼镜架工作台上有纵、横坐标的刻度线，以确定眼镜架的位置。

（2）转动定位板位置调节螺母，使定位板位置按需前后移动，当镜圈的上下边框所处的纵向坐标值相同时，则眼镜架的纵向位置已调好，保证了基准线位于上下边框的中间。

（3）手扶镜框左右移动，当一眼镜圈左右的边框所处的横向坐标值相同时，则眼镜架的横向位置已调好，保证了镜圈的几何中心与模板的几何中心一致。

2.眼镜架的固定

（1）镜圈被固定的部位：鼻侧、颞侧、眉框、下边框。

一般鼻侧夹紧螺杆可直接压在鼻梁上，颞侧夹紧螺杆压在镜框颞侧桩头外侧，前后定位板限制了眉框处变形、移位，联体夹子的两夹持点夹在镜框下边框，通过五点固定，基本上消除了眼镜架的移动和镜圈的变形。

（2）眼镜架的固定方法：右手先后旋紧各夹子相关螺杆。在旋转螺杆时，左手扶稳眼镜架，保证不让眼镜架移位，以减少模板误差，见图6-10。

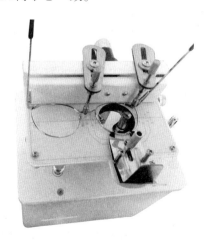

图6-10　眼镜架定位与固定

3.切割模板

（1）把操纵手柄扳到预备位置（ON或START）。

（2）把仿型扫描针嵌入镜圈沟槽内。

（3）把操纵手柄扳到工作位置（CUT 或 CUTTING），模板机开始工作，仿型扫描针绕镜圈扫描一周约 30 s，完成模板切割成型工作。

4. 取模板

（1）把操纵手柄扳到停止位置（OFF 或 STOP）。

（2）用记号笔做好鼻侧、眉框标记。

（3）按下顶出按钮，模板被顶离工作座，取下模板、模板胚废料。

5. 修整模板

（1）用板锉对模板边缘进行倒角，防其刮伤眼镜架镀层。

（2）将模板压入镜圈，检查吻合程度，进行必要的微量整修，保证模板与镜圈完全吻合，松紧适度。

### 三、用镜圈撑片制作模板

（1）在撑片上画上水平线。

（2）把撑片从眼镜架上卸下。

（3）将撑片放置在撑片打孔机的工作台上，使撑片水平线与工作台上的水平基准线平行。撑片几何中心与工作台上的几何中心重合。

（4）打开撑片打孔机的电源，左手扶稳撑片，右手按下操作手柄，压力适度，进行打孔。

（5）钻通后松开手柄，关上电源，用记号笔做好鼻侧、眉框标记，完成模板制作。

### 四、偏心板模板的制作

偏心模板是将模板的中心和配镜者的瞳孔中心重合，在加工模板的时候将模板的中心向瞳孔位置移动，假如镜框中心距为 70 mm，瞳距为 64 mm，单侧水平移心量 3 mm，则模板水平颞侧刻度大于鼻侧 6 mm，远用眼镜向上移动 2 mm，则模板垂直下方刻度大于上方 4 mm，这样加工出的

撑片制作模板工艺

模板即为偏心模板。偏心模板最大的好处是不需要镜片移心。当镜片度数大于 4.00 D，移心量大于 3 mm 时，最好制作偏心模板，以免磨边后周边矢弦产生倾斜，减少产生误差的可能性，但是如果中心孔偏心较大，最好加金属垫片，以防模板开裂。

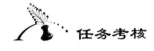

**任务考核**

（1）技能考核：手工制作模板；用模板机制作模板。

（2）制作模板有哪些不同的方法，分别如何操作？

（3）偏心模板有何优点和缺点？

（乔庆军）

# 第七步

# 加工与装配眼镜

## 项目一　眼镜片的切割加工工艺

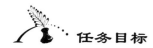

### 任务一　玻璃镜片的手工磨边工艺

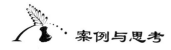

#### 任务目标

（1）学会玻璃镜片的机械特性与割边方法。
（2）熟悉手动磨边机结构并掌握磨边工艺流程。
（3）养成爱护工具，实训完毕清理设备及桌面杂物的习惯。

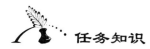

#### 案例与思考

眼镜加工室普遍使用半自动或全自动磨边机，为什么还要配备一台手工磨边机？

#### 任务知识

　　磨边工艺是把量产的镜片片坯磨成与眼镜架镜圈几何形状相同、光学参数吻合的镜片加工工艺。根据磨边加工的设备不同可分为：手工磨边和自动磨边。这里仅讲述手工磨边相关内容。

　　手工磨边是以手工操作为主，凭经验预先划线磨制出镜片成形的一种磨边方法。手工磨边的特点:设备简单、加工成本低廉;但要求操作者有较高的技能,而且镜片的光心位置、柱镜轴位等不够精确。

目前眼镜片切割加工普遍采用了眼镜片半自动或全自动切割加工工艺,手工切割、磨边方法已很少使用,但磨安全角、美薄等精致、细微的工艺程序一般仍需要手工完成,且手工切割、加工玻璃镜片有助于锻炼手感和悟性,磨炼技巧,因此仍是眼镜加工师必备的技能之一。

手工磨边按操作过程可分为五道工序,即模板制作(前一步已述)、划片、钳边、磨边、磨安全角。

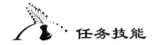 **任务技能**

## 一、划片

划片所需工具:金刚石玻璃刀(图7-1)。

### (一)玻璃刀的结构及使用要求

1. 玻璃刀的结构　见图7-1。

2. 玻璃刀的使用方法　捏刀手势:右手大拇指与示指相对握住刀柄,中指按在刀板右侧稍前方,其余手指助托中指。

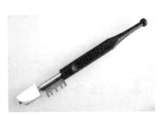

走刀方向:从左向右,以臂动为主,腕部不动保持刀锋角度不变。

专人专刀:每把玻璃刀经过配镜员使用找准了刀口,形成习惯角度,使用顺手,所以每个配镜员专人保管自己用惯的玻璃刀。

**图7-1　金刚石玻璃刀**

### (二)划片方法

用玻璃刀沿模板外缘对圆形毛边眼镜片进行切割的操作称为划片。主要用于光学玻璃材质的镜片(光学树脂镜片用油性墨水笔划出加工界线)。

1. 操作步骤

(1)确定加工中心:把模板分清上下和鼻颞侧方向,根据光学中心偏移量要求,对准光心位置和光轴位置后覆盖在被加工镜片的凹表面上,位置的准确与否可在镜片凸表面观察印点与模板上"十"字线的偏移量,如图7-2所示。并用油性笔画出覆盖在镜片凹面上的模板的形状,如图7-3所示。

玻璃镜片划片
钳边工艺

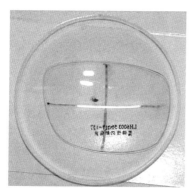

图7-2　光心和光轴的模板覆盖在镜片的凹面上

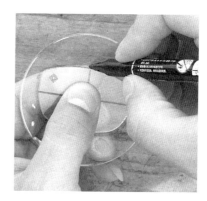

图7-3　用油性笔画出覆盖在镜片凹面上的模板的形状

（2）划片准备：右手拿刀，左手将大拇指紧按样板的中央，示指按在镜片的凸表面，两指捏紧，防止划片时模板移动错位。镜片凸表面边缘部分搁在垫有清洁的软性垫的工作台上。

（3）划片操作：①玻璃刀的刀头左侧紧贴模板周边，将身体右半部分的重力用在刀刃上，使刀刃切入镜面。由左向右，顺着模板的方向划动。②左手配合右手，以大拇指为旋转中心，镜片向逆时针方向进行自转，如图7-4所示。③右手握刀沿模板边缘划完全程。最佳操作是只有一个接刀点，划痕细而通亮。

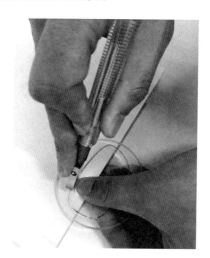

图7-4　划片操作

2. 划片的质量要求　划线细、割痕深、声音脆、无碎屑、形状准、左右清、光心准、无擦痕。

3. 注意事项

（1）划片操作是手工磨边工艺中难度较高的一项操作技能，只有通过勤学苦练习，细心体会，不断改进才能熟练掌握。

（2）沿模板周边划割只能划一次，不能在原痕处重复再划，否则会使第一次划割造成的应力紊乱，又易损坏金刚石刃口。

（3）有些镜片上留有防护层类物质，会使刀头滑溜，造成划割不良，所以进刀时，要用力将刀刃口切入镜面。

（4）划片时压力的控制：一般薄的镜片需要的压力小些，厚的镜片需要的压力大些，力的大小由操作者自我感觉控制，看切割效果而定，不同质地的光学玻璃的硬度、脆性也有较大的差异，要反复试验而定。

## 二、钳边

用修边钳沿划片切割痕，将多余的部分除去，使被加工镜片与模板形状基本相同的操作为钳边。

### （一）操作步骤

1. 轻击划片切割痕，扩展裂纹深度　左手大拇指按在镜片凹表面中央，示指、中指托在凸表面，右手握玻璃刀，用刀把或到头轻击划片切割痕的对应面（凸表面），使切割裂纹向纵深扩展。敲击点不能过切割痕内侧，以免在成型镜片上留下敲击痕点。

2. 钳边准备　左手持片姿势与上基本相同，只是中指抵住修边钳口控制进钳量，右手握修边钳。

3. 钳边操作

（1）右手握修边钳，钳口夹住镜片，向下向外用力，达到剪除效果。也可使用镜腿钳，夹住镜片，并向外用力，达到扳除的效果，如图7-5所示。

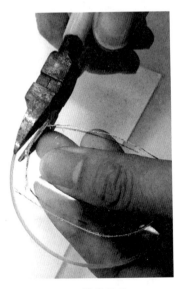

图7-5　钳边操作

（2）左手持镜片，大拇指与其余四指相对分布在镜片两表面上，中指控制进钳量，示指与无名指推动镜片旋转，配合右手修边钳的动作。

（3）左手持镜片循序旋转，右手握修边钳，用腕部轻轻转动连续节奏钳剪，直至划片切割痕外的多余部分全部去除。形成与模板相同的粗形毛坯。

**（二）钳边的质量要求**

钳口不过切割痕线，线内不缺口，不崩边。

**（三）注意事项**

（1）钳边时，钳口不要夹得太紧，防止镜片向内裂开破损。

（2）每次钳边量不要过大，防止用力过大，使镜片断裂。

（3）钳边要按划片切割裂痕钳，钳口不越线。

（4）钳边时要根据镜片的厚薄和镜片材料的物理性能控制用力的大小，灵活掌握。钳边要反复操练，才能熟练掌握。

（5）对于光学树脂镜片，现在一般都用自动磨边工艺。若采用手工磨边工艺，墨水笔划线后也可直接用剪刀，剪去多余部分，形成粗形毛坯。

（6）钳边后粗形坯尺寸，宁大勿小，充分保证合适的磨边加工余量。

## 三、磨边

磨边所需工具：手工磨边机。

**（一）台式手工磨边机的结构和功能**

磨边机的结构形式为卧式，砂轮轴可正反旋转，镜片与砂轮的冷却主要靠泡沫塑料吸满水与砂轮接触来完成。磨边机可完成镜片的粗磨、精磨、倒角和修边等工作。台式手动磨动机结构如图7-6所示。

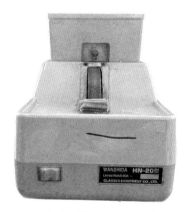

图7-6 手工磨边机结构

**（二）手工磨边机操作**

手工磨边分两步。第一步磨平边：磨出与模板完全相同的形状；第二步磨尖边：按眼镜架类型要求，磨出嵌装的110°尖边。

1. **磨平边** 划钳工序后，镜片周边粗糙不光滑，形状尺寸与模板不完全符合，经过磨平边的加工，使镜片周边光滑平整，左右镜片形状尺寸与模板一致，提高眼镜配装质量。

有些配镜员省去磨平边这步操作,直接磨出尖边,虽省了时间,但左右眼镜片的对称一致性将受影响。

(1)磨平边的操作方式:磨边操作方式根据被加工镜片在磨削时的位置分为水平磨边和垂直磨边两种,按操作者个人习惯而定。本书采用垂直磨边操作进行磨平边加工。

镜片的手工
磨边工艺

操作时右手示指位于镜片右表面上部,中指位于镜片右表面下部,大拇指按在镜片左表面中央稍下处,左手示指和中指的指端按在镜片左表面造近砂轮处,如图7-7所示。

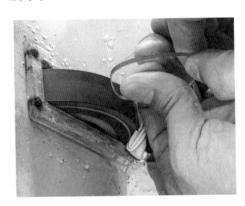

图7-7 磨平边的操作姿势

(2)磨平边的动作要领:左右手都靠腕部的转动,将镜片的周边在旋转的砂轮上由上向下、逆时针转动磨削,以右手用力为主,左手助力,连续地分段修磨,完成整个镜片周边的磨边。

(3)镜片尺寸控制:在磨平边的过程中,要常用模板来检验镜片的尺寸大小及形状的一致性。

(4)注意事项:①磨平边时,镜片周边与砂轮的接触要平稳,左右不要晃动。②磨边时,镜片经常与模板比较,镜片尺寸宁大勿小。③半框眼镜架、无框眼镜架的镜片磨平边时,镜片周边上不能有明显的分段磨削的接痕,切入和退出砂轮时动作要轻,前道的分段接痕需被后道的连续磨削消除,保证镜片周边的平整光滑。

2.磨尖边　使镜片镶嵌在全框眼镜的镜圈沟槽内,防止镜片受外力及温度变化而脱离眼镜架。

(1)尖边的角度:镜片配装有框架款式时,眼镜架周边的尖角为110°±10°。

(2)尖角两夹角边长度的分配:通常中、低度数的镜边两夹角长度相同。高度近视镜片边缘较厚,从配戴的美观及镜眼距的要求等因素考虑,夹角两边磨边宽度不等,朝凸表面角边窄些,朝凹表面角边宽些,一般的比例约为1:2。

(3)磨尖角的操作方式:本书采用垂直磨边操作进行磨尖边加工。

操作时右手示指稍弯曲置于镜片下表面左方靠近镜片中央,大拇指置于镜片中央。左手示指稍弯曲置于镜片下表面左方靠近镜片中央,大拇指置于镜片上表面左方靠近镜边。左右手持片,使镜片呈垂直与磨边砂轮接触,如图7-8所示。

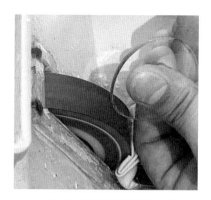

**图7-8 磨尖边的操作姿势**

(4)磨尖边的动作:将镜片与砂轮有一个倾斜角度的接触,倾斜角度约为35°左右。用左手的大拇指与左手的示指作转动支点,移动右手示指及左手拇指使镜片转动,均匀磨削。

(5)尖边尺寸的控制:斜边磨至约1/2边厚时(高度近视镜片,前凸面斜边长约1/3边厚)将镜片翻身磨另一条斜边,两斜边的夹角为110°±10°。

(6)注意事项:①磨尖边时,两手配合要恰当,镜片在砂轮表面上平衡均匀转动,用力要均匀,每个斜边的磨削都必须连续旋转几周完成。这样磨出的斜边是平直的,否则,不易控制斜边的平直,斜边结合处就不美观。②斜边的角度的控制主要是掌握镜片与砂轮接触的倾斜角度,长期操作会养成习惯姿势,所以初学时一定要严格要求。③磨斜边时,一般先磨凸面,然后再磨凹面,尺寸的大小、片架形状的一致性在操作时要时刻控制好,不可掉以轻心,以防出错。

## 四、磨安全角

(1)镜片成形磨削后,凸凹表面边缘出现棱角,装配镜是棱角部易产生应力集中而崩边,配戴者受外力冲击、撞击后皮肤易被棱边刮伤,所以必须在镜片凸凹表面边缘进行倒边去棱,磨制成安全角,又称"倒棱"。

(2)安全斜角的要求:与边缘成30°角,宽约0.5 mm。

(3)操作:一般用垂直磨边姿势,把成形镜片的前表面边缘连续旋转轻磨1周,后表面边缘连续旋转轻磨2周,以不刮手为准。

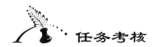

**任务考核**

(1)玻璃眼镜片划透的标志有哪些?

(2)何谓磨安全角?为什么要磨安全角?

（严　凯）

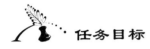

## 任务二 半自动磨边机磨边工艺

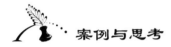

### 任务目标

(1)会用半自动磨边机磨制镜片。
(2)了解半自动磨边机的结构。
(3)锻炼设备故障分析、解决能力。

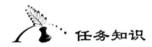

### 案例与思考

一新上岗的加工师,用半自动磨边机磨制眼镜片,磨制右眼镜片符合要求,磨制左眼镜片却变形了,分析其原因。

### 任务知识

自动磨边的特点:操作简便,磨边质量好,尺寸精度高,光学中心位置、柱镜轴位、棱镜基底的设定精确,但设备投资大,加工成本较高。

自动磨边按模板的存在形式分为半自动磨边和全自动磨边两种。半自动磨边是自动磨边机按实物形式的模板进行自动仿型磨削。全自动磨边是自动磨边机按电脑扫描的镜圈或撑片形状、尺寸的三维数据(无形模板)进行自动磨削。

半自动磨边按操作过程可分为三道工序:即模板制作工序、定中心工序、磨边工序。半自动磨边机需与其配套的模板和定中心仪配合使用,模型制作工序和定中心工序前文已述,此处仅介绍磨边工序。

### 一、半自动磨边机的结构

自动磨边工艺中的磨边是采用成形法磨边,金刚石砂轮的表面就按眼镜架框槽沟形状110°角制作好,所以倒角匀称、磨边质量好。为了提高磨边效率,自动磨边机砂轮采用粗磨、精磨、倒角等组合砂轮。

目前使用的半自动磨边机,型号众多,外形相差很大,但机械结构、工作原理基本相同,功能按键也基本相似。半自动磨边机的操作按键包括边缘磨边类型、镜片类型、修正值调整、重修和镜片松开加紧等,如图7-9所示。

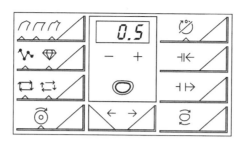

图7-9　M型半自动磨边机的控制面板

## 二、自动磨边机的各类调节装置

1.压力调节装置　磨削压力大,磨削量大,提高了生产效率,但砂轮寿命将显著缩短。磨削压力的大小,随镜片的硬度及厚度等不同作调整,大致的标准是磨削时无火花产生。

2.镜片类型调节　光学玻璃与光学树脂镜片的基体硬度相差很大,所以磨削时,磨削压力也应有所区别,一般磨削光学塑树脂镜片应减轻磨削压力,部分自动磨边机除了磨削压力作变化外,还有分别用于玻璃、树脂的专用砂轮,来提高镜片加工效率和磨削质量。

3.镜片磨边尺寸调节　根据眼镜架的种类(树脂、金属)不同,镜片磨边尺寸可通过尺寸调节装置使靠模砧作上下微量调节。向上移,使被加工镜片尺寸放大,反之则小。

4.倒角种类及位置的调节　考虑眼镜架的种类(有框架、半框架、无框架)、镜片的屈光度、装架后的美观等因素。调整镜片进入组合砂轮的成型V槽的位置,来达到所需尖角边(平边)的要求。

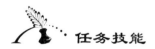

由于磨边顺序是自动转换,磨边质量由机器保证,所以在半自动磨边机上进行操作,重点是模板与镜片的装夹和磨削加工前各控制调节按钮的预选,这些都将直接影响被加工镜片的磨边质量。

### 一、模板、镜片的装夹操作

(1)开启电源开关,半自动磨边机处于待工作状态。

(2)把合适的模板安装在左边模板轴上,安装时,模板的上侧指示孔与轴上红点标记对准,确认左右无误后,嵌入轴上的两定位销上,用压盖固定。

镜片的半自
动磨边工艺

(3)把定中心仪确定的安装吸盘的镜片嵌按在镜片轴的键槽内,安装时,吸盘的标记与轴上的标记对准,用手动或机动的方式,使镜片夹紧轴上的橡皮顶块夹紧被加工镜片的凹面,手动夹紧时,夹紧力要适中,过大,镜片易夹裂,过小,磨削时镜片易移滑。

## 二、镜片材料的设定操作

目前大部分半自动磨边机都有镜片材料(光学玻璃、光学树脂)选择按钮,来保证磨削质量与效率,操作时根据被加工镜片的材料进行选择。

## 三、镜片加工尺寸的调整操作

由于模板尺寸通常比镜框槽沟略小及砂轮的磨损等因素,所以设定镜片加工尺寸比模板稍大,需要根据实际情况进行微调。

## 四、磨削压力的调整操作

市面上的磨边机有些有压力调节,有些是根据所选择的镜片类型已设置好磨削压力,不需要进行调整。一般情况下,磨削压力在出厂时已调好,操作时可按使用说明,选择一个最佳值。

## 五、倒角种类位置的调整操作

(1)操作时,根据有框架、无框架、半框架,选择尖边或平边按钮。
(2)根据镜片周边厚度,设定尖角在周边上分布的位置,有些自动磨边机可自动判断,无须预设。

## 六、加工顺序的设定操作

如果要进行设定自动磨边的顺序:粗磨→精磨→磨尖角边(平边),则选择联动开关,否则选择单动开关。

## 七、磨边启动操作

装夹好模板、镜片后关好防护盖,做好各项预定调节工作,自动磨边的主要手工操作阶段结束。按下磨边启动按钮开关,摆架会自动移动到粗磨区,下降开始磨削。

## 八、监控自动磨边过程

带电脑控制的自动磨边机,按下启动按钮启动后,镜片由摆架带动向下与磨边砂轮接触进行磨削,镜片轴低速旋转,当磨削至模板与靠模砧接触后,镜片轴以顺序逆转(一正一反)方式依次进行磨削,减少空行程,提高磨边效率。

当镜片基本成形后,镜片轴朝一个方向连续旋转进行光刀精加工,光刀完成后,摆架自动抬起使镜片脱离砂轮,并自动移动到倒角 V 形槽成形砂轮上方,然后自动向下,使镜片进入倒角磨削。

先进行倒角粗加工,镜片轴以一个方向间歇旋转,当 V 形尖角边基本完成后,镜片轴连续向一个方向旋转进行倒角精加工,磨边全过程结束后,摆架自动抬起,使镜片脱离砂轮的 V 形槽,并向右移动到原位,磨边机自动关机停转。

## 九、卸下镜片,倒安全斜角操作

自动磨边结束后,打开防护盖,按下松开按钮或旋松夹紧块,卸下镜片,并在手磨砂轮机上对镜片的凸凹两边缘上倒出宽约 0.5 mm,角度为 30°的安全倒角。

## 十、注意事项

(1)半自动磨边机镜片加工尺寸的调整装置的螺旋结构存在回程误差,当刻盘向正方向旋转时,置于要求的尺寸位置即可,但当刻盘向负方向旋转时,要将刻盘过量旋转,然后再向正方向旋转至要求的尺寸位置,以消除回程误差。用数字显示的自动磨边机,直接在控制键上,键入所需增减尺寸,不必考虑回程误差。

(2)为了使粗磨区砂轮平均磨损,在使用中旋转调节砂轮粗磨区位置旋钮或键入位移指令,使磨削位置左右移动,提高粗磨区砂轮的寿命。

(3)加工中,冷却水要充分流动。冷却水过少,会出现火花,使金刚石砂轮的寿命、锋利度会显著下降,同时还会引起镜片破损。冷却水过多则飞溅出盖板,影响加工环境的整洁。

(4)冷却水要经常更换,减少水中的磨削粉末对镜片表面质量和砂轮寿命的影响。更换冷却水时,请同时清扫喷水嘴和水泵的吸水口,保证工作时冷却水的顺畅流动。

(5)吸盘使用时,双面粘片(真空吸盘)不要沾上磨削粉末,否则安装时会擦伤镜片。磨削完成后装配在眼镜架上,在镜片尺寸与镜框尺寸大小完全一致前不要卸下吸盘,若镜片尺寸稍大时,则可重新上机器进行二次研磨,吸盘不移动,光学中心位置不会改变。

(6)经常对半自动磨边机进行清洁保养工作,随时擦去机器上的灰尘和镜片粉末、对滚动、滑动的轴承处按保养说明,加注润滑油,保证机器灵活正常工作。

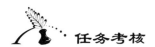　**任务考核**

(1)如何选择半自动磨边时磨削压力挡位?
(2)如何选择半自动磨边时的夹持力度挡位?

(严　凯)

任务三 | 全自动磨边机磨边工艺

**任务目标**

（1）会使用全自动磨边机磨制镜片。

（2）了解全自动磨边机的结构。

（3）感受科技的魅力,激发积极上进的意识。

**案例与思考**

某加工师近日用全自动磨边机磨制的镜片,表面连续几次发现有划痕,试分析其原因。

**任务知识**

全自动磨边和半自动磨边的主要区别是增加了扫描仪,配备开槽与钻孔功能。通过对眼镜框形或撑片的扫描,能够获得镜片磨边的形状大小数据,减除了制作模板的麻烦,而且还能够自动计算出移心量,完成定中心的步骤。开槽与钻孔的操作可数字化设定,精确度更高,外观更好。

## 一、全自动扫描仪的结构

全自动扫描仪结构如图7-10所示,按键如图7-11所示。

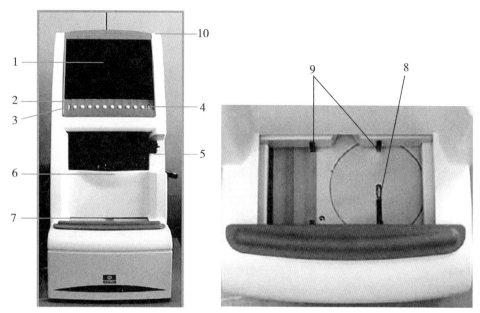

1.屏幕;2.控制键盘;3.亮度调节按钮;4.对比度调节按钮;5.中心臂;6.镜片支架;7.扫描舱;8.探头;9.眼镜架夹;10.主开关。

图7-10　全自动扫描仪的结构

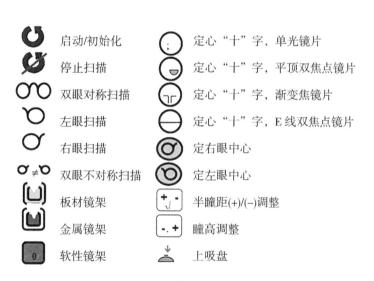

图7-11　扫描仪的按键图标

## 二、磨边机结构

如图7-12,镜片夹头如图7-13所示,按键参数如图7-14所示。

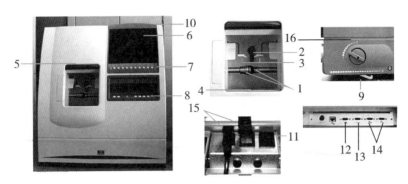

1.镜片夹头;2.水流喷嘴;3.探头;4.开槽和倒边轮;5.自动门;6.加工镜片观测屏幕（尖边加工，平边）;7.控制键盘 A ;8.控制键盘 B;9.水流量调节;10.主开关;11.电源插座;12.条码阅读器插口;13.RS232 计算机串口;14.扫描仪、磨边机、电脑连接插口;15.水泵和电磁阀接口;16.前水水流调整旋钮。

图 7-12　全自动磨边机的结构

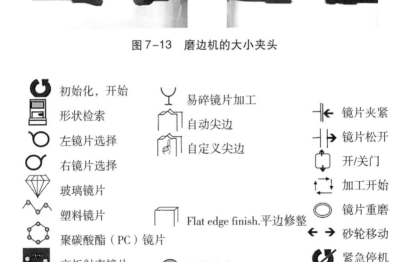

标准吸盘座　　标准镜片夹头　　小吸盘座　　小夹头

图 7-13　磨边机的大小夹头

初始化，开始　　　易碎镜片加工　　　镜片夹紧

形状检索　　　　　自动尖边　　　　　镜片松开

左镜片选择　　　　自定义尖边　　　　开/关门

右镜片选择　　　　　　　　　　　　　加工开始

玻璃镜片　　　　　Flat edge finish.平边修整　镜片重磨

塑料镜片　　　　　　　　　　　　　　砂轮移动

聚碳酸酯（PC）镜片

高折射率镜片　　　极限镜片　　　　　紧急停机

抛光

图 7-14　全自动磨边机的按键参数

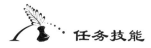

镜片的全自
动磨边工艺

全自动磨边机的操作流程为用扫描仪扫描眼镜架或撑片,用自动焦度计对镜片进行测量打点,对扫描的数据进行设置,将镜片移心后用吸盘黏附镜片,将数据传入到磨边机,对磨边机进行数据设置,将镜片装入夹头并夹紧,开始磨边,磨边完成后检查是否磨好,如果镜片尺寸偏大再进行重修。具体步骤如下。

（1）用扫描仪扫描去掉撑片的全框眼镜架,或者是扫描半框或无框眼镜架的单侧撑片。扫描撑片时要用尺子测量鼻梁的尺寸或读取镜腿内侧的鼻梁尺寸数据,并输入到扫描仪中,如图7-15～图7-17所示。

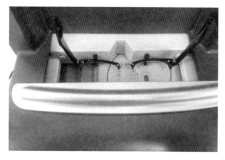

图7-15　扫描仪扫描去掉撑片后的全框眼镜架

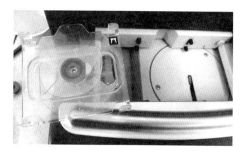

图7-16　扫描仪的扫描卡托用双面胶片黏附住撑片

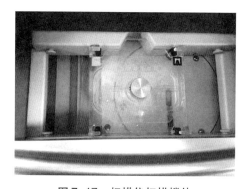

图7-17　扫描仪扫描撑片

（2）对眼镜片数据进行设置,先选择类型（单光镜片、双焦点镜片还是渐变焦镜片）,再输入左右眼的瞳距、瞳高的数据。在输入的过程中一般按照先右后左的顺序进行输入,如图7-18所示。

在图7-19中可以看出眼镜架的鼻梁尺寸为$D = 18$ mm,眼镜架几何中心距为73 mm;镜片的右侧瞳距为32 mm,瞳高为18 mm,最小镜片尺寸为66 mm;左侧瞳距为32 mm,瞳高为18 mm,最小镜片尺寸为66 mm。

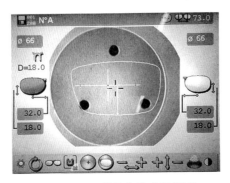

图 7-18　扫描仪参数进行设置

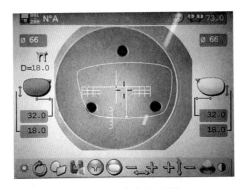

图 7-19　参数的设置

　　(3)将镜片进行移心,装配吸盘。吸盘粘上镜片后,检查是否正确。

　　(4)将数据传入到磨边机,对磨边机进行数据设置,选择镜片的材料(玻璃镜片、低折射率树脂镜片、高折射率树脂镜片还是 PC 镜片),选择是否需要抛光,选择镜片磨边的压力,选择镜片边缘的形状(平边、尖边还是凹槽边),选择是否需要倒边(前表面倒边、后表面倒边和前后表面倒边)。调整磨边镜片大小的修正值,"+"是增大所磨镜片的尺寸,"-"是减小所磨镜片的尺寸,数字越大,变化越大。

　　在图 7-20 中,图中按键的作用从左到右依次是:传入扫描仪的数据信息,所选镜片为右侧镜片,所选镜片材料为高折射率镜片,不需要对镜片进行抛光,选择较小压力进行磨边,选择对镜片磨尖边,不需要倒边,普通镜片磨边,修正值加减。

　　(5)将镜片装入夹头,在装入前,要确认镜片的上下位置,装入后再轻轻旋转,检查是否卡住,如图 7-21 所示。按住夹紧键夹紧镜片,按开始键进行磨边,防水盖自动关上。

　　在图 7-21 中,砂轮的排布从左到右依次为:玻璃镜片粗磨轮,镜片细磨尖边轮,镜片抛光尖边轮,树脂镜片粗磨轮。

　　在图 7-22 中,最下面的按键功能从左到右依次为:镜片夹紧键,镜片松开键,开始键,防水盖打开/关闭键,镜片重修键,砂轮向左移动键,砂轮向右移动键,紧急停止键。

　　(6)镜片磨好后,自动磨边机会自动停止,并打开防水盖,按住镜片松开键,将镜片取出,检查镜片的大小是否合适,如果镜片尺寸偏大进行重修。

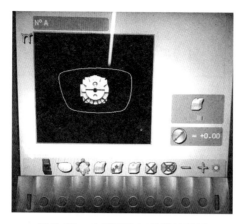

图7-20　自动磨边机参数的设置

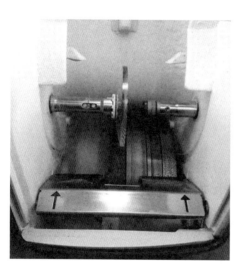

图7-21　自动磨边机的砂轮结构

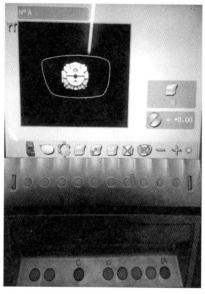

图7-22　自动磨边机的操作按键图标

（7）检查镜片大小合适,卸下镜片上的吸盘,手动磨边机上对镜片进行安全角倒边。

任务考核

（1）放置模板扫描时如何确定模板的位置?

（2）如何保养全自动磨边机?

（严　凯）

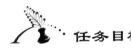

## 任务四 镜片的美薄工艺

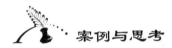

### 任务目标

（1）会使用手动磨边机做镜片美薄。
（2）了解美薄的市场价值。
（3）培养美学意识和审美情操。

### 案例与思考

许多人配戴的无框眼镜正面观很高雅，侧面观很厚、很不美观。这是什么原因？怎么解决？

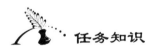

### 任务知识

镜片美薄是指眼镜片经过磨边以后，安装到眼镜框中，镜框边缘突出较多的镜片，外观看起来较厚，我们采用手动磨边或者自动磨边的方法，再经过抛光打磨，使这些突出的镜片变得薄一些，从外观上看起来没有那么厚，比较美观，对于视野的影响也较小，尤其是对于高度近视和大框眼镜比较实用。常用的镜片美薄的方法有手动美薄和自动美薄。

#### 一、手动美薄

在手动磨边过程后，镜片边缘的前后面形成尖锐的角；我们使用手动磨边机，把镜片的尖角轻轻地放在砂轮上旋转镜片，速度比磨边时要稍放倒些，沿尖锐的角磨成流线型。在此过程中，操作者用的力量要均衡，且镜片转动的方向要朝着一个方向转动，不得来回反复转动镜片，速度不宜过快，力度的大小可根据镜片的厚薄来定。一般来说，边缘较厚的镜片，一开始我们所用的力量较大，随后变小；边缘厚度较薄的镜片，我们一开始就要严格控制力量和速度；需要注意的是，我们在美薄的过程中要和镜片模板进行比较，同时还要安装到镜框中进行比对，防止出现质量事故。

美薄完成以后，还要对刚才所美薄镜片使用镜片抛光机进行边缘抛光，使其看起来美观。在抛光过程中，同样也要注意镜片转动的方向和转动的速度，先进行抛光前的打蜡，再进行精细抛光，在此过程中，动作要娴熟，速度要放慢，避免出现安全事故。

## 二、自动美薄

自动磨边机内一般设有:普通尖边、强制尖边、平磨 3 种磨边方式。我们美薄所需要用到的是强制尖边。

一般来说,普通尖边磨制是最常用的一种磨制方法,适用于和全框所组装的低、中度数镜片。尖边砂轮沟槽的两腰倾斜程度有些差异,磨尖边位置的前后比例为 4∶6 ~ 3∶7。平面磨削是将镜片边缘磨成平面,适用于和无框、半框眼镜架所组装的镜片。精磨平面时,有抛光与不抛光两种,抛光边缘外观漂亮,可是从侧面进入光线会影响视线,需要适应一段时间。

而强制尖边磨则主要适用于厚度镜片,根据镜片的种类、厚度及眼镜架的不同等特点用手工调整尖边的位置及弯度。选用强制尖边程序时,镜片在完成粗磨后,自动移到磨尖边砂轮位置上停下来,根据镜片边缘的厚度及眼镜架特点调整镜尖边的位置,同时根据镜片的外弯及眼镜架特点调整尖边的弯度。调好位置后再次开动机器这样将完成磨削的镜片装入眼镜框内可达到美观的效果。一般金属镜框与塑料镜框的尖边槽深度为 0.5 ~ 1.0 mm,所以磨边加工余量(尖边高度)也应该是 0.5 ~ 1.0 mm。

不美薄或美薄不充分的镜片,既影响美观又存在不安全的因素。美薄是为了确保配戴者的安全,防止镜片破损、防止划伤眼镜架表面,是必不可少的一道工序。若没有美薄,当眼镜受到外力撞击后尖锐的角会划伤脸部或出现意想不到的后果。根据镜片和眼镜架的不同,美薄的多少也不尽相同,以最终的美观、变薄为宜。

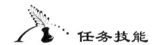 **任务技能**

镜片美薄的操作步骤如下。

(1)左手捏住镜片较薄的位置,右手捏住较厚的位置,力度要大,避免滑脱。

(2)镜面与砂轮呈 45°角,将厚边缘磨削至满意的厚度和斜面宽度,拐角时力度减轻,保持顺滑磨削,切面流畅。

(3)切面完成后减轻压力,回拉轻磨全面切面以保证切面均匀。

(4)抛光处理切面。

镜片美薄工艺

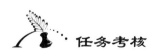 **任务考核**

(1)哪些眼镜需要做美薄处理?

(2)美薄与磨安全角有哪些不同之处?

(严 凯 王晓博)

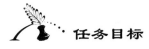

## 任务五 镜片的抛光工艺

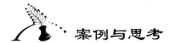

（1）学会镜片抛光技术。

（2）熟悉抛光的目的。

（3）培养追求完美无缺的工匠精神。

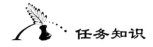

**案例与思考**

一顾客配戴无框眼镜，别人说他的眼镜不好看，侧看有乱反射的星星点点光斑，这位顾客遂来店询问是什么原因，能不能解决？

**任务知识**

### 一、抛光目的

抛光是指将磨边砂轮在镜片边缘留下的磨削沟痕去除，使镜片边缘表面光滑，提升美观并减少侧面漫反射引起的眩光。抛光主要是指对无框或半框眼镜的镜片进行抛光，全框眼镜的镜片通常不做抛光处理。但对于全框眼镜镜片的边缘局部进行了手工减薄、美薄、倒棱的则需要抛光处理，以及度数较高、镜片边缘露在镜圈外边较多、看起来外面有一圈白边的全框眼镜，顾客提出抛光要求的，也需进行抛光。

### 二、抛光设备

用来抛光的设备是抛光机，分为立式抛光机和卧式抛光机，如图7-23、图7-24所示。由电动机和一个或两个抛光轮组成。电动机带动抛光轮高速旋转，镜片边缘与涂有抛光剂的抛光轮接触产生摩擦，逐渐将镜片边缘表面抛至平滑光亮。

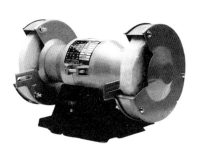

图7-23　立式抛光机

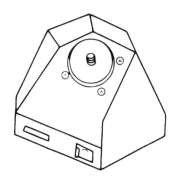

图7-24　卧式抛光机

任务技能

抛光的具体操作如下。

(1)将成型尖边镜片的两面贴上抛光纸。

(2)用倒边机或模板去除镜片表面多余的抛光纸。

(3)将镜片按仪器图示方向装在抛光机上。

(4)打开抛光机开关,抛光轮转动。

(5)将抛光剂涂在抛光轮上。

(6)镜片边缘垂直与抛光轮接触进行抛光,至要求亮度后关闭仪器开关,停止抛光。

(7)取下镜片,去除抛光纸,对镜片进行清洁。

任务考核

磨制好的镜片边缘为什么需要抛光?

(王晓博)

# 项目二  单光眼镜的装配工艺

 **任务一** | 金属全框眼镜的装配工艺

 **任务目标**

(1)掌握配镜单光眼镜装配技术。

(2)能对金属单光眼镜进行安装、整形、检测与校配。

(3)树立为客户着想、信誉为本的商业道德理念。

**案例与思考**

某眼镜公司一加工中心,今日承接张女士一订单,顾客双眼均为低度近视,根据验光处方内容及所选眼镜架、镜片信息进行眼镜加工,对应订单如图7-25。

### ××眼镜验配中心  No.00029××

姓名 张×× 性别 女 年龄 16 职业 中学生  日期 ××年××月××日

|  |  | 球镜 | 柱镜 | 轴位 | 棱镜 | 基底 | 视力 |
|---|---|---|---|---|---|---|---|
| 远用 | 右眼OD | −1.75 |  |  |  |  | 1.0 |
| DV | 左眼OS | −1.25 |  |  |  |  | 1.0 |
| 近用 | 右眼OD |  |  |  |  |  |  |
| NV | 左眼OS |  |  |  |  |  |  |

|  | 品牌 | 型号 | 单价 | 数量 | 总价 |
|---|---|---|---|---|---|
| 眼镜架 | ××金属全框眼镜架 | ××,52□18−140 | ××× | 1 | ××× |
| 镜片 | ××镜片 | ××φ,70 mm,1.56树脂 | ××× | 1 | ××× |

瞳距(PD):远用 61 mm,近用 _____ mm　　　　　　验光师(签名):×××

图7-25  金属全框眼镜验光处方

作为一名眼镜装配人员,在接到验光师开具的验光处方以及顾客其他相应的配镜信息后,如何完成以下各项工作任务?

(1)准确理解验光处方内容,并正确开具配镜订单。

(2)核对眼镜加工制作的眼镜片、金属全框眼镜架。

(3)科学、正确地进行眼镜装配。

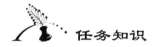

### 一、金属全框眼镜的安装原理

利用金属螺纹结构的可拆连接。将眼镜架桩头处连接镜圈的锁紧管螺丝松开,镜圈内缘尺寸变大,借机把镜片装入镜圈槽内,再将锁紧管螺丝拧紧,使镜片固定在镜圈槽内(图7-26)。

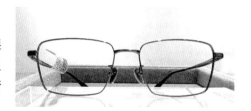

图7-26  金属全框眼镜

### 二、金属全框眼镜的安装要求

(1)镜片外形尺寸大小应与镜圈沟槽尺寸相一致。

(2)镜片的几何形状应与镜圈的几何形状相一致,且左右眼对称。

(3)镜片装入镜圈槽内,其边缘不能有明显缝隙、松片等现象。

(4)镜圈锁紧管的间隙不得大于 0.5 mm。

(5)镜片装入镜圈后,不得有崩边现象。

(6)眼镜架的外观不得有钳痕、镀层剥落以及明显的擦痕。

### 三、金属全框眼镜的安装工具

金属全框眼镜的安装工具有螺丝刀(图7-27)、框缘钳(图7-28)等。

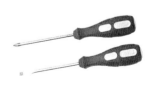

图7-27  螺丝刀

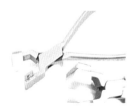

图7-28  框缘钳

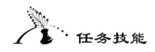

装配金属全框眼镜的操作步骤如下。

全框眼镜装配工艺

## 一、试装

将已经磨好尖边与金属眼镜架进行比较。主要检查镜片:尺寸、形状、尖边弧度、边槽吻合等状况。

## 二、修整

对在试装中发现的镜片与镜圈在尺寸、形状、尖边弧度、边槽吻合等不相一致的状况,应进行修整。"修"是对眼镜架的整形。

1. 尺寸不相一致　镜片尺寸过大,则需修磨镜片;尺寸过小只能重做。对于镜片尺寸稍小可进行垫丝处理。

2. 形状不相一致　如果一片形状与镜圈的几何形状符合,另一半形状不相符,应对该镜圈的几何形状进行调整,使之对称;如果镜圈的几何形状对称,镜片与镜圈的几何形状不相一致,应对两镜片进行修磨。

3. 尖边弧度不相一致　用框缘弧度钳调整镜圈上部和下部的弧度,使镜圈弧度与镜片尖边弧度相一致。

4. 边槽吻合等不相一致　应修磨镜片尖边角度、矢高。

注意事项:如果带有眉毛的金属架,先将眉毛拆下来与镜片上缘弧度进行对照是否吻合。当两者的弧度不符时,加热眉毛使之与镜片上缘弧度相一致。

## 三、装片

在试装和修整之后,镜片与镜圈在尺寸、形状、尖边、边槽吻合等不相一致时,就可以装片了。

装片时,选用大小、种类合适的螺丝刀,将眼镜架桩头处连接镜圈锁紧管的螺丝松开,少许留几扣,而不必完全卸下。从镜圈外侧先将镜片鼻侧及上半部装入镜圈槽内,依次将镜片整体嵌入镜圈槽内。一手上下握紧镜圈,令镜片准确入槽,镜圈锁紧管保持最佳对位状态;另一手执螺丝刀将锁管螺丝轻轻拧紧。

注意事项:镜圈锁紧管螺丝的松紧程度一定要适应,在操作时,不能用力过大,否则,螺丝过紧是造成镜片崩边或破损的主要原因。

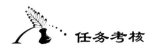 任务考核

(1)完成金属全框眼镜装配的任务。

(2)金属全框眼镜加工装配的步骤有哪些?

(3)金属全框眼镜装配时镜片崩边的原因是什么?怎样处理?

(王海营)

任务二 | **塑料全框眼镜的装配工艺**

## 任务目标

（1）能对塑料单光眼镜进行安装、整形、检测与校配。
（2）熟悉塑料眼镜架的特性。
（3）锻炼手感和动手能力。

## 案例与思考

某眼镜公司加工中心，今日承接周女士一订单，顾客双眼均为低度近视，根据验光处方内容及所选眼镜架、镜片信息进行眼镜加工，对应订单如图7-29。

### ××眼镜验配中心 No.00029××

姓名 周×× 性别 女 年龄 25 职业 会计　日期 ×× 年 ×× 月 ×× 日

|  |  | 球镜 | 柱镜 | 轴位 | 棱镜 | 基底 | 视力 |
|---|---|---|---|---|---|---|---|
| 远用 | 右眼OD | −3.75 |  |  |  |  | 1.0 |
| DV | 左眼OS | −4.25 |  |  |  |  | 1.0 |
| 近用 | 右眼OD |  |  |  |  |  |  |
| NV | 左眼OS |  |  |  |  |  |  |

|  | 品牌 | 型号 | 单价 | 数量 | 总价 |
|---|---|---|---|---|---|
| 眼镜架 | ××塑料无框眼镜架 | ××，50□18−140 | ××× | 1 | ××× |
| 镜片 | ××镜片 | ××φ，70 mm，1.60树脂 | ××× | 1 | ××× |

瞳距(PD)：远用 65 mm，近用 _____ mm　　验光师(签名)：×××

**图7-29　塑料全框眼镜验光处方**

作为一名眼镜定配人员，在接到验光师开具的验光处方以及顾客其他相应的配镜信息后,如何完成以下各项工作任务?

(1)准确理解验光处方内容,并正确开具配镜订单。

(2)核对眼镜加工制作的眼镜片、塑料全框眼镜架。

(3)科学、正确地进行眼镜装配。

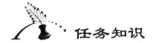

## 一、塑料全框眼镜的安装原理

利用塑料材料热塑性的特性,将镜圈加热变软,随即将镜片装入镜圈沟槽内,待冷却收缩后,使镜片紧固在镜圈槽内完成安装(图7-30)。

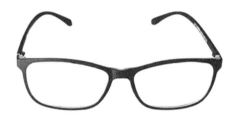

图7-30 塑料全框眼镜架

## 二、塑料全框眼镜的安装要求

(1)严格控制加热温度,避免烤焦眼镜架。

(2)镜身和镜圈不得出现焦损、翻边和扭曲现象。

(3)镜片形状、大小应与镜圈形状、大小相吻合,不得出现缝隙现象。

(4)左右眼镜片和左右镜圈的几何形状要完全对称。

## 三、塑料全框眼镜的安装

加热设备:烘热器(图7-31)。

### (一)烘热器的结构与工作原理

烘热器的形式有多种,但基本结构均是由电热元件和风扇组成。电热元件通电后发热,小电扇将热风吹至顶部,热风通过导热板的小孔吹出,温度在 130~145 ℃。

### (二)烘热器的使用

烘热器主要用于塑料眼镜架及混合眼镜架塑料部件的加热软化。使用操作如下。

(1)插上电源,接通烘热器电源开关。

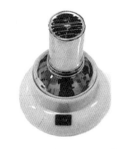

图7-31 常见烘热器

（2）预热,使吹出的气流温度达到 130 ~ 145 ℃。

（3）烘烤需要软化的部位,上下左右翻动使其受热均匀。

（4）用手弯曲,感觉软化程度。

（5）重复（3）~（4）步至达到软化要求。

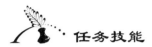

装配塑料全框眼镜的操作步骤如下。

## 一、试装

将已经磨好尖边的镜片与塑料眼镜架进行比较。主要检查镜片:尺寸,形状,尖边弧度 边槽吻合等状况。

## 二、修整

对在试装中发现的镜片与镜圈在尺寸、形状、边槽吻合等不一致的情况,应进行修整。

1.尺寸不相一致　塑料眼镜架加热后有一定的可塑性,但有限,加工时要比金属眼镜架做得稍大一些,但可塑性是有限的,不能做得太大,更不能做得太小。镜片尺寸过大,如强行镶片则会造成眼镜架翻边,扭曲想象,需修磨镜片;尺寸过小会有缝隙甚至掉片,只能重做。对于镜片尺寸稍小可进行垫丝处理。

2.形状不相一致　如果镜片的其中一片形状与镜圈的几何形状符合,另一片形状不相符,应对镜圈的集合中心形状进行调整,使之对称。注意,塑料眼镜架的整形只能通过加热后用手调整,不能用调整钳,以免损伤眼镜架;如果镜圈的集合形状对称,镜片与镜圈的集合形状不相一致,应对两镜片进行修磨。

3.尖边弧度不相一致　由于塑料眼镜架加热后有一定的可塑性,一般通过将塑料眼镜架加热后,用手弯曲镜圈主要是上缘来解决。

4.边槽吻合不相一致　边槽吻合是要做到镜片尖边与镜圈沟槽间吻合紧密。如果吻合不够紧密,应修磨镜片尖边角度、矢高。

## 三、装片

（1）将电热器接通电源,打开开关,进行预热。

（2）左手持眼镜架一端,使要装入镜片所对应的镜圈均匀受热,并不断翻动,移动加热部位,注意不要加热鼻梁部分。右手在镜圈表面测温,并用手指轻轻弯曲镜圈,当这只手不能忍耐时,将眼镜架移开,并用手抚摩镜圈表面受热均匀,而后再加热。直至用手感觉镜圈软化至可装镜片为止。

（3）这时,从镜圈外侧先将镜片鼻侧及上半部装入镜圈槽内。两手拇指将镜片下部按下,同时两手其余手指向外翻拉镜圈下边缘,将镜片下部也装入镜圈内。

(4)在确认镜片准确无误地装入镜圈槽内之后,迅速将镜圈放入冷水中冷却定型。

## 四、整形

调整眼镜架,使之符合配装眼镜有关整形的国际要求。

## 五、注意事项

(1)当使用烘热器之外的加热设备,如电炉丝或煤油灯加热时,勿将眼镜架靠近火源,以免烧焦或燃烧。如遇眼镜架烧焦燃烧时,立即吹熄或放入水中,不得随意乱扔。

(2)加热要适度。过热,镜框缩小,表面失去光泽,严重时还会引起表面损伤,产生气泡等。

(3)加热要均匀。若镜片尺寸过大,镜圈又没有加热均匀的情况下,容易出现翻边现象,使镜片边缘外露。

(4)使用电热器后,应随手关掉电源。

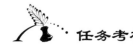

### 任务考核

(1)完成塑料全框眼镜装配的任务。
(2)如何感知装配塑料全框眼镜时温度的适合情况?

(王海营)

---

任务三 | **半框眼镜的装配工艺**

### 任务目标

(1)会调试、使用开槽机。
(2)会装配无框眼镜。
(3)熟悉无框眼镜的结构。
(4)养成细致、耐心、认真的工作素养。

### 案例与思考

某视光中心的加工中心,今日承接秦女士一订单,顾客双眼均为复性近视散光,根据验光处方内容及所选眼镜架、镜片信息进行眼镜加工,对应订单如图7-32,试问怎样进行半框眼镜装配?

## ××眼镜验配中心　No.00029××

姓名 <u>秦××</u> 性别 <u>女</u> 年龄 <u>18</u> 职业 <u>高中生</u> 日期 <u>××</u>年<u>××</u>月<u>××</u>日

| | | 球镜 | 柱镜 | 轴位 | 棱镜 | 基底 | 视力 |
|---|---|---|---|---|---|---|---|
| 远用 | 右眼OD | −3.75 | −1.00 | 180 | | | 1.0 |
| DV | 左眼OS | −4.00 | −0.75 | 175 | | | 1.0 |
| 近用 | 右眼OD | | | | | | |
| NV | 左眼OS | | | | | | |
| | 品牌 | | 型号 | 单价 | 数量 | | 总价 |
| 眼镜架 | ××半框眼镜架 | | ××,50□18−140 | ××× | 1 | | ××× |
| 镜片 | ××镜片 | | ××φ,70 mm,1.60树脂 | ××× | 1 | | ××× |

瞳距(PD):远用 64 mm,近用 _____ mm　　　　　验光师(签名):×××

图7-32　半框眼镜验光处方

作为一名眼镜装配人员,在接到验光师开具的验光处方以及顾客其他相应的配镜信息后,如何完成以下各项工作任务?

(1)准确理解验光处方内容,并正确开具配镜订单。

(2)核对眼镜加工制作的眼镜片、半框眼镜架。

(3)科学、正确地进行眼镜装配。

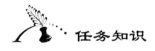

**任务知识**

## 一、半框眼镜的结构

半框眼镜架上半部为金属框架,而下半部无框,靠尼龙线嵌入镜片边缘的凹槽来固定镜片的眼镜架(图7-33)。在上半部的镜圈内缘有凹槽,内镶有双凸形尼龙线,用以固定镜片的上半部。镜片无尖边,平磨成形,然后用开

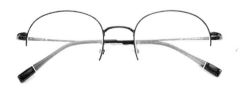

图7-33　半框眼镜

槽机开出沟槽再将镜片镶入眼镜架。尼龙丝直径一般为 0.5～0.6 mm。

## 二、开槽机

开槽机是制作半框眼镜时,对已磨好平边的镜片,在其平边上开挖一定宽度和深度的沟槽所使用的专用设备。

开槽机外部结构俯视如图 7-34 所示。此设备通过被加工镜片和刀具的各自的相向旋转运动,使刀具在镜片边缘铣削出一条宽 0.5 mm(或 0.6 mm),槽深 0.3 mm 左右的环形槽,以备装配使用。

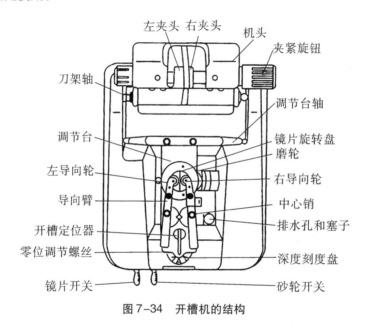

图 7-34　开槽机的结构

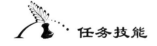

任务技能

半框眼镜装配工艺

## 一、设定沟槽的类型

半框眼镜的沟槽类型分为中间槽、前弧槽、后弧槽 3 种。在开槽之前,首先要确定槽的类型,提起调节台,按照槽的类型设定调节台后面的弹簧挂钩。

1. 中间槽　适用:边缘厚度相同的薄镜片,远视镜片或轻度近视镜片。

(1)提起调节台,将弹簧挂钩插入最下面的标有"C"记号的两个联结点(图 7-35A)。

(2)将中心销插入两导向臂的中间(图 7-35B)。

(3)将开槽定位器旋到中心位置。

2. 前弧槽　适用:高度近视镜片,高度近视及含高度散光镜片。

注意:槽的位置与镜片前表面的距离不小于 1.0 mm。

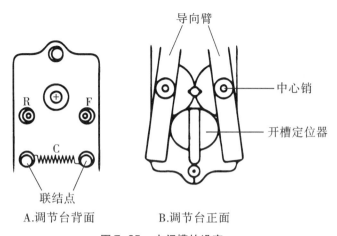

A.调节台背面　　　　　　B.调节台正面

图7-35　中间槽的设定

（1）提起调节台,将弹簧挂钩插入"F"点和"C"点的孔中(图7-36A)。

（2）移开中心销,使其悬空(图7-36B)。

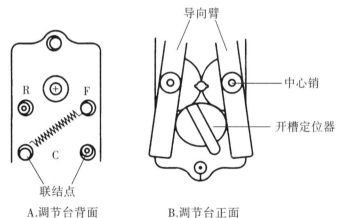

A.调节台背面　　　　　　B.调节台正面

图7-36　前弧槽的设定

（3）夹紧镜片慢慢放到下面的镜片放置台上,转动镜片至寻找到镜片边的最薄位。靠拢两导向臂,转动开槽定位器,使镜片移到需开槽的位置上。

3.后弧槽　适用:高度远视镜片,双焦点镜片。

这种槽型一般情况下很少使用,但双焦点镜片选择该槽型很方便。

4.调整"中间槽"型位置　本机还可调整"中间槽"型的位置,若将槽的位置靠近镜片的后面时,可顺时针转动调节旋钮。若将槽的位置靠近镜片的前面时,逆时针转动调节旋钮即可(图7-37)。

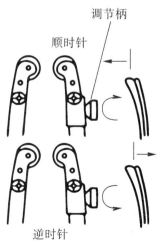

图7-37　调整"中间槽"型位置

## 二、半框眼镜的开槽与装配

### (一)开槽

1. 设定沟槽的前后位置

(1)深度刻度盘须调到"0"位,两个开关都在"OFF"位置。

(2)用水充分地润湿冷却海绵块。

(3)将镜片最薄处朝下、前表面朝右(后表面朝左)放置到机头上的左右夹头之间,拧紧旋钮,将机头降低到操作位置。

(4)打开导向臂,镜片落到两尼龙导轮之间,切割轮之上。

(5)将镜片转动开关拨至"ON"位置,使镜片转动,转动定位器设定槽的合适位置(图7-38)。

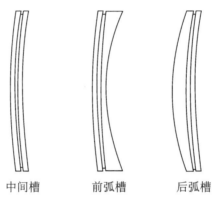

中间槽　　　　前弧槽　　　　后弧槽

**图7-38　不同镜片沟槽的位置**

2. 开出沟槽

(1)将镜片切割轮开关拨至"ON"位置,并调节槽的深度刻度盘由浅至深开出沟槽,新机器一般调到刻度"3"的位置即0.3 mm。

(2)当镜片在所需槽的深度位置自转1周后,切割的声音会又大变小发生变化,表明开槽完成,关闭切割轮开关后,再关闭镜片转动开关,打开导向臂,抬起机头,卸下镜片。

3. 开槽的注意事项

(1)开槽机的切割轮前方固定有一小排水管,同时配制有一个塞子用以排水,需经常排水,防止过多的积水使轴承锈蚀。

(2)经常取出海绵清洗干净,使用前需注入水充分浸湿海绵,当海绵用旧后及时更换。

(3)经常给各转动轴部位上润滑油,并保持清洁。

(4)槽的深度若过浅,则尼龙丝线易脱落;若过深,则镜片边缘易破裂。槽的深度一般为宽度的一半,槽的宽度为0.5~0.6 mm,槽的深度一般为0.3 mm左右。

(5)槽位的设定,都必须在被加工镜片最薄边缘部位设定(图7-39)。镜片沟槽位置与镜片前边缘距离不应小于1 mm。

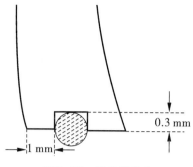

图 7-39 槽位的设定

（二）装配

镜圈在下，镜片在上，先将镜片的上半部的沟槽嵌入金属框内凸起的尼龙丝线内，左手将金属框与镜片固定，右手用宽约 5 mm 剪成斜角的绸带（或尼龙丝线）将与上部镜圈连接的尼龙丝线嵌入镜片的下半部的沟槽内（图 7-40）。

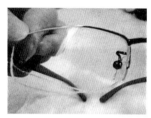
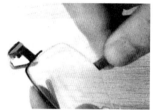

A.装镜片上半部　　　　　　　B.装镜片下部尼龙丝线

图 7-40 半框眼镜的装配

装配时的注意事项如下。

（1）尼龙丝线的松紧要合适，不要过松或过紧。

（2）在确认镜片位置正确之前，不要抽出绸带。

（3）绸带用的时间长了边缘会产生毛边，应及时换新的。如果尼龙线装配，注意防止与眼镜架上的尼龙丝线发生大的摩擦，导致眼镜架断丝。

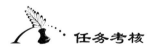**任务考核**

（1）完成半框眼镜装配任务。

（2）如何确定镜片开槽类型？

（3）开槽机沟槽类型有哪些？分别怎样设置槽型？

（王海营）

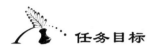

## 任务四 无框眼镜的装配工艺

**任务目标**

(1)会安装无框眼镜。
(2)熟悉无框眼镜的结构及装配特点。
(3)熟悉钻孔机主要机械技能。
(4)锻炼动手能力、手感和灵活度。

**案例与思考**

某眼镜公司加工中心,今日承接王先生一订单,顾客双眼均为复性近视散光,根据验光处方内容及所选眼镜架、镜片信息进行眼镜加工,对应订单如图7-41,试问如何进行无框眼镜装配?

### ××眼镜验配中心　No.00029××

姓名 王×× 性别 男 年龄35 职业 公司文员　日期 ××年××月××日

| | | 球镜 | 柱镜 | 轴位 | 棱镜 | 基底 | 视力 |
|---|---|---|---|---|---|---|---|
| 远用 | 右眼OD | -2.00 | -1.00 | 105 | | | 1.0 |
| DV | 左眼OS | -2.00 | -0.75 | 95 | | | 1.0 |
| 近用 | 右眼OD | | | | | | |
| NV | 左眼OS | | | | | | |
| | | 品牌 | 型号 | | 单价 | 数量 | 总价 |
| 眼镜架 | | ××塑料无框眼镜架 | ××,50□18-140 | | ××× | 1 | ××× |
| 镜片 | | ××镜片 | ××φ,70 mm,1.60树脂 | | ××× | 1 | ××× |

瞳距(PD):远用 64 mm,近用 _____ mm　　　　　验光师(签名):×××

图7-41　无框眼镜验光处方

作为一名眼镜装配人员,在接到验光师开具的验光处方以及顾客其他相应的配镜信息后,如何完成以下各项工作任务?

(1)准确理解验光处方内容,并正确开具配镜订单。

(2)核对眼镜加工制作的眼镜片、无框眼镜架。

(3)科学、正确地进行眼镜装配。

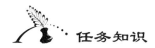

## 一、无框眼镜架的结构

无框眼镜(图7-42)没有镜框的限制,美观、重量轻,深受眼镜族的青睐。无框眼镜也称为打孔镜,它是通过在磨边成型的镜片上打孔,将镜片与眼镜架鼻梁和镜腿用螺栓连接固定,组成眼镜。

无框眼镜架种类很多,一般打4个孔。也有的打孔镜在镜片的颞侧打两个孔,一共打6个孔,个别的在鼻侧打2个孔。有的眼镜架镜腿不是靠金属螺栓固定,而是用塑料穿钉固定。还有拉丝与打孔结合的。有的不用螺栓,而用桩头直接与镜片固定。无框眼镜架的桩头有安装在镜片前表面(前安装)和镜片后表面(后安装)两种类型。

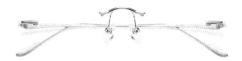

图7-42　常见无框眼镜架

## 二、打孔工具

打孔工具有台钻、打孔机。

### (一)台钻

台钻(图7-43)属于传统的打孔工具,钻头分为玻璃钻头和树脂钻头两种,直径1.2～1.4 mm。使用时,操作相对简单,需要加工者具有熟练的技术技巧。

主要构成:电机,钻头。

使用时,控制打孔控制臂向下移动钻头在镜片表面打孔。加工时要注意以下几点。①在树脂镜片上打孔时,快要打透时,应适当减力,防止压力太大,使打孔方向的另一侧因压力而出现片状斑痕。②在玻璃镜片上打孔时,为控制摩擦过热,一边进行操作应一边向孔内注油,降低温度。③在玻璃镜片上打孔时,为避免孔的周边崩边或破裂,应先穿透玻璃镜片厚度的1/2,再从镜片反面穿透另1/2。

### (二)打孔机

打孔机(图7-44)是一种专门为制作无框眼镜,对镜片打孔而设计的设备。操作相对复杂,加工质量容易保证。打孔机的主要构成如下。

(1)采用两个相同类型的钻头和一把扩孔铰刀作为钻孔刀具,钻孔直径:0.8～2.8 mm,误差±0.2 mm。上、下各有一微型电机。其中一个钻头尖向下固定于上端电机轴,通过调节打孔控制臂可上下移动;另一个钻头尖向上被固定于电机轴的上端,两个钻头尖相对,最小间隙为0.1 mm;还有一把扩孔铰刀被固定于电机轴的下端,刀尖向下。

(2)在固定臂上有一可调节的前后位置刻度盘挡板,可以控制打孔的内外位置。

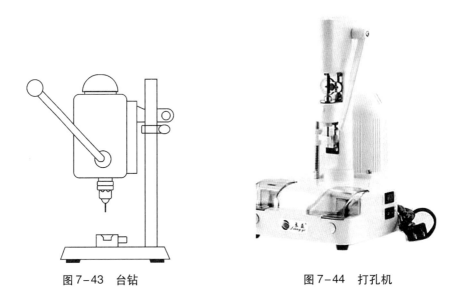

图7-43 台钻 　　　　　　　　　图7-44 打孔机

## 三、锯槽机

为防止无框眼镜配戴过程中螺纹连接易松动的现象,增强无框眼镜的牢固度,有些无框眼镜的镜片在颞侧钻孔兼锯槽。

无框眼镜片锯槽的设备,有的是打孔机兼备锯槽功能,有的是专用的无框眼镜片锯槽机,具体见下图7-45。当然,特殊情况下也可以用镜片开槽机来加工。

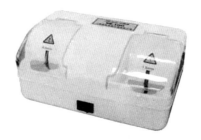

图7-45 锯槽机

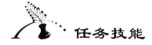

任务技能

装配无框眼镜的操作步骤如下。

## 一、钻孔前的准备

（1）要检查钻头本身质量,检查钻头与钻孔机的同心性和稳定性,以保证钻孔质量和人身安全。

（2）安全注意事项:头发较长者,应有劳保措施。钻孔时不得戴手套。

无框眼镜装配工艺

## 二、在镜片做出打孔和锯槽参考标记

（1）正确地选择作标记的镜面:眼镜架的桩头安装在镜片前表面,就在前表面作标记;反之亦然。

（2）将眼镜架撑板与镜片互相吻合,两者水平加工基准线应重合。眼镜架撑板上的孔为参考,在镜片相应的打孔面上用标记笔做出标记(图7-46),然后要用鼻梁桩头或镜腿桩头的定位孔与之验证,最后确定打孔的位置。

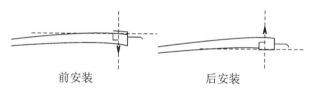

前安装　　　　　　　　后安装

**图7-46　做出打孔参考标记**

说明:颞侧上的打孔标记仅作参考之用,具体位置应在打完鼻侧孔并将鼻梁装配调整后,以镜腿倒伏平行为依据,再做最后标记确定。以后操作熟练了,不标也可以。

## 三、打右片鼻侧孔

（1）先将鼻梁桩头紧贴先打孔镜片(如右侧镜片)的鼻侧,鼻梁桩头孔与此镜片(右侧镜片)的标记的鼻侧打孔参考点重合,观察鼻梁左右桩头孔的连线与此镜片(右侧镜片)的水平基准线是否平行,若不平行,则应让两条线平行后,重新用标记笔标记打孔位置(图7-47)。

（2）打孔操作:①调节手架台高度。②左手持镜片轻轻放在下方钻头尖上方,镜面与钻头成垂直角度;按照事先确定的打孔位置,调节前后挡板,控制打孔的内外位置,左右移动镜片确定上下位置(图7-48)。③左手握稳镜片,右手开

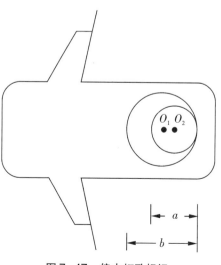

$O_1 O_2$

**图7-47　偏内打孔标记**

机,用右手控制打孔控制臂向下移动钻头接触镜片表面,上下钻头同时旋转(图7-49)。④匀速缓慢地将打孔控制臂向下按至极限后再抬起,移开镜片。⑤双手握稳镜片,将孔的中心对准下端的较刀,由下至上平稳扩孔(图7-50)。

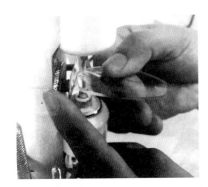

图7-48 调节镜片位置

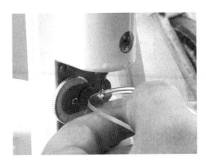

图7-49 钻孔

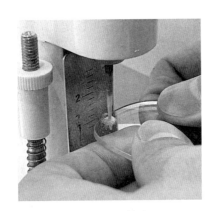

图7-50 扩孔

(3)将两镜片水平加工基准线重合,对称相扣,验证另一片(左侧镜片)鼻侧打孔参考点的位置是否打好孔的这片(右侧镜片)位置对称。不对称,要进行修正。检查无误后,按上面的方法打另一片(左侧镜片)鼻侧孔。

(4)打孔完毕,用锥形锉在孔的两侧倒棱。

## 四、镜片锯槽

(1)用直尺测量确认锯槽口径大小与深度。通常无框眼镜片锯槽机可以锯口径分别为0.8 mm和1.0 mm的两种凹槽。

(2)将钻好孔的镜片与衬片重叠,按照衬片槽位在镜片上作锯槽标记。

(3)选择与锯槽口径一致的切割轮片,眼睛垂直俯视开槽处,调整镜片锯槽标记位置使其与锯片对齐。

(4)打开锯槽机开关,双手捏住镜片,实施锯槽,见图7-51。

(5)将锯槽镜片与衬片比对,检查锯槽位置;与桩头或鼻梁部试装,检查锯槽深度与宽度。否则,进行修正。

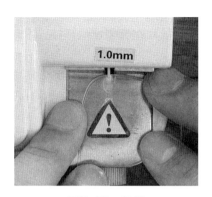

图 7-51　锯槽

## 五、装配鼻梁

(1)将鼻梁左右桩头分别与左右镜片在鼻侧螺栓连接,螺母用外六角旋紧。注意在孔的两侧要垫上塑料垫圈。如果眼镜架的桩头安装在镜片前表面,为了使拧螺母时不会将塑料垫圈研磨破裂,就在后表面孔的塑料垫圈上再加一金属垫圈;如果眼镜架的桩头安装在镜片后表面,无须再加一金属垫圈。

(2)检查装配好的镜片的对称性,要求正视、侧视、俯视各个角度对称,且镜面角为 170°~180°,还要检查鼻梁注意桩头与镜片连接松紧度的是否合适。如不符合要求,要进行调整,直至合格为止。

## 六、打颞侧孔

(1)将镜面水平放置,取一个镜腿折叠,颞侧桩头紧贴镜片(右侧镜片)的颞侧,使镜腿与鼻梁左右桩头螺栓帽的连线平行,确定颞侧孔的位置。

(2)把镜片放到打孔机钻头上,将钻头对准该镜片颞侧的标记点偏内处,按照正确的角度打孔。为稳妥起见,可以先轻钻点一下,用鼻梁桩头再予以验证,位置若有偏差,要作修正。检查无误后,完成打孔。

(3)将镜面垂直于桌面,左右镜片下缘接触桌面,用直尺测量已经打好的这片(右侧镜片)颞侧孔的高度,记下数值;将直尺移至另一片(左侧镜片)的颞侧,用标记笔标出高度;再将另一镜腿桩头孔放置于同等高度,紧贴镜面,用标记笔作出标记。检查无误后,按上面的方法打另一片(左侧镜片)颞侧孔。

(4)打孔完毕,用锥形锉在孔的两侧倒棱。

## 七、左侧镜片的装配

用同样的方法完成左侧镜片打孔和锯槽,将左侧镜片装配到鼻梁上。

### 八、装配镜腿

将鼻梁左右桩头分别与左右镜片在鼻侧螺栓连接,螺母用外六角旋紧。注意在孔的两侧要垫上塑料垫圈。如果眼镜架的桩头安装在镜片前表面,为了使拧螺母时不会将塑料垫圈研磨破裂,就在后表面孔的塑料垫圈上再加一金属垫圈;如果眼镜架的桩头安装在镜片后表面,就在前表面孔的塑料垫上再加一金属垫圈(图7-52)。

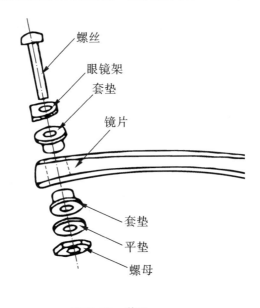

图7-52 装配

### 九、注意事项

(1)打孔的位置为桩头一侧。打孔的方向原则上是垂直于镜面,但实际上,为了使做出的眼镜架不松动、美观,对不同的镜片,有所变化。

1)凹透镜:打孔方向略向曲率中心方向倾斜,这样做可以使装配牢靠。

2)凸透镜:打孔方向为上下两面几何中心连线方向平行。这样做可以使装配后避免镜面的镜面角太小。

3)平光镜:打孔方向垂直于镜面。

(2)两撑板要画水平线。镜片在定光心时,无论有无散光都要做出水平线,为加工准确提供参考。

(3)在定打孔位置以及打孔时要反复验证。虽然看似慢一些,但如果马虎不仔细,将来眼镜架调整时会更费时、麻烦,甚至还会导致镜片报废。

(4)打孔顺序:先打鼻侧孔,然后与鼻梁装配,要求装配后两镜片在鼻梁两侧对称,必要时要进行调整。再打颞侧孔,打孔时,要以镜腿折叠后水平为依据,先打一片孔,另一片孔的高度应与此孔高度一致(用尺量)而后打孔装配。

(5)制作时,要把大部分时间精力放在鼻侧打孔和鼻侧装配上。因为与颞侧相比较,鼻侧一旦打孔有误,调整难度较大。

(6)不仅镜片边缘要倒棱,而且,打孔后,对孔也要倒棱。

(7)调整时要使用专用工具。

(8)打孔时严禁戴手套加工;头发长要戴工作帽;要精神集中、专注。加工后要进行必要的调整。调整后,为防止螺帽松动,必要时点紧固油,加双螺帽或加长螺帽。如果,螺栓过长,要钳短,挫圆滑。最后,加上保护帽。

(9)调整技巧:如果打孔位置靠外而导致松动,用3种方法解决:①向内侧划长孔,加草帽垫;②调整侧面固定片;③弯曲桩头。

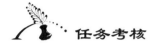

### 任务考核

(1)完成无框眼镜装配任务。

(2)如何保证无框眼镜的打孔质量?

(3)如何确定无框眼镜钻孔位置?

(4)简述无框眼镜装配流程。

(周清华)

## 任务五 ｜ 施乐无框眼镜的装配工艺

### 任务目标

(1)学会施乐无框眼镜的安装方法。

(2)熟悉施乐无框眼镜的结构特点。

(3)培养观察、分析和解决问题的能力和创新能力。

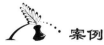

### 案例与思考

某视光中心的加工中心,今日承接李先生一订单,顾客双眼均为屈光不正,根据验光处方内容及所选眼镜架、镜片信息进行眼镜加工,对应订单如图7-53,试问如何进行施乐无框眼镜装配?

### ××眼镜验配中心　No.00029××

姓名 <u>李××</u> 性别 <u>女</u> 年龄 <u>40</u> 职业 <u>销售</u> 日期 <u>××</u>年<u>××</u>月<u>××</u>日

| | | 球镜 | 柱镜 | 轴位 | 棱镜 | 基底 | 视力 |
|---|---|---|---|---|---|---|---|
| 远用 | 右眼OD | −4.00 | −1.00 | 80 | | | 1.0 |
| DV | 左眼OS | −4.00 | −0.75 | 95 | | | 1.0 |
| 近用 | 右眼OD | | | | | | |
| NV | 左眼OS | | | | | | |

| | 品牌 | 型号 | 单价 | 数量 | 总价 |
|---|---|---|---|---|---|
| 眼镜架 | ××施乐无框眼镜架 | ××，50□18−140 | ××× | 1 | ××× |
| 镜片 | ××镜片 | ××φ，70 mm，1.60 树脂 | ××× | 1 | ××× |

瞳距(PD)：远用 64 mm，近用 ＿＿＿＿＿＿mm 　　　　验光师(签名)：×××

图 7-53　施乐无框眼镜验光处方

作为一名眼镜装配人员,在接到验光师开具的验光处方以及顾客其他相应的配镜信息后,如何完成以下各项工作任务?

(1)准确理解验光处方内容,并正确开具配镜订单。

(2)核对眼镜加工制作的眼镜片、施乐无框眼镜架。

(3)科学、正确地进行眼镜装配。

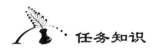
**任务知识**

### 一、施乐无框眼镜的结构特点

施乐无框眼镜(图 7-54),无螺丝结构,采用双胶塞固定,具备重量轻,戴镜平稳舒适,能让眼镜架与面型完美贴合的特点。

### 二、施乐工具

施乐无框眼镜拆卸、安装的专用工具有双胶塞拆卸钳(图 7-55)、双胶塞剪断钳(图 7-56)、

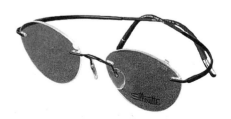

图 7-54　施乐无框眼镜

双胶塞安装钳(图7-57)。

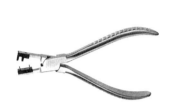

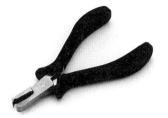

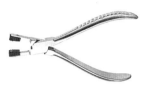

图7-55　双胶塞拆卸钳　　　　图7-56　双胶塞剪断钳　　　　图7-57　双胶塞安装钳

任务技能

施乐无框眼镜
装配工艺

装配施乐无框眼镜的操作如下。

## 一、打孔与装配

### (一)钻孔前的准备

(1)要检查钻头本身质量,检查钻头与钻孔机的同心性和稳定性,以保证钻孔质量和人身安全。

(2)安全注意事项:头发较长者,应有劳保措施。钻孔时不得戴手套。

### (二)在镜片做出打孔参考标记

(1)正确地选择作标记的镜面:眼镜架的桩头安装在镜片前表面,就在前表面作标记;反之亦然。

(2)将眼镜架撑板与镜片互相吻合,两者水平加工基准线应重合。眼镜架撑板上胶塞孔为参考,在镜片相应的打孔面上用标记笔做出标记,然后要用鼻梁桩头或镜腿桩头的胶塞定位孔与之验证,最后确定打孔的位置。

说明:颞侧上的打孔标记仅作参考之用,具体位置应在打完鼻侧孔并将鼻梁装配调整后,以镜腿倒伏平行为依据,再做最后标记确定。以后操作熟练了,不标也可以。

### (三)打鼻侧孔

(1)先将鼻梁桩头紧贴先打孔镜片(如右侧镜片)的鼻侧,鼻梁桩头孔与此镜片(右侧镜片)的标记的鼻侧打孔参考点重合,观察鼻梁左右桩头孔的连线与此镜片(右侧镜片)的水平基准线是否平行,若不平行,则应让两条线平行后,重新用标记笔标记打孔位置。

(2)把镜片放到打孔机钻头上,将钻头对准该镜片鼻侧的标记点偏内处,按照正确的角度打孔(图7-58)。为稳妥起见,可以先轻钻点一下,用鼻梁桩头再予以验证,位置若有偏差,要作修正。检查无误后,完成打孔。

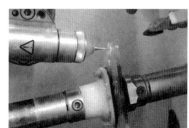

图7-58　打孔

（3）将两镜片水平加工基准线重合，对称相扣，验证另一片（左侧镜片）鼻侧打孔参考点的位置是否打好孔的这片（右侧镜片）位置对称。不对称，要进行修正。检查无误后，按上面的方法打另一片（左侧镜片）鼻侧孔。

（4）打孔完毕，用锥形锉在孔的两侧倒棱。

## 二、装配鼻梁

（1）将鼻梁左右桩头分别与左右镜片在鼻侧胶塞管连接，注意在胶塞管安装后，多余部分需剪掉（图7-59、图7-60）。

（2）检查装配好的镜片的对称性，要求正视、侧视、俯视各个角度对称，且镜面角为170°~180°，还要检查鼻梁注意桩头与镜片连接松紧度的是否合适。如不符合要求，要进行调整，直至合格为止。

图7-59　安装胶塞

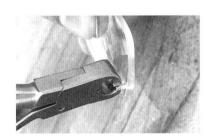

图7-60　剪掉多余胶塞

## 三、打颞侧孔

（1）将镜面水平放置，取一个镜腿折叠，颞侧桩头紧贴镜片（右侧镜片）的颞侧，使镜腿与鼻梁左右桩头螺栓帽的连线平行，确定颞侧孔的位置。

（2）把镜片放到打孔机钻头上，将钻头对准该镜片颞侧的标记点偏内处，按照正确的角度打孔。为稳妥起见，可以先轻钻点一下，用鼻梁桩头再予以验证，位置若有偏差，要作修正。检查无误后，完成打孔。

（3）将镜面垂直于桌面，左右镜片下缘接触桌面，用直尺测量已经打好的这片（右侧镜片）颞侧孔的高度，记下数值；将直尺移至另一片（左侧镜片）的颞侧，用标记笔标出高度；再将另一镜腿桩头孔放置于同等高度，紧贴镜面，用标记笔作出标记。检查无误后，按上面的方法打另一片（左侧镜片）颞侧孔。

（4）打孔完毕，用锥形锉在孔的两侧倒棱。

## 四、装配镜腿

将鼻梁左右桩头分别与左右镜片在胶塞连接，胶塞剪钳安装胶塞，使镜片眼镜架连接（图7-61）。

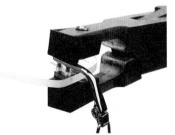

图7-61　装配镜腿

**任务考核**

（1）完成施乐无框眼镜的装配任务。

（2）施乐无框眼镜安装需要哪些工具？

（3）施乐无框眼镜胶塞管怎样安装？

（4）简述施乐无框眼镜的装配流程。

（王海营　周清华）

# 项目三　双焦点眼镜的加工与装配工艺

## 任务一 ┃ 双焦点眼镜的推介

**任务目标**

（1）会推介双焦点眼镜。

（2）会检测双焦点镜片的光学参数。

（3）熟悉双焦点镜片的结构和类型。

（4）树立为客户着想、信誉为本的商业道德理念。

**案例与思考**

　　顾客李某，男性，46岁，行政职员，12岁开始配戴近视眼镜，既往戴镜视力较好，近2年发现戴镜读书、看手机很困难，摘掉眼镜读书、看手机距离很近方清楚，又配一副阅读眼镜用于读书、看手机，两副眼镜交替使用很不方便。来到某眼镜公司咨询有没有方便的眼镜既能看远，又能读书、看手机，期望经济、实惠，该推介何种眼镜？

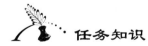

**任务知识**

　　我们通常说到的眼镜是在有效折射表面内具有同一的镜度，焦点是唯一的，所以也称为单光眼镜。人到了中年，随着年龄的增加，眼调节能力的下降，近点逐渐远离眼睛,从而使近距离工作出现困难。因此在视近时需要配戴近用眼镜,让近点逐渐靠近眼睛,使近处的物体能够清晰地成像在视网膜上。但是日常生活中,很多顾客往往还伴有视远时的屈光问题,因此这些顾客在视远处物体和近处物体的时候必须更换眼镜。为了避免反复摘戴远用、近用镜的麻烦,人们设计了一种将两种镜度加工在同一镜片上的镜片,在视光学领域,我们称为双焦点镜片,其结构见第二步任务二。

## 一、双焦点眼镜的适宜人群

1.**老视顾客**  人到 40 岁左右,由于晶状体老化,调节力下降,看近处物体需要一副眼镜,而如果顾客看远方也配戴眼镜的话,这样顾客看远、看近需要戴两副不同的眼镜,非常不方便。而现在一副双焦点眼镜就可解决这一问题了。这种眼镜很适合老视顾客配戴。

2.**调节性内斜视儿童**  可用来矫正儿童的调节性内斜视,这种儿童,屈光矫正后,能形成良好的双眼视觉,但看书或视近时又发生内斜视。如采用双焦点眼镜,通过子镜片看近时,可减少因调节引起的集合,可使内斜消除。戴这种眼镜的儿童,随着年龄增长,融像力增强,可望去掉附加的子镜片而不再出现内斜。

3.**无晶状体眼、先天性白内障儿童**  无晶状体眼、先天性白内障儿童,摘除白内障晶状体后,应早日配戴双焦点眼镜,有助于视力发育,获得一定的双眼视觉,避免弱视。

## 二、双焦点镜片的类型

双焦点镜片的分类方法很多,目前我国最常见的是根据子镜片的形状和子镜片的制作方法分类。

### (一)按子镜片形状分类

1.**圆顶双焦点镜片**  子镜片的形状是圆形,如图 7-62A 所示,子镜片的直径有 22 mm、28 mm、35 mm 等,可以提供一般情况下足够的视近需求。子镜片的分界线不明显,边缘厚度不随近用度数的增加而加厚,但像跳现象明显。

2.**平顶双焦点镜片**  子镜片的形状是半圆形,如图 7-62B 所示,主要是供远视觉为主的配戴者使用,也可根据顾客的喜好选择。

3.**E 线双焦点镜片**  通过一直线将镜片分成两部分,如图 7-62C 所示,该镜片下方的视野较大,色像差小,但是边缘厚度大,影响美观,重量大。随着镜片工艺的发展,为了减薄镜片的厚度,目前主要通过棱镜削薄法,使镜片上、下边缘厚度相同。棱镜削薄后的镜片应加减反射膜,消除内折射。

A.圆顶双焦点镜片    B.平顶双焦点镜片    C.E 线双焦点镜片

**图 7-62    双焦点镜片**

**(二)按照制作工艺分类**

1.胶合双焦点镜片　1866年出现胶合双焦点镜片。它是用一块薄的小子镜片黏附在主镜片上,作为阅读附加。原先用的是加拿大的香杉胶,这种胶在性能上弱于一种叫环氧树脂的胶,目前基本上都是采用环氧树脂胶。胶合双焦点镜片的优点是可以根据顾客的需要,将子镜片黏附在镜片上任何部分;缺点是外观不美观,胶合部位容易开胶,如图7-63A所示。

2.熔合双焦点镜片　1890年研制出熔合双焦点镜片。它是将折射率较高的子镜片材料在高温650℃下熔合到主镜片上的凹陷区,主镜片的折射率相对较低。然后在子镜片的表面进行研磨,使子镜片的表面和主镜片的表面曲率一致,分界线感觉很不明显,外形美观。所以也被称为无形双焦点镜片,是市场上流行较广的一种双焦点镜片,如图7-63B所示。

3.整体双焦点镜片　1905年问世的整体双焦点镜片是用整片玻璃磨制而成。近光区是在总镜片的凹面上再磨一个曲面制成的,由于采用同以一材质制成,所以机械性能较好,与主镜片相接触色散差较好,这种镜片由于制造上比较困难,所以多采用显形整体双焦点镜片,即子镜片曲面稍比主镜片下陷一些。一般显形整体双焦点镜片的子镜片直径有22 mm、38 mm、45 mm几种。目前市场上整体双焦点眼镜都为树脂镜片,如图7-63C所示。

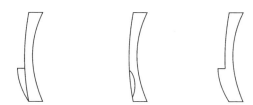

A.胶合双焦点镜片　B.熔合双焦点镜片　C.整体双焦点镜片

**图7-63　双焦点镜片**

## 三、双焦点镜片的常用术语

镜片结构上,如图7-64所示的胶合双焦点镜片,主镜片为远用区,子镜片所在的区域为近用区,远用区的圆心以DVP表示,称为远用视点(视远时,视轴与镜片的交点),远光心以字母OD表示,当透镜未移位时,视点DVP与光心OD重合,若透镜需要移心产生棱镜效果时,DVP与OD不重合。

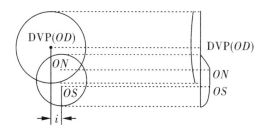

**图7-64　双焦点镜片的光学功能区**

近用区的中心以 OS 表示,而近用区的光心(近光心)是主镜片和子镜片组合而成,其位置与主镜片和子镜片的镜度及相对位置有关,近用区的视点(NVP)一般在 DVP 下方 8~10 mm,偏内 2.0~2.5 mm 处。

不同类型的双焦点镜片,均可用下列各术语描述子镜片的形状、位置如图 7-65 所示。

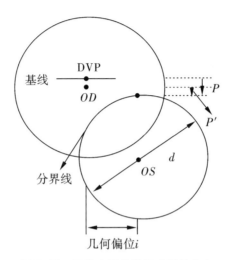

图 7-65 双焦点镜片常用术语的含义

1. 基线 通过远用视点 DVP 的水平线。
2. 分界线 远用区与近用区的分界线。
3. 子镜片顶 分界线的最高点。
4. 子镜片顶高 h 由子镜片顶到主镜片最低点的水平切线距离。
5. 子镜片顶位置 P 子镜片顶到基线的垂直距离。
6. 子镜片顶点落差 P′ 子镜片顶到远光心 OD 的垂直距离,当 DVP 与 OD 重合时,P = P′。
7. 子镜片直径 d 子镜片分界线圆弧的直径。
8. 几何偏位 i 远光心 OD 与子镜片光心 OS 的水平距离。

## 四、双焦点镜片的技术要求与光学要求

### (一)技术要求

双焦点镜片的制作是将视远与视近两部分组合在一起,因此要求镜片不能太重,厚度应尽量薄,且分界线不要太明显,胶合、熔合部分必须牢固。

### (二)光学要求

(1)远用区与近用区要有同样的清晰度。这就取决于主镜片与子镜片的形式、相对位置、镜片的材料、像差及加工工艺。

(2)当不需要透镜有棱镜效果时,近用区的 OD 应与 DVP 重合,近用区的 ON 与 NVP

重合。实际上,上述要求对于远光区较容易,对于阅读区则较难,因为 $ON$ 的位置取决于主镜片和子镜片的镜度及相对位置。

(3)当 $ON$ 与 NVP 未重合,阅读区将产生棱镜效果,这时应除了控制单眼棱镜效果的大小之外,还应控制两眼的差异棱镜效果。正常眼肌的人,一般在垂直方向可承受 $0.50^{\triangle} \sim 0.75^{\triangle}$ 棱镜度的差异,当差异大于 $1^{\triangle}$,人眼将感到不适,水平方向承受力比垂直方向要大一些。

### 五、近用区的光学中心

近用区无棱镜效应的一点称为光学中心。一般来说,双焦点眼镜的近用区光学中心取决于主镜片的镜度、子镜片的镜度及相对位置的影响。如果远用区是负度数,则 $ON$ 甚至不在近用区上。为了更好地控制近用区的光学中心位置,通常是改变一眼子镜片的直径或者使用棱镜控制视近点的棱镜差异,如图 7-66 所示。

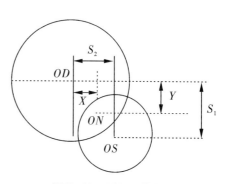

图 7-66　近用区的光心

如果在阅读区内有这样的一点,对主镜片而言,有底朝上的棱镜效应,对于子镜片而言,有底朝下的棱镜效应,并且棱镜度数一样,这点将无棱镜效应,也就是阅读区的光心 $ON$。

设:$OD$ 与 $OS$ 垂直方向的距离为 $S_1$;

$OD$ 与 $OS$ 水平方向的距离为 $S_2$;

$OD$ 与 $ON$ 垂直方向的距离为 $Y$;

$OD$ 与 $ON$ 水平方向的距离为 $X$;

如主镜片镜度为 $F_1$,子镜片镜度为 $F_2$,若在 ON 产生大小相等方向相反的棱镜效应,

有垂直方向:$YF_1 = (S_1 - Y)F_2$　　　　　　$Y = S_1 F_2 / (F_1 + F_2)$

有水平方向:$XF_1 = (S_2 - X)F_2$　$X = S_2 F_2 / (F_1 + F_2)$

通过上式 $S_1$、$S_2$、$X$、$Y$ 都是以毫米(mm)为单位,$S_1$、$S_2$、$F_2$ 恒为正值,$Y$ 为正的说明 $ON$ 在 $OD$ 下方,$Y$ 为负的说明 $ON$ 在 $OD$ 的上方。

【例 7-1】求右眼镜片 R +4.00 DS、Add +2.00 DS,子镜片 22×4bd×2.5,求阅读区光心的位置?

解:由题意可知:$F_1 = +4.00$ DS　　$F_2 = +2.00$ DS

$$S_1 = 4 + \frac{22}{2} = 15 \text{ mm}$$

$$S_2 = 2.5 \text{ mm}$$

$$Y = \frac{S_1 F_2}{(F_1 + F_2)} = \frac{15 \times 2}{6} = 5 \text{ mm}$$

$$X = \frac{S_2 F_2}{(F_1 + F_2)} = \frac{2.5 \times 2}{6} = 0.83 \text{ mm}$$

说明 ON 在 OD 下方 5 mm 偏内 0.83 mm,在子镜片顶下变边 1 mm 外 1.67 mm 处。

## 六、双焦点眼镜视近点的棱镜效应、像位移与像跳现象

### (一)棱镜效应

在双焦点眼镜的验配过程中,一个必须注意的要点是视近区的棱镜效应。当确定视近区的棱镜效应时,通常把双焦点眼镜想象成是由两个独立的镜片组成:即主镜片,其屈光度常为远用矫正度数;子镜片,其屈光力为近附加度。

以 $OD$ 表示主镜片的光学中心,$OS$ 表示子镜片的光学中心。视近区度数是近附加度与视远区度数之和,而视近区某点的棱镜效应则是主镜片和子镜片分别在视近点产生的棱镜效应总和。如图 7-67 所示,以胶合双焦点镜片为例,视近点 NVP 在位于远用光心下方 10 mm,子镜片顶下方 6 mm,该处的棱镜效应确定如下。

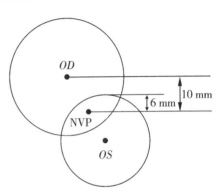

**图 7-67 视近点的棱镜效应**

主镜片的屈光力为 +3.00 DS,主镜片在 NVP 点产生的棱镜效应,根据公式 P = FC,P = 1.0 × 3.00 = 3.00$^\triangle$BU。

子镜片近附加为 +2.50 DS,子镜片的直径为 28 mm,从分界线到子镜片几何中心(即光学中心)的距离为 14 mm,由于 NVP 在子镜片顶下方 6 mm,则 NVP 位于子镜片中心上方 8 mm,所以以子镜片产生的棱镜效应 P = 0.8 × 2.50 = 2.00$^\triangle$BD。

所以 NVP 总的棱镜效果为 1.00$^\triangle$BU。

通过该例子可以看出,顾客原来是远视,以前配戴单光眼镜,看近时已经产生了基底朝上的棱镜效应,如果老视时,配戴双焦点眼镜矫正,NVP 的棱镜效果发生改变,棱镜效应减轻,顾客更容易适用。

### (二)像跳与像位移

在眼睛转动使视线从双焦点镜片的视远区进入到视近区时,在跨越子镜片分界线时会突然遇见由子镜片产生的底朝下的棱镜效应,子镜片在其范围内各点产生棱镜效应,以子镜片光学中心 OS 作为棱镜的底;在第一眼位时,眼睛通过视远区中心看远,眼睛逐渐下转时,由于和视远光学中心距离渐远,根据棱镜效应的公式,离开远用区光心越远,主镜片产生的棱镜效应逐渐增大。若主镜片是负镜,当眼睛从子镜片顶部进入到子镜片区域,则碰到突然出现的由子镜片产生的底朝下的新棱镜效应。两个底朝下的棱镜效果叠加成更大的底朝下棱镜效果则出现视觉跳跃,在视野中出现光学盲区,这种视场损失称为像跳,如图 7-68 所示;进入视近区后,物体再次出现时,近用区内的像与其主镜片区的参照物的位置光系相对物像未进入近用区是发生了错位,此为像位移。

上述效应对于配戴者来说是双重的。首先,实际位置在 A 方向的物体,看起来"跳"

到 B 方向了。其次,在角 AMB 内的光线,不能进入眼内。子镜片线导致了一个环形盲区,里面的物体双焦点镜片配戴者不能看到,当变化位置时,又忽然地"跳"出来。像跳效应就是子镜片在分界线产生的棱镜效应,其量相当于以厘米为单位的子镜片顶部到子镜片光学中心距离与近附加的乘积。如果双焦点镜片子镜片是圆形的,那么子镜片顶部到子镜片光学中心的距离就是子镜片的半径,所以:像跳量 = 子镜片半径×近附加。显然,像跳与主镜片屈光力、视远光学中心位置无关。如果子镜片顶部距离子镜片光学中心越远,则像跳量就越大。如果近阅读附加为+2.00 D,子镜片为圆形,直径为 24 mm,则像跳效应为 2.4,底朝下;如果直径增加到 38 mm,则像跳效应增加到 3.8,底朝下。假如是特形子镜片,子镜片光学中心和分界线的距离要近得多。如 28×19 的平顶(D 形)子镜片,子镜片中心在子镜片顶下方 5 mm,如果近附加为+2.00 D,则像跳量仅为 1.0$^\triangle$,底朝下,不到前者的 1/2。像跳效应较小,是特形子镜片双焦点镜片比圆形子镜片双焦点镜片更广为接受的一个重要原因。

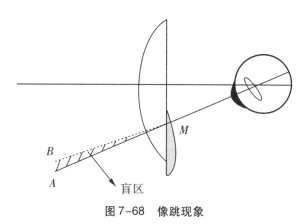

图 7-68　像跳现象

## 七、双焦点镜片棱镜效应的控制与选配

### (一)双焦点镜片棱镜效应的控制

像跳效应的大小与视线通过点到子镜片光心的距离及子镜片的镜度有关,如果双焦点镜片子镜片是圆形的,那么子镜片顶部到子镜片光学中心的距离就是子镜片半径,所以,像跳量 = 子镜片半径×近附加度(子镜片半径单位采用厘米)。通过上述公式,我们可以看出若子镜片的直径越大,近附加度越高,则像跳效应就越大,其视场损失越大。

消除像跳的方法常把子镜片的光心 OS 置于分界线上,还可以通过在子镜片上加磨适当的棱镜来达到,其加磨的棱镜与欲消除的像跳棱镜度数值相等,方向相反。我们把消除像跳现象的双焦点镜片称为无像跳双焦点镜片,如 E 线双焦点眼镜,就是其中常见的一种。

### (二)双焦点镜片的选配

一般说来,由于 E 线双焦点镜片近用光区较大,适合于近距离用眼时间较长的人配戴;而圆顶双焦点镜片和平顶双焦点镜片适合于远距离用眼时间较长的人配戴;也可根据个人喜好而选择配戴。

胶合双焦点镜片是将两个镜片分别磨好度数及形状后再用胶黏合在一起的双焦点镜片;熔合双焦点镜片是将两种镜片熔合在一起后再整体研磨度数的双焦点镜片;整体双焦点镜片是主、子镜片为同种材料且为一个整体的双焦点镜片。熔合双焦点镜片从外观及主、子镜结合牢固度来讲要优于胶合双焦点镜片,是人们喜爱选择的一种双焦点镜片形式;整体双焦点镜片和胶合双焦点镜片一样有明显的凹凸感。

下面将几种双焦点镜片的几个光区的光学性能做一下比较。

1. 主镜片　任何一种双焦点镜片,其主镜片的光学效果都是一样的,其光心和顶焦度应符合处方要求。

2. 主镜片和子镜片的临界线　如图 7-69 所示的圆顶双焦点镜片和平顶双焦点镜片,由于子镜片是附加在主镜片上的,子镜片本身在临界线处有棱镜度,这样主镜片在临界线的棱镜效果必然受到子镜片的影响而产生一个突变,这就出现了像跳和像缺损现象。

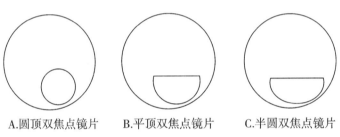

A.圆顶双焦点镜片　　B.平顶双焦点镜片　　C.半圆双焦点镜片

**图 7-69　双焦点镜片的临界线**

对于圆顶双焦点镜片来讲,像跳和像缺损是不可避免的,如图 7-69A 所示,且子镜片在临界线产生的棱镜度为 $P=FC$;而对于平顶双焦点镜片或 E 线双焦点镜片则情况有所改善,如图 7-69B 所示,由于临界线距子镜片光心较近,因而子镜片在临界线产生的棱镜度较小,主镜片在临界线受子镜片棱镜度的影响也较小,像跳现象会减弱;如果子镜片形状选择半圆,如图 7-69C 所示,则临界线与子镜片光心重合,子镜片在临界线的棱镜度为零,因而主镜片在临界线的棱镜度不受子镜片的影响。

对于熔合双焦点镜片来说,由于主镜片有凹坑,在临界线本身有像跳及像缺损情况存在。因此,对于像跳及像缺损,熔合双焦点镜片是不可避免的。

在戴镜过程中,对像跳及像缺损的感觉是:通过临界线处看物体不连续、有突变、有丢失,在下楼梯时尤其明显,容易踩空。因此在给顾客配戴时要特别向顾客讲明,需要有一定的适应过程才可安全舒适配戴。

我们通常戴眼镜看物体,视线通过镜片光心最好。然而双焦点眼镜近用光区的近用光心往往不很理想,有时甚至不在子镜片光区内。通常胶合双焦点镜片和 E 线双焦点镜片可以通过选择正确的子镜片形式来改善子镜片光心的位置,图 7-70A 为近视眼镜的胶合平顶双焦点镜片和整体 E 线双焦点镜片,设近用视心为 $ON$,在近用区由于子镜片和主镜片在垂直方向上的棱镜基底方向相反,部分棱镜度相互抵消,因而子镜片的光心在垂直方向上有可能位于近用光区内,也就是说距离视近点 $ON$ 较近(理想状态是光心与视心重合),近用光心与视近点心距离越近,所产生的棱镜效果越小。这里需要注意的是,按图 7-70A 形式胶合子镜片,尽管外观不好看,但光学效果较好,如果采用图 7-70B 或 图 7-70C 方式附加子镜片,则外观虽然好看,但近用区的棱镜度很大,像跳及像缺损大,因而光学性能不如图 7-70A 胶合形式的好。熔合双焦点镜片的光心位置通常不太理想,由于在近用光区内,视近点 $ON$ 处的棱镜效果是由主镜片凹坑部分及子镜片产生的,通过计算及实际测定,视近光心大多数不在近用光区内,也就是说,熔合双焦点镜片的视近点与近用光心相差甚远,这样导致了在视近点的棱镜度较大,视物时像位移也较大,在进行度数测量时也往往找不到光心。在实际应用中,如果单眼通过棱镜看物体,即使有一定的像位移,我们仍能看清物体,关键是双眼单视,即双眼看一物而不出现复视,这就需要控制双眼的棱镜差异。

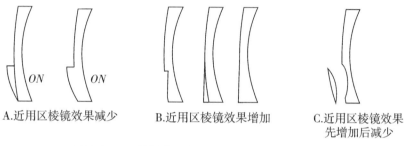

A.近用区棱镜效果减少　　　　B.近用区棱镜效果增加　　　　C.近用区棱镜效果
　　　　　　　　　　　　　　　　　　　　　　　　　　　　　　先增加后减少

**图 7-70　不同制造工艺的双焦点镜片棱镜效果对比**

通常人眼在水平方向上所能接受的棱镜差异较大,而在垂直方向上所能接受的棱镜差异较小。这里我们仅讨论垂直方向上的棱镜差异,当双眼度数一样时,棱镜差异为零;当双眼度数不一样时,视近点便产生不同的棱镜效果,即棱镜差异。作为熔合双焦点镜片,由于子镜片的折射率及主镜片凹坑的半径已定,因而其视近点的棱镜差异只能随着双眼的度数不同而定,不能改变,除非专门定做熔合双焦点镜片毛坯料,通过改变外面弯度、子镜片位置、子镜片折射率及凹坑半径等来减少两眼视近点的棱镜差异,这通常是很难做到的。整体双焦点镜片由于主、子镜片采用的是同一种材料,要想改变其双眼度数不同时带来的棱镜差异,只能通过调整子镜片高度位置来达到目的,这样从外观上来看就比较明显;对于胶合双光,则情况要灵活得多,在必要时可以通过改变子镜片大小、位置、折射率、形式等方法来减少两眼视近点的棱镜差异,而且方法较简便易行,从外观上看,两眼的差异也不是很大。在实际应用中,只有当视近点的棱镜差异超过国标规定或有特殊要求时,才去进行棱镜差异的调整,并要符合远用光区的使用习惯,否则只需正常配制即可。在度数检测时,也只需测量两眼的棱镜差异即可,不必一定找出近用光区的光心。

由以上分析可以看出,双焦点眼镜虽然解决了人们看远、看近频繁摘戴眼镜的烦恼,但在光学性能上逊色于单光眼镜,它会产生像跳、像缺损、像位移等现象,并且各种形式的双焦点眼镜都有其利弊。但总体来讲,无论何种双焦点眼镜,只要它的光学缺陷在国标允许范围之内,并且使用者有一定的心理准备,经过一定的适用时间,这些缺陷会不再被感觉到或逐渐被忽略,这使一镜两用的特性充分体现,因此,双焦点眼镜还是非常受人们欢迎的。目前,这一划时代的产品正接受着渐变焦眼镜的挑战。

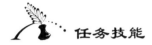 **任务技能**

双焦点镜片屈光度的检测方法如下。

## 一、主镜片为球镜的双焦点镜片

(1)选择检验合格的焦度计,做好准备工作。

(2)如图7-71所示,将被检测镜片的子镜片凸面靠在焦度计支撑圈上,并使近用顶焦度测定点与顶焦度计的光轴重合,并固定镜片。

(3)读出近用度数,并记录。

(4)如图7-72所示,将被检测镜片的主镜片凹面靠在焦度计支撑圈上,并使远用顶焦度测定点与顶焦度计的光轴重合,读出远用度数,并记录。

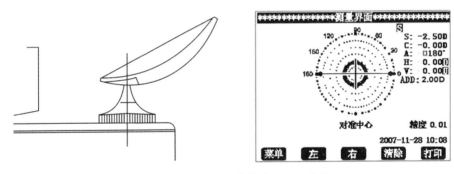

图7-71 检测双焦点镜片近用区度数

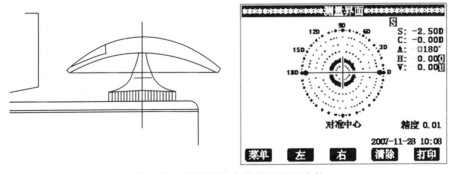

图7-72 检测双焦点镜片远用区度数

(5)用近用度数减去远用度数即为Add。

### 二、主镜片为球柱镜的双焦点镜片

（1）选择检验合格的焦度计，做好准备工作。

（2）将被检测镜片的主镜片凹面靠在焦度计支撑圈上，根据处方轴位标记出光心和基准线，记录远用度数和散光度数。

（3）依主镜片基准线确定子镜片顶，并画出水平线。

（4）将被检测镜片的子镜片凸面靠在焦度计支撑圈上，确定的水平线平行于自动焦度计的挡板，并使近用顶焦度测定点与顶焦度计的光轴重合，并固定镜片。

（5）读出近用度数，并计算出近附加度。

### 三、平顶、E 线球柱双焦点镜片

测定方法和圆顶球柱双焦点镜片基本一样，同样最关键是在固定镜片时，让自身的水平线平行于挡板，其余步骤同上。

注意：双焦点镜片远用度数需要测量镜片后表面顶焦度，近用部分需要测量前表面顶焦度。

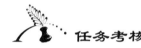

### 任务考核

（1）技能考核：测量双焦点镜片的顶焦度和加光度。

（2）简述双焦点镜片的物理结构和光学结构。

（3）简述双焦点镜片的远用区与近用区之间的关系。

（4）简述双焦点镜片的种类。

（5）何谓双焦点镜片的像跳现象？对视觉有何影响？

（杨　林）

## 任务二　双焦点眼镜的规范验配

### 任务目标

（1）会标记下睑缘的位置。

（2）熟悉适合配戴双焦点眼镜的人群。

（3）养成认真负责、精益求精的工作作风。

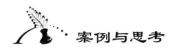 **案例与思考**

谢某某,女,3岁半,家长带来就诊,诉半年来发现孩子玩玩具时有时出现"斗鸡眼"。检查双眼眼底正常,左眼视近时内斜10$^\triangle$,视远时眼位正常,小瞳验光:OD +4.00/−1.00×180,OS +4.25/−1.25×180,双眼矫正视力均达到1.0。诊断为间歇性内斜视、双眼远视合并散光,给予 OD +3.00/−1.00×180,OS +3.25/−1.25×180 单光眼镜矫正。3 d 后复诊,家长诉孩子因走路头晕不愿配戴,换用远用区度数为零、下加光度+3.00 双焦点眼镜,3 d 后复诊家长诉孩子愿意使用。半年后复查眼位正常,家长诉其间未再出现内斜,小瞳验光:OD +2.00/−1.00×180,OS +2.25/−1.25×180,双眼矫正视力均达到1.0,双焦点眼镜停用。

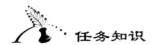 **任务知识**

随着渐变焦眼镜的快速发展及验配水平的大幅度提高,双焦点眼镜的验配数量呈现下降趋势,但是在一些视光学发展相对比较落后地区及受到经济等因素的影响的顾客还是青睐双焦点眼镜(图7-73)。

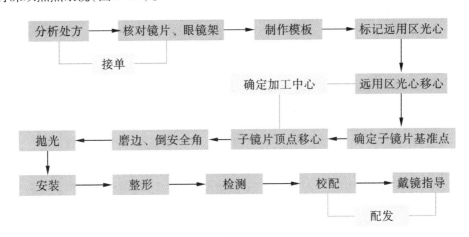

图 7-73 双焦点眼镜验配程序

## 一、配戴者的选择

### (一)适宜人群

(1)人到 40 岁左右,由于晶状体老化,调节力下降,看近处物体需要一副眼镜,而如果顾客看远方也配戴眼镜的话,这样顾客看远、看近需要戴两副不同的眼镜,非常不方便。而现在一副双焦点眼镜就可解决这一问题了。这种眼镜很适合老视顾客配戴。

(2)可用来矫正儿童的调节性内斜视,这种儿童,屈光矫正后,能形成良好的双眼视觉,但看书或视近时又发生内斜视。如采用双焦点眼镜,通过子镜片看近时,可减少因调节引起的集合,可使内斜消除。戴这种眼镜的儿童,随着年龄增长,融像力增强,可望去掉附加的子镜片而不再出现内斜。

(3)无晶状体眼、先天性白内障儿童,摘除白内障晶状体后,应早日配戴双焦点眼镜,有助于视力发育,获得一定的双眼视觉,避免弱视。

**(二)不适宜选配双焦点眼镜的人群**

对于有些特殊的老视同时远用也需要矫正的顾客却不能选择双焦点眼镜。

(1)屈光参差大于 2.00 D 以上者。

(2)两眼近附加度相差 0.50 D 以上者。

(3)散光大于 1.50 D 以上者。

## 二、双焦点眼镜对眼镜架的选择要求

双焦点眼镜的验配比单光眼镜更为复杂,从眼镜架选择方面也提出了明显的要求。

(1)塑料、板材眼镜架不适合,因为板材架没有鼻托,调整非常的困难,很难保证顾客近方的视野、精确的光度。

(2)眼镜架几何中心水平距离必须接近顾客的瞳距,如果移心量过大,很可能导致近方的视野过小。

(3)镜圈高度不能太小,一般要大于 35 mm 比较好,上平下花者可以适当小些。

## 三、制作符合处方要求的双焦点镜片

制作符合处方要求的双焦点镜片时,首先要确定主镜片和子镜片在几何上及光学上的相互关系,通常用子镜片的规格来表示相互间的关系。例如双焦点镜片子镜片位置表示为:22d×17h×2.5i cut5 表示子镜片直径为 22 mm,子镜片顶点高为 17 mm,几何偏位 2.5 mm,子镜片顶点落差为 5 mm,若给出主镜片直径 40 mm,子镜片也可以表示 22d×3belowdat×2.5i cut5,3belowdat 表示子镜片顶点位置在基线下 3 mm,上面表示方法常写成 22×17×2.5 cut5 或 22×3bd×2.5 cut5。

## 四、子镜片顶点高度的意义

子镜片顶点高度是指子镜片顶点位于配戴者瞳孔垂直下睑缘处时,从子镜片顶点至镜圈内缘最低点处的距离,如图 7-74 所示。

圆顶双焦点镜片　　平顶双焦点镜片　　E 线双焦点镜片

**图 7-74　子镜片顶点**

子镜片顶点高度的确定可根据配戴的使用目的,即以远用为主、近用为主和普通型 3 种情况来确定,如图 7-75 所示。一般,以远用为主时,子镜片顶点高度应位于配戴者瞳孔垂直下睑缘处下方 2 mm 的位置,以减少像跳对行走等日常活动的干扰;若以近用阅读时使用为主,为保证阅读时方便地使用阅读区即近用区,子镜片顶点高度应位于配戴者瞳孔垂直下睑缘处上方 2 mm 的位置;普通型,子镜片顶点的切线与下睑缘重合。子镜片顶点高度必须通过实际测量而得到。

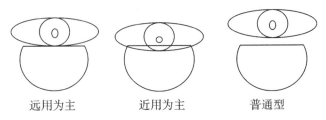

远用为主　　　　　近用为主　　　　　普通型

图 7-75　子镜片顶点高度的确定

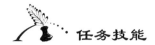

**任务技能**

子镜片顶点高度的确定方法如下。

### 一、标记子镜片顶点位置

(1)帮助顾客选择合适的眼镜架,通过调整确保眼镜舒适地戴在顾客的脸上,前倾角为 8°～15°,镜眼距为 12 mm,眼镜架符合顾客的面弯。

(2)与配戴者正面对坐,且眼睛的视线保持在同一高度上。

(3)通常眼镜架上都有衬片,如果没有,可以在镜圈上粘一透明胶纸。

(4)嘱配戴者注视前方与视线高度相同的注视物(通常注视验光师鼻梁中心位置)。

(5)使用细油笔在顾客左右眼瞳孔中心正下方的下睑缘处画一横线。

(6)在反复确认横线的位置,观察所画的位置是否依然在下眼睑缘处(图 7-76)。

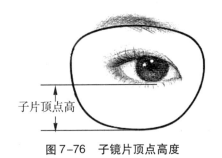

子片顶点高

图 7-76　子镜片顶点高度

### 二、确定子镜片顶点高度

(1)取下眼镜架,如图 7-77 所示测量横线到镜圈内缘最低处的垂直距离,即为子镜片顶点高 $H$。

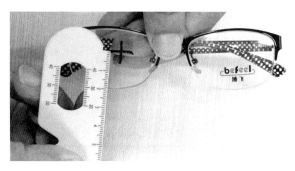

图 7-77 测量下睑缘高度

(2)询问顾客的使用目的。如果顾客普通型为主,则子镜片顶点高即为 $H$;若以近用为主,则子镜片顶点高为 $H+2$ mm;若远用为主,则子镜片顶点高为 $H-2$ mm。

(3)如果出现左右眼的高度测量值不相同时,首先检查所配戴的眼镜架是否在同一水平线上,若确定在同一水平线上时,当左右眼相差 2 mm 以内时,以主眼下睑缘高度为基准确定子镜片顶点高度,当左右眼相差 2 mm 以上时,以左右眼的平均值为基准来确定子镜片顶点高度。

**任务考核**

(1)技能考核:标记下睑缘。

(2)哪些人适合使用双焦点眼镜?

(3)验配双焦点眼镜时如何选择眼镜架?

(4)验配双焦点眼镜时如何确定子镜片的位置?

（杨　林）

---

任务三 **平顶双焦点眼镜的加工与装配工艺**

**任务目标**

(1)学会加工、装配平顶双焦点眼镜。

(2)熟悉平顶双焦点眼镜的特点,会推介平顶双焦点眼镜。

(3)养成严谨细致的工作习惯和精益求精的职业素质。

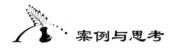
**案例与思考**

一顾客的验光处方如表7-1。

表7-1 平顶双焦点眼镜验光处方

| 用途 | 眼别 | 球镜 | 柱镜 | 轴位 | 棱镜 | 基底 | 视力 |
|------|------|------|------|------|------|------|------|
| 远用 | 右眼 | -2.50 DS | -0.75 DC | 90 | | | 1.0 |
| | 左眼 | -2.50 DS | -1.00 DC | 95 | | | 1.0 |
| 近用 | 右眼 | -1.25 DS | -0.75 DC | 90 | | | 1.0 |
| | 左眼 | -1.25 DS | -1.00 DC | 95 | | | 1.0 |

双焦点:下加(Add)　+1.25 D　　　瞳距(PD)62/58 mm　　　验光师　××

　　顾客初次选配双焦点眼镜,选择全框金属眼镜,眼镜架材质为镍合金、眼镜架颜色为红色,规格为52 □14-135,测得子镜片顶点高是16 mm,左、右眼的子镜片顶点高相等,顾客镜片品牌为××,折射率为1.56的平顶双焦点镜片,镜片选择是紫膜镜片,顾客要求留唛。如何加工制作该眼镜?

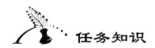
**任务知识**

　　与圆顶双焦点镜片相比,平顶双焦点镜片的光学中心更接近子镜片的顶部,因此像跳现象减轻,解决了圆顶双焦点镜片的主要问题,其放弃了没有用的圆顶子镜片顶部,扩大阅读时的视野,适合于阅读时间较长的人配戴,但子镜片外观也就因此更加明显,平顶双焦点镜片的子镜片不仅容易被触摸到,其外观也更容易被发现。

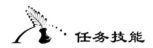
**任务技能**

## 一、任务分析

### (一)分析处方

　　(1)顾客从未配戴过双焦点眼镜,对于双焦点眼镜的特性不熟悉,现在选择配戴双焦点眼镜,因此,要对双焦点眼镜的特性进行介绍,指导客户正确使用双焦点眼镜。

　　(2)顾客远方屈光状态为复性近视散光状态,近距离工作需要增加+1.25 D镜度,近用度仍然复性近视散光状态,散光度数远用和近用一样。

（二）分析眼镜架、镜片的结构和特点

（1）眼镜架的规则尺寸的表示方法是基准线法，镜框的尺寸是 52 mm，片间距离是 14 mm，镜腿展开的长度是 135 mm。

（2）眼镜架材质是镍合金，重量较轻，光泽度好，不易生锈，眼镜架的硬度较低，弹性较好，柔韧性好，调整过程中避免力量过大。

（3）镜片具有防辐射、防紫外线、抗疲劳等功能，镜片的膜色是紫色，顾客要求加工完成后镜片上仍保持厂商注在镜片上的防伪标记。

## 二、镜片、眼镜架的加工与装配前质量检测

（一）镜片、眼镜架的配前核对及外观质量检测

（1）检查出库镜片的片品牌、镜片的折射率、阿贝数、镜片的中央厚度是否与顾客要求相同，子镜片的形状是否为平顶，镜片的膜色是否为紫膜，镜片是否有霍光、脱膜等现象。

（2）检查出库眼镜架的颜色、品牌、型号是否和顾客要求一样，眼镜架是否有无破损、瑕疵等。

（二）镜片光学参数的检测与确定

用目视式焦度计或自动式焦度计检测确定远用度数右眼是否为 $-1.25$ DS/$-0.75$ DC×90，左眼是否为 $-1.25$ DS/$-1.00$ DC×95，如果有误差，是否在国标规定的范围内。

## 三、平顶双焦点眼镜的加工与装配

（一）眼镜架前期的调整

在测定顾客的子镜片顶点高时，也对眼镜架进行了调整。

（二）确定镜片的加工基准线

（1）首先用细的油性笔沿子镜片的几何形状外边缘打上小点，以便明确子镜片的位置。

（2）检查左右眼子镜片的形状、大小是否相同。

（3）根据配镜处方，在镜片上打印远用光学中心，同时检查散光的轴位与子镜片水平线的角度是否正确。

（4）双焦点镜片为球柱镜片，平顶双焦点镜片子镜片上方是水平线，子镜片中间点为子镜片顶点，该点为加工基准点，子镜片上方的水平线为加工基准线，如图 7-78 所示（平顶双焦点眼镜有无散光的加工方法完全一样，这是与圆顶双焦点眼镜制作最大的区别）。

（5）通过直尺测量可以确定远用光心与子镜片顶点高之间的几何偏位应该是 2 mm。

（三）制作中心型模板

要求制作的模板大小、形状与镜圈一致，模板上下、左右对称，标出左、右眼和指明鼻侧及上方。

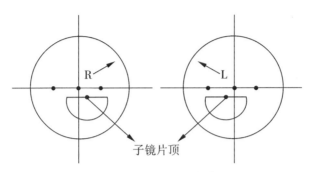

图 7-78　球柱性双焦点镜片的定位

**（四）定中心及上吸盘**

1. 几何移心法　使用几何移心法要求模板必须为中心型模板。

（1）由镜腿的标识或测量可知该眼镜架的几何中心距 FPD 为 66 mm，根据公式 $Xn=$（FPD−NPD）/2=（52+14−58）/2=4 mm，即子镜片顶向鼻侧移 4 mm。

（2）根据顾客的子镜片定点高度 $H$ 为 16 mm，通过测量镜圈的垂直高度 $h$ 为 38 mm，即子镜片垂直移心量公式 $Yn=H-h/2=16-38/2=-3$ mm，即子镜片顶点向下方移 3 mm，说明子镜片定点在眼镜架几何中心线下方 3 mm 处。

（3）将打印好远用光学中心的镜片至于定中心仪上中心点处。

（4）移动镜片，根据左、右眼移心量的要求，转动中线调节螺丝，使红色中线移至近用瞳距要求移心量 4 mm 的位置上，把镜片的子镜片顶移动该位置上，再沿着红色中线垂直方向向下移动子镜片顶点至于面板横线刻度下方 3 mm 的位置上，同时打开包角线，然后转动包角线调节螺丝，使左、右两条黑色包线分别与子镜片左右二顶角相切，如图 7-79 所示。

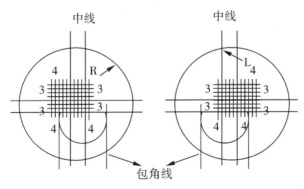

图 7-79　平顶双焦点镜片的移心

（5）将吸盘红点朝里装入吸盘架上，左手固定镜片，右手操作压杆，顺时针转动将吸盘架转至正位并均匀压下，使吸盘吸附在镜片上后，右手轻轻抬起，左手捏住镜片并随着将镜片上送，将吸盘从吸盘架上取出（为了保护镀膜镜片、树脂镜片表面不受损伤，应在镜片两面贴上专用塑料保护膜,并使用粘盘)。

2. 测量法

(1)将制作好的模板镶嵌于镜圈内。在模板上做出水平线 $ab$,以鼻梁中心为始点用直尺量出近用单眼瞳距 29 mm,在 29 mm 处的该点作出标记 $O$。

(2)过 $O$ 点做出与水平线 $ab$ 的垂线 $cd$,此线为垂直加工基准线。

(3)根据顾客的子镜片定点高度 $H$ 为 16 mm,以 $cd$ 与镜框的交点 $O'$ 点为起点,沿着垂直线测量 16 mm 到 $O_1$ 点,以 $O_1$ 点为起点做平行于 $ab$ 的平行线 $ef$,$ef$ 即为水平加工基准线,如图 7-80 所示。

(4)$O_1$ 点即为子镜片顶点的位置。

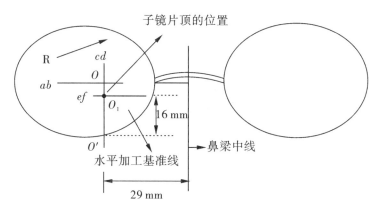

图 7-80　确定平顶双焦点眼镜的加工基准

(5)定加工基准点位置:①分清左右,将画好线的模板定于中心仪上。②将设定好的加工基准线的镜片放在模板上,上下左右移动刻度盘,将其水平和垂直中心线的交点移至模板水平加工基准线和垂直加工基准线的交点,分别将左右双眼镜片的子镜片顶定于刻度盘的交叉点,且镜片的加工基准线与刻度盘的水平中心线平行。③将吸盘红点朝里装入吸盘架上,左手固定镜片,右手操作压杆,顺时针转动将吸盘架转至正位并均匀压下,使吸盘吸附在镜片上后,右手轻轻抬起,左手捏住镜片并随着将镜片上送,将吸盘从吸盘架上取出(为了保护镀膜镜片、树脂镜片表面不受损伤,应在镜片两面贴上专用塑料保护膜,并使用粘盘)。

**(五)其他操作**

磨边、磨安全角、抛光、装配方法同单光眼镜。

## 四、平顶双焦点眼镜的整形与校配

(1)观测左右眼子镜片是否在同一水平线上,如有偏差,进行调整至同一水平线上。

(2)让客户戴上眼镜,观测镜圈前倾角是否合适,如不合适,调整约为 12° 左右(一般,前倾角的正常范围是 8° ~ 15°,但是对于近用眼镜、双焦点眼镜、渐变焦眼镜取偏大值,主要是保证近方的视野足够大一些)。

### 五、平顶双焦点眼镜的质量检测

**（一）装配质量外观检测**

（1）外观：两边镜片对称、色泽一致、周边无缝隙，镜片无松动、崩边、擦痕和表面划痕，眼镜架部件无缺失、无创伤，鼻托对称。

（2）测量两子镜片高度，子镜片高度偏差<1 mm，双子镜片高度互差<1 mm。

（3）用焦度计标记主镜片光心并连成线，用量角器测量子镜片顶水平线相对此连线的倾斜度应<2°。

**（二）光学检测**

（1）远用屈光度：在焦度计上测出左右眼镜片的屈光度，并点出光学中心，测量光学中心的距离并与瞳距进行比较，看是否符合国家标准。

（2）近用屈光度：是否与验光单一致，左右子镜片顶点之间的距离是否符合戴镜者的近用瞳距，用尺测量子镜片的高度，子镜片的宽度和形状与订片是否一致。

（3）子镜片顶点高度互差：测量子镜片顶点高度互差，将测得的子镜片顶点高度互差与国家标准进行比较，判断是否合格。

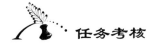

### 任务考核

（1）技能考核：完成平顶双焦点眼镜作品。

（2）如何确定平顶双焦点眼镜加工与装配的基准点和基准线？

（3）客户戴上平顶双焦点眼镜应达到什么外观状态？

（杨　林）

---

### 任务四　圆顶球镜双焦点眼镜的加工与装配工艺

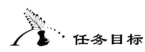

### 任务目标

（1）学会加工装配圆顶球镜双焦点眼镜。

（2）熟悉圆顶球镜双焦点眼镜的特点，会推介圆顶球镜双焦点眼镜。

（3）养成严谨细致的工作习惯和精益求精的职业素质。

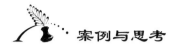 **案例与思考**

一顾客重配双焦点眼镜,验光处方如表7-2。

表7-2　圆顶双焦点眼镜验光处方

| 用途 | 眼别 | 球镜 | 柱镜 | 轴位 | 棱镜 | 基底 | 视力 |
|------|------|------|------|------|------|------|------|
| 远用 | 右眼<br>左眼 | −2.75 DS<br>−2.50 DS | | | | | 1.0<br>1.0 |
| 近用 | 右眼<br>左眼 | −0.75 DS<br>−0.50 DS | | | | | 1.0<br>1.0 |

双焦点:下加(Add)　+2.00 D　　　　　瞳距(PD)64/60 mm　　　　　验光师×××

顾客的子镜片顶点高是16 mm,左、右眼的子镜片顶点高相等。顾客选择全框金属眼镜,眼镜架材质为纯钛、规格为54□16-135,镜片品牌为×××、折射率为1.56、直径为65 mm、膜层为绿膜的圆顶球镜双焦点镜片。如何加工制作该眼镜?

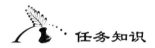 **任务知识**

圆顶双焦点镜片的子镜片外观不易察觉,眼镜行业称为"隐形双光",比较美观,其主镜片远用光心的正下方就是子镜片圆心的位置,是不分左右眼的,加工时需要通过旋转来区分镜片的左、右眼,适合没有太多近用阅读需要的使用者。但是它主要有两个缺点,一个缺点是子镜片顶部有一个不能被使用到的区域,因为圆形的顶部没有足够的宽度用于视近,因此眼位需要继续往子镜片下方能进行舒适阅读,这对于需要大量近距离工作的戴镜者而言不是很好的选择;另一个缺点是从远用区进入子镜片时会出现明显的像跳,导致使用者的日常活动受限。

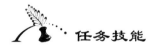 **任务技能**

## 一、任务分析

### (一)分析处方

(1)顾客以前配戴过双焦点眼镜,对于双焦点眼镜的特性比较熟悉,现在重新选择了配戴圆顶双焦点镜片,配戴目的非常明确。

(2)顾客远方屈光状态为近视状态,近距离工作需要增加+2.00 DS 镜度,近用度仍然为近视性质,但不再是远用镜度。

**(二)分析眼镜架、镜片的结构和特点**

(1)眼镜架的规则尺寸的表示方法是方框法,镜框的尺寸是 54 mm,片间距离是16 mm,镜腿展开的长度是 135 mm。

(2)材质是纯钛,重量轻,光泽度好,不易生锈,眼镜架的硬度较高,调整过程中要使用专业的调整钳进行调整。

(3)镜片具有防辐射、防紫外线、抗疲劳等功能,镜片的膜色是绿色。

## 二、眼镜片、眼镜架的加工与装配前质量检测

**(一)眼镜片、眼镜架的配前核对及外观质量检测**

(1)检查出库镜片的片品牌、镜片的折射率、阿贝数、镜片的中央厚度是否与顾客要求相同,子镜片的形状是否为圆形,镜片的膜色是否为绿膜,镜片是否有霍光、脱膜等现象。

(2)检查出库眼镜架的颜色、品牌、型号是否和顾客要求一样、眼镜架是否有无破损、瑕疵等。

**(二)镜片光学参数的检测与确定**

(1)用目视式焦度计或自动式焦度计检测确定远用数右眼是否为-2.75 D,左眼是否为-2.50 D,如果有误差,是否在国标规定的范围内。

(2)用目视式焦度计或自动式焦度计检测确定近用度数右眼是否为-0.75 D,左眼是否为-0.50 D,如果有误差,是否在国标规定的范围内。

## 三、圆顶球镜双焦点眼镜的加工与装配

**(一)眼镜架前期的调整**

在测定顾客的子镜片顶点高度时,也对眼镜架进行了调整。

**(二)确定镜片形状及远用光心**

(1)首先用细的油性笔沿子镜片的几何形状外边缘打上小点,以便明确子镜片的位置。

(2)检查左右眼子镜片的形状、大小是否相同。

(3)根据配镜处方,用目视式焦度计在镜片上打印远用光学中心。

**(三)制作中心型模板**

要求制作的模板大小、形状与镜圈一致,模板上下、左右对称,标出左、右眼和指明鼻侧及上方,如图 7-81 所示。

**(四)定中心及上吸盘**

1.几何移心法　使用几何移心法要求模板必须为中心型模板。

(1)由镜腿的标识或测量可知该眼镜架的几何中心距 FPD 为 70 mm,根据公式 $Xn=(FPD-NPD)/2=(56+14-60)/2=5$ mm,即子镜片顶向鼻侧移 5 mm;$X=(FPD-PD)/2=(56+14-64)/2=3$ mm,即镜片远用光心向鼻侧移 3 mm。

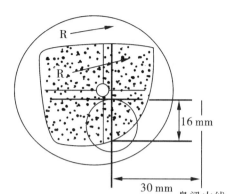

图 7-81　圆顶球镜双焦点眼镜的加工模板

（2）根据顾客的子镜片定点高度 $H$ 为 16 mm，通过测量镜圈的垂直高度 $h$ 为 40 mm，即子镜片垂直移心量公式 $Yn = H - h/2 = 16 - 20/2 = -4$ mm，即子镜片顶点向下方移 4 mm，说明子镜片顶点在眼镜架几何中心线下方 4 mm 处。

（3）将打印好远用光学中心的镜片至于定中心仪上，如图 7-82 所示。

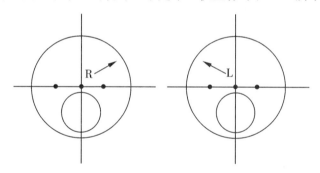

图 7-82　放置圆顶球性双焦点镜片

（4）移动镜片，把远用光心移动到远用瞳距要求的移心量 3 mm 的位置上，如图 7-83 所示。

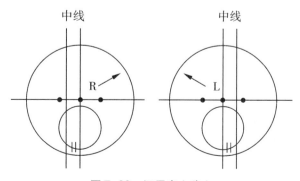

图 7-83　远用光心移心

(5)转动中线调节螺丝,使红色中线移至近用瞳距要求移心量 5 mm 的位置上,然后以远用光心为圆心,根据左右眼分别旋转镜片,同时打开包角线,然后转动包角线调节螺丝,使左右两条黑色包线分别与子镜片左右二顶角相切,如图 7-84 所示。

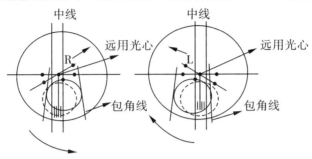

图 7-84 找子镜片顶

(6)再沿着红色中线垂直方向向下移动子镜片顶点至于面板横线刻度下方 4 mm 的位置,如图 7-85 所示。

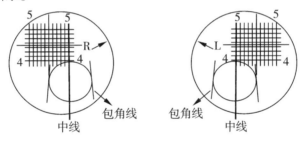

图 7-85 子镜片顶移心

(7)将吸盘红点朝里装入吸盘架上,左手固定镜片,右手操作压杆,顺时针转动将吸盘架转至正位并均匀压下,使吸盘吸附在镜片上后,右手轻轻抬起,左手捏住镜片并随着将镜片上送,将吸盘从吸盘架上取出(为了保护镀膜镜片、树脂镜片表面不受损伤,应在镜片两面贴上专用塑料保护膜,并使用粘盘)。

注意:如双焦点镜片主镜片含有散光时,首先使用焦度计打印远用光学中心和远用加工基准线,然后将远用加工基准线向下平移,当移动到和子镜片相切时停下来,该切点就是子镜片顶点,切线为子镜片加工基准线。

2.测量法 测量法对模板要求较低,模板可以是非中心型模板。

(1)将制作好的模板镶嵌于镜圈内。在模板上做出水平线 $ab$,以鼻梁中心为始点用直尺量出近用单眼瞳距 30 mm,在 30 mm 处的该点作出标记 $O$。

(2)过 $O$ 点做出与水平线 $ab$ 的垂线 $cd$,此线为垂直加工基准线。

(3)根据顾客的子镜片定点高度 $H$ 为 16 mm,以 $cd$ 与镜框的交点 $O'$ 点为起点,沿着垂直线测量 16 mm 到 $O_1$ 点,以 $O_1$ 点为起点做平行于 $ab$ 的平行线 $ef$,$ef$ 即为水平加工基准线,如图 7-86 所示。

（4）$O_1$ 点即为子镜片顶点的位置。

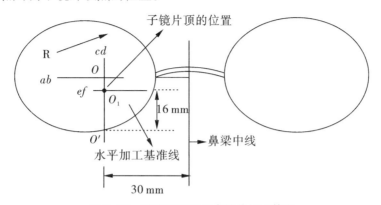

图 7-86　确定圆顶双焦点镜片加工基准

（5）定加工基准点位置：①分清左右，将画好线的模板定于中心仪上。②将设定好的加工基准线的镜片放在模板上，上下左右移动刻度盘，将其水平和垂直中心线的交点移至模板水平加工基准线和垂直加工基准线的交点，分别将左右双眼镜片的子镜片顶点定于刻度盘的交叉点，且镜片的加工基准线与刻度盘的水平中心线平行。③将吸盘红点朝里装入吸盘架上，左手固定镜片，右手操作压杆，顺时针转动将吸盘架转至正位并均匀压下，使吸盘吸附在镜片上后，右手轻轻抬起，左手捏住镜片并随着将镜片上送，将吸盘从吸盘架上取出（为了保护镀膜镜片、树脂镜片表面不受损伤，应在镜片两面贴上专用塑料保护膜，并使用粘盘）。

**（五）其他操作**

磨边、磨安全角、抛光、装配方法同单光眼镜。

## 四、圆顶球镜双焦点眼镜的整形与校配

（1）观测左右眼子镜片是否在同一水平线上，如有偏差，进行调整至同一水平线上。

（2）让客户戴上眼镜，观测镜圈前倾角是否合适，如不合适，调整约为 12° 左右（一般，前倾角的正常范围是 8°～15°，但是对于近用眼镜、双焦点眼镜、渐变焦眼镜取偏大值，主要是保证近方的视野足够大一些），如图 7-87 所示。

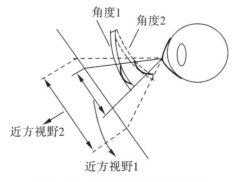

图 7-87　圆顶双焦点眼镜的视野

### 五、圆顶球镜双焦点眼镜的质量检测

#### （一）装配质量外观检测

（1）外观：两边镜片对称、色泽一致、周边无缝隙，镜片无松动、崩边、擦痕和表面划痕，眼镜架部件无缺失、无创伤，鼻托对称。

（2）测量两子镜片高度，子镜片高度偏差<1 mm，双子镜片高度互差<1 mm。

#### （二）光学检测

（1）远用屈光度：在焦度计上测出左右眼镜片的屈光度，并点出光学中心，测量光学中心的距离并与瞳距进行比较，看是否符合国家标准。

（2）近用屈光度：是否与验光单一致，左右子镜片顶点之间的距离是否符合戴镜者的近用瞳距，用尺测量子镜片的高度，子镜片的宽度和形状与订片是否一致。

（3）子镜片顶点高度互差：测量子镜片顶点高度互差，将测得的子镜片顶点高度互差与国家标准进行比较，判断是否合格。

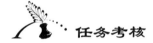

**任务考核**

（1）技能考核：完成圆顶球镜双焦点眼镜作品。

（2）如何确定圆顶球镜双焦点眼镜加工与装配的基准点和基准线？

（3）客户戴上圆顶球镜双焦点眼镜应达到什么外观状态？

（杨　林）

---

| 任务五 | **圆顶球柱镜双焦点眼镜的加工与装配工艺** |
|---|---|

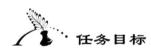

**任务目标**

（1）学会加工装配圆顶球柱镜双焦点眼镜。

（2）熟悉圆顶球柱镜双焦点眼镜的特点，会推介圆顶球柱镜双焦点眼镜。

（3）养成严谨细致的工作习惯和精益求精的职业素质。

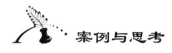

## 案例与思考

一顾客的验光处方如表7-3。

表7-3　圆顶球柱镜双焦点眼镜验光处方

| 用途 | 眼别 | 球镜 | 柱镜 | 轴位 | 棱镜 | 基底 | 视力 |
|------|------|------|------|------|------|------|------|
| 远用 | 右眼 | −2.75 DS | −.00 | 95 | | | 1.0 |
| | 左眼 | −2.50 DS | −0.75 | 90 | | | 1.0 |
| 近用 | 右眼 | −0.75 DS | −1.00 | 95 | | | 1.0 |
| | 左眼 | −0.50 DS | −0.75 | 90 | | | 1.0 |

双焦点:下加(Add)　+2.00 D　　　瞳距(PD)66/62 mm　　　验光师×××

顾客已使用双焦点眼镜3年,新选择全框金属眼镜,眼镜架材质为 β 钛、规格为 54□16–135;子镜片顶点高是16 mm,左、右眼的子镜片顶点高相等,镜片品牌为×××,折射率为1.56、直径为65 mm、膜层为绿膜的圆顶球柱镜双焦点镜片。如何加工制作该眼镜?

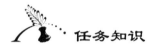

## 任务知识

圆顶球柱双焦点镜片需要保持远用区和近用区柱镜轴向一致,这一工作需要镜片生产商制造镜片时完成。因此,定制好的圆顶球柱双焦点镜片已确定了柱镜轴向,眼镜装配时不能再做旋转,自然左、右眼镜片也已经区别开来,其装配方法与平顶双焦点镜片基本相同。

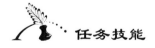

## 任务技能

# 一、任务分析

### (一)分析处方

(1)顾客以前配戴过双焦点眼镜,对于双焦点眼镜的特性比较熟悉,现在重新选择了配戴圆顶双焦点镜片,配戴目的非常明确。

(2)顾客远方屈光状态为近视状态,近距离工作需要增加+2.00 DS 镜度,近用度仍然为近视性质,但不再是远用镜度。

（3）顾客存在散光，眼镜片批发商无存货，需要向眼镜片生产厂家定制。

**（二）分析眼镜架、镜片的结构和特点**

（1）眼镜架的规则尺寸的表示方法是方框法，镜框的尺寸是 54 mm，片间距离是 16 mm，镜腿展开的长度是 135 mm。

（2）材质是纯钛，重量轻，光泽度好，不易生锈，眼镜架的硬度较高，调整过程中要使用专业的调整钳进行调整。

（3）镜片具有防辐射、防紫外线、抗疲劳等功能，镜片的膜色是绿色。

## 二、圆顶球柱镜双焦点镜片的定制

（1）设计圆顶球柱镜双焦点镜片定制单，内容包括姓名、年龄、职业、用镜目的；双眼球镜度数、柱镜度数、轴向、棱镜和基底方向、近附加度、远用瞳距、近用瞳距；材料、折射率、镜片设计、镀膜要求、特殊要求；配镜师签名，日期。

（2）研读验光处方，填写定制单。

## 三、镜片、眼镜架的加工与装配前质量检测

**（一）镜片、眼镜架的配前核对及外观质量检测**

（1）检查出库镜片的片品牌、镜片的折射率、阿贝数、镜片的中央厚度是否与顾客要求相同，子镜片的形状是否为圆形，镜片的膜色是否为绿膜，镜片是否有霍光、脱膜等现象。

（2）检查出库眼镜架的颜色、品牌、型号是否和顾客要求一样、眼镜架是否有无破损、瑕疵等。

**（二）镜片光学参数的检测与确定**

（1）用目视式焦度计或自动式焦度计检测确定远用数右眼是否为 −2.75 DS/−1.00 DC，左眼是否为 −2.50 DS/−0.75 DC，如果有误差，是否在国标规定的范围内。

（2）用目视式焦度计或自动式焦度计检测确定近用度数右眼是否为 −0.75 DS/−1.00 DC，左眼是否为 −0.50 DS/−0.75 DC，如果有误差，是否在国标规定的范围内。

## 四、圆顶球柱镜双焦点眼镜的加工与装配

**（一）眼镜架前期的调整**

在测定顾客的子镜片顶点高时，也对眼镜架进行了调整。

**（二）确定镜片的加工基准线**

（1）首先用细的油性笔沿子镜片的几何形状外边缘打上小点，以便明确子镜片的位置。

（2）检查左右眼子镜片的形状、大小是否相同。

（3）根据配镜处方，在镜片上打印远用光学中心，同时根据处方上柱镜轴向打印远用加工基准线。

（4）双焦点镜片为球柱镜片，与远用加工基准线平行的子镜片切线与子镜片的交叉点为子镜片顶点，即加工基准点，子镜片上方的水平线为近用加工基准线，如图7-88所示。

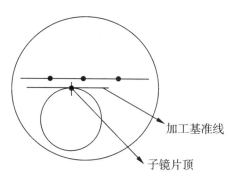

**图7-88　圆顶球柱双焦点镜片的加工基准**

（5）通过直尺测量可以确定远用光心与子镜片顶点高之间的几何偏位应该是2 mm。

**（三）制作中心型模板**

要求制作的模板大小、形状与镜圈一致，模板上下、左右对称，标出左右眼和指明鼻侧及上方，如图7-89所示。

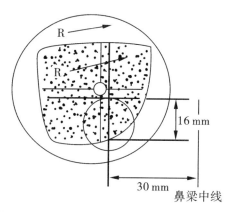

**图7-89　圆顶球柱双焦点镜片的加工基准模板**

**（四）定中心及上吸盘**

1.几何移心法　使用几何移心法要求模板必须为中心型模板。

（1）由镜腿的标识或测量可知该眼镜架的几何中心距 FPD 为 72 mm，根据公式 $Xn=$（FPD−NPD）/2＝（72−62）/2＝5 mm，即子镜片顶向鼻侧移5 mm。

（2）根据顾客的子镜片定点高度 $H$ 为 16 mm，通过测量镜圈的垂直高度 $h$ 为 38 mm，即子镜片垂直移心量公式 $Yn=H-h/2=16-38/2=-3$ mm，即子镜片加工基准点向下方移3 mm，说明子镜片加工基准点在眼镜架几何中心线下方3 mm处。

（3）将打印好远用光学中心和加工基准线的镜片至于定中心仪上中心点处，保持子镜片顶加工基准线与定中心仪水平线重合，如图7-90所示。

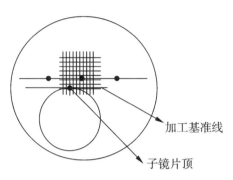

图7-90　放置圆顶球柱双焦点镜片

（4）移动镜片，根据左右眼移心量的要求，转动中线调节螺丝，使红色中线移至近用瞳距要求移心量5 mm的位置上，把镜片的子镜片加工基准点移动该位置上，再沿着红色中线垂直方向向下移动子镜片加工基准点至于面板横线刻度下方3 mm的位置上，同时打开包角线，然后转动包角线调节螺丝，使左右两条黑色包线分别与子镜片左右二顶角相切，如图7-91所示。

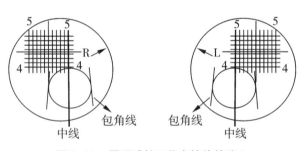

图7-91　圆顶球柱双焦点镜片的移心

（5）将吸盘红点朝里装入吸盘架上，左手固定镜片，右手操作压杆，顺时针转动将吸盘架转至正位并均匀压下，使吸盘吸附在镜片上后，右手轻轻抬起，左手捏住镜片并随着将镜片上送，将吸盘从吸盘架上取出（为了保护镀膜镜片、树脂镜片表面不受损伤，应在镜片两面贴上专用塑料保护膜，并使用粘盘）。

2. 测量法

（1）将制作好的模板镶嵌于镜圈内。在模板上做出水平线 $ab$，以鼻梁中心为始点用直尺量出近用单眼瞳距33 mm，在33 mm处的该点作出标记 $O$。

（2）过 $O$ 点做出与水平线 $ab$ 的垂线 $cd$，此线为垂直加工基准线。

（3）根据顾客的子镜片定点高度 $H$ 为16 mm，以 $cd$ 与镜框的交点 $O'$ 点为起点，沿着垂直线测量16 mm到 $O_1$ 点，以 $O_1$ 点为起点做平行于 $ab$ 的平行线 $ef$，$ef$ 即为水平加工基准线，如图7-92所示。

（4）$O_1$ 点即为子镜片顶点的位置。

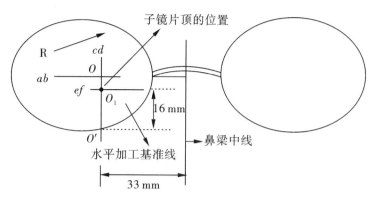

图 7-92　确定圆顶球柱双焦点镜片的加工基准

（5）定加工基准点位置：①分清左右,将画好线的模板定于中心仪上。②将设定好加工基准点和基准线的镜片放在模板上,上下左右移动刻度盘,将其水平和垂直中心线的交点移至模板水平加工基准线和垂直加工基准线的交点,分别将左右双眼镜片的子镜片加工基准点定于刻度盘的交叉点,且镜片的加工基准线与刻度盘的水平中心线平行。③将吸盘红点朝里装入吸盘架上,左手固定镜片,右手操作压杆,顺时针转动将吸盘架转至正位并均匀压下,使吸盘吸附在镜片上后,右手轻轻抬起,左手捏住镜片并随着将镜片上送,将吸盘从吸盘架上取出(为了保护镀膜镜片、树脂镜片表面不受损伤,应在镜片两面贴上专用塑料保护膜,并使用粘盘)。

**（五）其他操作**

磨边、磨棱角、抛光、装配方法同单光眼镜。

## 五、圆顶球柱镜双焦点眼镜的整形与校配

（1）观测左右眼子镜片是否在同一水平线上,如有偏差,进行调整至同一水平线上。

（2）让客户戴上眼镜,观测镜圈前倾角是否合适,如不合适,调整约为 12°左右(一般,前倾角的正常范围是 8°～15°,但是对于近用眼镜、双焦点眼镜、渐变焦眼焦眼镜取偏大值,主要是保证近方的视野足够大一些)。

## 六、圆顶球柱镜双焦点眼镜的质量检测

**（一）装配质量外观检测**

（1）外观:两边镜片对称、色泽一致、周边无缝隙,镜片无松动、崩边、擦痕和表面划痕,眼镜架部件无缺失、无创伤,鼻托对称。

（2）测量两子镜片高度,子镜片高度偏差<1 mm,双子镜片高度互差<1 mm。

**（二）光学检测**

（1）远用屈光度:在焦度计上测出左右眼镜片的屈光度,并点出光学中心,测量光学中心的距离并与瞳距进行比较,看是否符合国家标准。

（2）近用屈光度:是否与验光单一致,左右子镜片顶点之间的距离是否符合戴镜者的

近用瞳距,用尺测量子镜片的高度,子镜片的宽度和形状与订片是否一致。

（3）子镜片顶点高度互差:测量子镜片顶点高度互差,将测得的子镜片顶点高度互差与国家标准进行比较,判断是否合格。

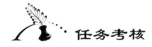

### 任务考核

（1）设计圆顶球柱镜双焦点镜片定制单。

（2）定制圆顶球柱镜双焦点镜片时必须注明哪些内容?

（3）如何确定圆顶球柱镜双焦点眼镜加工与装配的基准点和基准线?

（4）客户戴上圆顶球柱镜双焦点眼镜应达到什么外观状态?

（杨　林）

# 项目四　渐变焦眼镜的验配与加工工艺

## 任务一　渐变焦镜片的推介

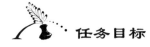

### 任务目标

（1）会推介渐变焦眼镜。

（2）掌握渐变焦镜片各标记的含义。

（3）熟悉渐变焦镜片的设计与结构。

（4）了解渐变焦镜片作用和特点。

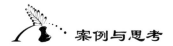

### 案例与思考

某公司的高管王某,女,53岁,日常看近不清,因工作需要经常看近看远,来医院检查如下。

客观验光结果:视远 OD −0.50 DS→1.0,OS −0.75 DS→1.0,Add 2.00 D。

请问,如何推介最适合她的眼镜?

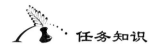

任务知识

## 一、渐变焦镜片的发展历史及与其他镜片的区别

### (一)渐变焦镜片的发展历史

渐变焦镜片也称为渐变镜或渐进多焦点镜片,是一种特殊的自由曲面眼用镜片。渐变焦镜片在双焦点镜片、三焦点镜片以及多焦点镜片的基础上,克服了屈光度突变造成的像跳和镜片外观有光焦度突变界痕等缺点而设计出来的非旋转对称的镜片。最早的渐变焦镜片设计构思由英国视光师 Owen Aves 提出并发表专利于 1907 年。1958 年法国光学师兼工程师 Bernad Maitenaz 开展的研究获得突破性进展,研制出真正适合临床配戴的第一副现代概念的渐变焦镜片。1959 年该公司正式命名这种镜片为 Variluxl,将其正式投入市场。

### (二)渐变焦镜片与其他镜片的区别

(1)单光阅读镜片由一个适当曲率的单一球性屈光度的镜片组成,仅矫正眼睛看近、看远模糊;中距离校正也未包含。

(2)双焦点镜片结合了看远(上)和看近(下)的球镜。在两个不连续的屈光度之间形成了一个可见的分界线或"阶梯";中距离矫正未包括。依照每个人不同的调节幅度,中距离视觉可能有限存在或完全模糊。

(3)三焦点镜片在远近之间又加入了第三个球镜。这样便产生了两个可见的分界线。

(4)渐变焦镜片有一个自顶端视远区,通过中部的中距离区到镜片底部的视近区连续变化的屈光度(图7-93)。平缓增加的屈光度意味着没有可见的分界线。连续的屈光度变化是通过一系列不间断的水平曲线来实现的。渐变的结构导致渐进区的两边产生了像差,问题是要将像差处理好。

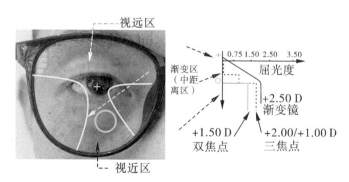

图7-93　渐变焦镜片与单光、双焦点和三焦点镜片注视距离的对比

## 二、渐变焦镜片的结构和功能

渐变焦镜片从远用到近用屈光度的变化是连续的、不间断的渐进变化。为了达到在垂直子午线上连续地增加度数，通过减小镜的曲率半径来获得度数渐进，如图7-94所示。渐变焦镜片实现了镜片上屈光度的渐进变化，正是这样一种变化，完成了镜片由远及近的视距变化，这是一条由远用到近用的矫正屈光度曲线。渐变焦镜片也正是因为具有这样一条矫正屈光度曲线，才使配戴者的视像不再被割断而是连续的，配戴者的视觉范围达到了接近人自然视生理的状态。因此，渐变焦镜片为配戴者提供自远点到近点全程、连续的清晰视觉。

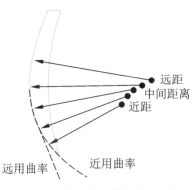

**图7-94 渐变焦镜片的曲率变化**

镜片表面大体分为4个区域：视远区、视近区、渐变区或渐进区、像差区。在渐进区内镜片的屈光度不断变化，从视远区开始到视近区结束。

### (一)视远区

通常渐变焦镜片的上半部分都是视远区，矫正视远屈光不正。

### (二)视近区

从主参考点起，镜片屈光力开始逐渐、连续地变化，直至在视近区达到所需的加光度数，此后在视近区内镜片度数便不再明显变化。在大多数渐变焦镜片中，视近区中心位于视远参考圈中心下方10～18 mm，内侧2～3 mm，具体数值根据加工度数及设计样式而异。

### (三)渐变区或渐进区

连接视远区和视近区的渐变区也叫渐变走廊，长度在10～18 mm。渐变区的长度、宽度对于配戴者的适应十分重要，取决于度数变化速率（渐变度）、像散区的大小、梯度和近附加的高低等因素。镜片渐变度越大，屈光力增加越快，像差较集中，但变化梯度较大，渐变区相对较狭窄。渐变区度数变化的速率，叫做渐变度（progression），根据不同的设计样式而不同，可以是线性变化，或呈其他函数曲线形式。

### (四)像差区

虽然从理论上讲，渐变焦镜片存在自远而近的全程连续清晰视觉，但是由于设计镜片表面曲率的变化，而导致镜片两侧存在像差区，主要为像散和棱镜效应，在一定程度上会干扰视觉、产生视觉模糊或变形，影响配戴者对镜片的适应，也叫做畸变区、变形区、模糊区、周边区。这些像差是渐变焦镜片与生俱来的问题，它的存在无论是从设计上还是工艺上目前都无法完全消除。像差的大小、范围和镜片的设计样式及加光度数相关，加光度数越高，像差越显著。

渐变焦镜片是通过改变镜片表面曲率半径而使镜片屈光度发生变化。与双焦点镜片、三焦点镜片不同的是，渐变焦镜片表面曲率从视远区的一定位置（配镜"十"字）开始,至视近区中心按一定规律变化的渐变度逐渐、连续地增加至一固定值,配戴者从而只需要通过眼睛接近自然生理状态的垂直转动即可使任意距离的视力均达到清晰。配戴渐变焦镜片后,配戴者自上而下垂直转动眼睛,即能获得远距、中距和近距的清晰视力。

## 三、渐变焦镜片的分类

### (一)按结构分类

渐变焦镜片自投入市场以来,经过近大半个世纪的不断完善和改进,其性能得到了非常大的改善,尤其是计算机技术的引入,更是开创了渐变焦镜片发展的新纪元。近年来,渐进成形的基础设计方式经历了由传统单面渐进设计到双面合成渐进设计的重大变化。根据渐进面的结构分配,可以将渐变焦镜片分为以下三大类。

1. 单面渐变焦镜片 单面渐变焦镜片包括外表面渐变焦镜片和内表面渐变焦镜片。外表面渐变焦镜片是指:外表面是渐进面,内表面是单一度数面,比如球面、球柱面、非球面、非球柱面。一般情况下,外表面渐变焦镜片是使用模具压制成型的方法加工而成的,也可以通过车房加工而成,即用新型的自由曲面超精密加工设备将渐进面直接车削于外表面。内表面渐变焦镜片是指:内表面是渐进面或渐进面同球柱面的合成,将渐进面设计到内表面之后明显扩大了镜片各区的视场并能优化镜片的光学性能。内表面渐变焦镜片一般是通过车房加工而成,即用新型的自由曲面超精密加工设备将渐进面直接车削于内表面。

2. 双面渐变焦镜片 双面渐变焦镜片的外表面是渐进面,内表面是渐进面或渐进面同球柱面的合成,前后两面均有渐进设计。这类镜片在拓宽横向视野的同时,还可以通过前表面的补偿设计来抵消部分单面内渐变焦镜片令眼球纵向移动距离变长的缺点。

3. 双面合成渐变焦镜片 外表面和内表面都不是渐进面,合成以后实现渐变功能。从理论设计上,双面合成渐变焦镜片的功能性及舒适性得到了很好的协调兼顾,能更好地满足配戴者自然的视觉需求。

### (二)按功能分类

渐变焦镜片的出现最早是用于老视的矫正,经过几次重大的革新,成熟的渐变焦镜片的设计种类日益增多,配戴人群日益庞大。按照渐变焦镜片的使用功能,可以分为以下3类。

1. 青少年近视控制镜片 青少年近视控制镜片用于减缓视疲劳,控制近视发展速度。近年来,青少年学生近视率居高不下,中低度近视顾客往往是看不清楚远处物体,需要配戴眼镜,而进行阅读和观察近处物体时眼睛能够自己调节从而看清物体,不需要眼镜片进行附加调节。渐变焦镜片可以在镜片的上部提供远用光焦度,而在镜片下部采用屈光力减少的镜片。相比单光镜片,配戴青少年近视控制镜片看近物时,眼的调节减少。在研究和临床实践中,近视控制镜在减少调节的过程中,会出现调节集合的不同步,至于近视控制镜的效果还在不断研究实践中探索。

2. 成年人抗疲劳镜片 随着社会工作体系的变革,人眼的近距离使用越来越多。眼睛疲劳的原因有很多种,大部分是因为近距离用眼,出现眼睛调节疲劳所致。成年人抗疲劳镜片是一种针对近距离调节疲劳研制的眼镜,它是一种有轻度下加光的渐变焦镜片。成年人抗疲劳镜片用于近距离和电脑使用过多人群,通过调整人看近的眼调节频率而起到防止眼睛疲劳的作用,以减少工作中带来的视觉疲劳。

3. 中老年渐变焦镜片  中老年人随着年龄增长,调节力下降,出现老视症状。渐变焦镜片最初就是为了改善老年人视力而发明的,故渐变焦镜片就是老年人改善视力的最佳选择。中老年渐变焦镜片为中老年顾客提供自然、方便和舒适的矫正方式,戴上渐变焦镜片可以看清远处,又可以看清近处,还可以看清中距离物体。

## 四、渐变焦镜片的设计

### (一)设计要求和设计原则
理想的渐变焦镜片应当满足以下基本要求。

(1)尽量大的有效视觉区。

(2)渐变区尽量短而宽。

(3)像差变化平缓。

渐变焦镜片设计的总体原则如下。

(1)突出中央区域视觉有效宽度,将像散推向周边区。

(2)使像散趋于均匀,减小单位区域的像散变化,使最大像散值减小。

(3)利用非对称设计使双眼视觉均衡。以上原则互相制约,实际上好的设计意味着各项设计原则能达到较为理想的均衡。

### (二)渐变焦镜片的设计发展
1. 20 世纪 50 年代硬式、对称设计  最初的渐变焦镜片是硬式、对称设计,磨边加工时,通过顺时针、逆时针旋转镜片,使近用区更接近鼻侧,适应近用瞳距,配戴者较难适应。

2. 20 世纪 70 年代硬式、非对称设计  左右两侧镜片区别开来,解决了对称设计的光学问题。

3. 20 世纪 80 年代硬式、软式、软硬折中设计  根据不同配戴者的类型和使用目的来设计渐变焦镜片。硬式设计提供给主要用于阅读的配戴者,软式设计提供给那些动态运动较多的配戴者,软硬折中设计提供给静态和动态较平均的配戴者。

4. 20 世纪 90 年代多样化设计  多样化设计是渐变焦镜片的设计根据不同的近附加度,以及不同的远用屈光度而设计出更符合配戴者需要的,更宽广的远用和近用视野,较短的渐变区。

5. 现代个性化设计  按照配戴者的生活习惯、用眼方式、眼镜架喜好来进行个性化的设计。提供宽广的远中近注视区域,更佳的适应,更少的摇晃、歪曲。

### (三)设计类型
渐变焦镜片可分为硬式设计、早期软式设计和现代软式设计 3 种设计类型。

1. 硬式设计  类似于三焦点镜片,硬式设计把渐变焦镜片分为三大块,即一大块球面作为视远区,很短的渐变区和一大块作为视近区。在渐变区,渐变焦镜片的渐进屈光度变化很快,导致渐变区像散过大,严重影响渐变区的视觉。

2.早期软式设计 软式设计的视远区和视近区之间有较长的渐变区,屈光度变化平缓,有效视觉区向周边像差区缓慢变化。优点是周边像差区变化柔和,"泳动现象"较少,比较容易适应。缺点是视远区和视近区的清晰范围小,视近区位置低,从视远区到视近区观察时眼球需要转动的幅度较大。

3.现代软式设计 现代的渐变焦镜片的设计介于硬式设计和早期软式设计之间,从视远区到视近区屈光度呈非线性连续变化。视近区域向上提升,中距和近用的清晰视野宽度增大,配戴时获得更好的运动视觉。

硬式设计和软式设计对比见表7-4。

表7-4 硬式设计和软式设计对比

| 镜片结构 | 硬式设计 | 软式设计 |
| --- | --- | --- |
| 视远区 | 视稳定区较宽 | 侧区视稳定稍差 |
| 渐进区 | 窄、短 | 较宽、长 |
| 视近区 | 较宽 | 相对较小 |
| 周边像差区 | 区域小、像差大 | 区域大、像差小 |
| 中央可视区 | 小 | 大 |
| 视觉曲线效应 | 明显 | 不明显 |
| 高下加光 | 可以 | 不佳(视近区下) |
| 适应 | 需一定时间 | 容易 |

### (四)渐变焦镜片的薄处理工艺

渐变焦镜片为了获得从远用到近用逐渐增加的屈光力,曲率半径相应减小,采用圆锥曲线进行设计。但圆锥曲线的使用会产生散光,设计师需要采取补偿和优化措施。由于镜片自上而下的曲率半径减小,导致渐变焦镜片上端较厚,而下端较薄,为了使镜片更加美观,对镜片进行薄处理。在生产过程中,研磨掉一个底朝上的三棱镜部分,形成一个底朝下的棱镜,用于减薄镜片顶部的厚度,使镜片的边缘厚度相同。该底朝下的三棱镜既达到了渐变焦镜片边缘厚度相同的效果,而其棱镜度值为近用加光度的2/3,因此又称为等厚棱镜(也称减薄棱镜),如图7-95所示。

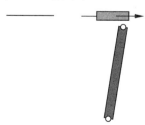

图7-95 减薄棱镜

### 五、渐变焦镜片的镜度图

渐变焦镜片的镜度图和地形图、气象图类似,是将相同屈光度的曲线组合成的图形。球镜图是将渐变焦镜片中等球性屈光力的点连接起来的图像,显示渐变区球镜的变化。球镜图中线条间的排布越紧密表明屈光力变化越快,渐变走廊越短,下加光越高。柱镜图是将柱镜度数相等的区域相连接的镜度图,描述散光像差以及镜片表面的柱镜变化速率。柱镜图对反映软式设计和硬式设计之间的对比,如图 7-96、图 7-97 所示。硬式设计的等柱镜线间距紧密,有较宽的远用区和近用区。软式设计的等柱镜线间距较宽,渐变走廊较宽,视远视近的区域较窄。

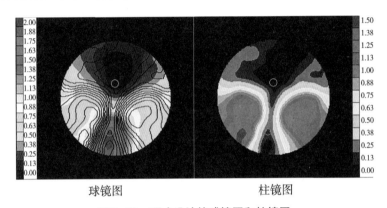

球镜图 柱镜图

**图 7-96　硬式设计的球镜图和柱镜图**

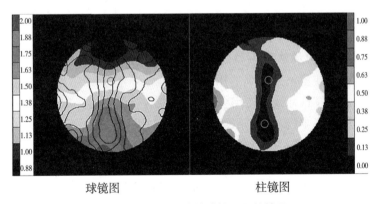

球镜图 柱镜图

**图 7-97　软式设计的球镜图和柱镜图**

### 五、渐变焦镜片的标记

渐变焦镜片的标记包括永久性标记和临时性标记。临时的墨印标记是半成毛坯被送往实验室加工后表面之前,由生产商印在其前表面的,如图 7-98 所示。这些墨印会保留在完成的镜片上,直到镜片被装配和检查完毕,配戴者第一次戴上完成的眼镜,并确认镜片的各区正确对准。

1. 远用参考圈　远用参考圈是用来寻找镜片上允许核对远用度数的部分,这个圆圈应直接地放在焦度计的镜托上,焦度计里目标的位置并不重要,只注重度数的大小。

2. 配镜"十"字　配镜"十"字应装配在配戴者瞳孔的中心点正前方。

3. 棱镜参考点　棱镜参考点是镜片上的点,用来检查预订的棱镜量和差异棱镜的数量。这点上的读数如焦度计里的目标影像的质量一样并不重要,只有它的位置有意义。

4. 水平子午线标记　这些虚线布置在镜片的鼻侧和颞侧两边,与棱镜参考点在同一高度,这样可以帮助镜片的装配正确。

5. 近用参考圈　可通过焦度计在这个圆圈核对加光度数。透过近用参考圈量度的前顶点度数减去透过远用参考圈所量度的前顶点度就等于加光度数。

6. 水平定位器　这些是隐形刻印的小圆圈,相隔 34 mm(从棱镜参考点向鼻侧与颞侧伸展约 17 mm 的位置),一旦找到它们,可以重新点标其他所有的非永久性标记。

7. 镜片的商标和材料代码　一般可在鼻侧的定位器的下方找到,这个标记代表了镜片种类的商标(由生产商设计的)可让观察者不但获悉到生产商而且还可以知道镜片的种类。镜片材料的代码通常会包括在内。

8. 加光度数　一般刻印在颞侧的定位器之下,这个刻印可以帮助观察者验证加光度数。另外,加光度数可以使用焦度计来核对。

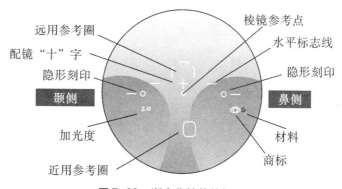

图 7-98　渐变焦镜片的标记

如果配戴者带着一副渐变焦镜片来检查,需要复位临时墨印的位置来完成焦度计的测量,还要检查配镜"十"字的位置是否准确,必须按照以下的步骤来做。①首先找出渐变焦镜片的隐形刻印,把镜片拿起放在有光线的地方,让光线充分照射在镜片上(可能需要将镜片前后移动),然后把光线聚集在镜表面而并非镜片的内部,向着镜片哈口气产生镜片雾气也可帮助刻印的位置更明显。②当永久性刻印被确定后,使用一支软式笔头的墨水笔描出水平定位器的位置。③永久刻印表明了生产商和镜片种类,接着选择正确的测量卡来标画这片镜片,虽然各种镜片的区别并不太大,但是不能使用不正确的测量卡来代替,在核对时不仅要使用正确生产商提供的,而且是正确的该镜片种类的测量卡。④已经标记好镜片的两个定位器后,将镜片平放在测量卡上,对齐两个定位器于测量卡上的标计位置。⑤然后仔细地描绘出远用和近用参考图,配镜"十"字和棱镜参考点。

## 六、渐变焦镜片的优缺点

### (一)渐变焦镜片的优点

(1)全程、连续的清晰视力。

(2)更加自然的调节使用。

(3)外观比双焦点镜片、三焦点镜片好,不存在子镜片分界线,也无环形盲区。

(4)良好、自然的中间视觉。

(5)视觉自然,符合生理光学,适应较佳。

(6)外观比双焦点镜片、三焦点镜片好,不存在子镜片分界线,也无环形盲区。

### (二)渐变焦镜片的缺点

(1)曲线效应和泳动现象。①曲线效应:棱镜像差造成的棱镜效应,使配镜者感觉视物偏移、变形。②泳动现象:由棱镜效应引起,当同一镜片的颞侧和鼻侧对应点及双眼镜片对应点的棱镜效应不平衡时,配镜者即感觉周边视野物体出现晃动,好像在水里游泳一样。

(2)中、近距离视野相对狭小。

(3)眼位、头位运动相对增加。

## 七、渐变焦镜片的适应证和禁忌证

### (一)渐变焦镜片的适用人群

渐变焦镜片适合于大部分有远中近视觉需求的人群,对于有屈光不正的老视者是最佳配适人群。调节功能异常的人群通过配戴渐变焦镜片能够减轻调节疲劳的症状。集合功能异常的人群配戴渐变焦镜片能够减缓集合过度的症状。

### (二)渐变焦镜片的不适用人群

1. 特殊职业　虽然渐变焦镜片适用于大多数的情况,但是一些职业并不太适用渐变焦镜片,如有较大视野的需求、用不常用的注视方向使用近或中视力、过度的可动性或头部移动。

(1)视野范围:在某些情况下需要拥有较大的视野范围,例如建筑师的工作;或者,美术设计师需要在大计算机屏幕前工作。在这些情况中,虽然渐变通道可给中心凹视力提供足够的视野,但是更大视野的需求意味着配戴者需向侧边移动头部。

(2)注视方向:渐变焦镜片配戴者会降低他们的注视方向来看近和中距离的事物,把阅读材料拿得更靠近胸口,和中距离事物在远用注视方向之下,但未达到近用阅读部分的位置。但有一些职业的注视方向是不同的,如飞机师需要用中距离视力来看头顶的计量器;图书管理员需要看在头顶上的书籍,那么渐变焦镜片就不适合这些职业。

(3)可动性/头部移动:虽然软式设计的渐变焦镜片是更适合运动爱好者的镜片,但并非那些需要过度的头部动作运动者的最好选择。如需要快速动作的体育运动如壁球、网球、羽毛球或者自行车等。参与这些运动的老视者最适宜配戴单光镜,主要用于远距离活动,然后配戴渐变焦镜片作一般性的使用。

2. 屈光参差　一些屈光参差的老视顾客也不适合配戴渐变焦镜片。由于两眼的矫正度数有显著的差别而引起配戴者棱镜效应,导致配戴者使用近和中距离区时感到不舒适。其实,不管采用何种形式的矫正,这些配戴者都会有问题。有这种经历的配戴者最好配戴削薄设计的双焦点镜片,其设计可消除近用视点的不均衡状态。这类顾客主要的问题在于两眼垂直子午线的度数差异引起垂直性的差异棱镜效应。

高散光度数的老视顾客配戴渐变焦镜片要高度注意,特别是斜轴性的散光。非环曲面的渐变焦镜片能够有更好的适应,主要是非环曲面的渐变焦镜片后表面帮助克服环曲面后表面和渐变前表面组合造成的斜轴性散光。

3. 晕动病　晕动病是因平衡功能较差,在快速地自主或被动运动中产生的头晕目眩症状,如晕车、晕船等。患高血压和动脉硬化的顾客,当病情反复时,会出现脑血管供血不足而引起头晕。当内耳的前庭功能障碍,会引起旋转性头晕。因为渐变焦镜片的周边像差区会引起视物晃动,头晕的配戴者会更难适应。

4. 头颈运动异常　渐变焦镜片配戴者在注视周边事物时,需要增加头位运动来代偿。患有颈椎病的人群会出现头颈运动的异常,因此也不适合配戴渐变焦镜片。

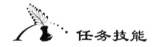

**任务技能**

恢复渐变焦镜片的标记的方法如下。

(1)找出渐变焦镜片的隐形刻印和加光度,并标记。根据加光度位置区分左、右眼镜片。

方法一:将镜片朝向光线充足的方向观察,如日光灯。

方法二:对着镜片哈气,隐形刻印可显现。

(2)将镜片凹面向下扣在对应的测量卡图片上(注意配装好的成镜放置方法相反,即镜片凸面放在测量卡图片上)。

(3)在镜片与测量卡上对应的位置标出显形标记。

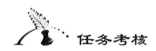

**任务考核**

(1)渐变焦镜片的光学结构分哪几个部分?

(2)渐变焦镜片有哪些优点和缺点?

(3)何谓硬式设计?何谓软式设计?

(4)渐变焦镜片上有哪些标记?各自含义是什么?

(严　凯)

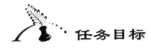

## 任务二　渐变焦眼镜的规范验配

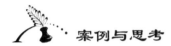

### 任务目标

（1）掌握渐变焦眼镜的规范验配的步骤。

（2）学会测量渐变焦眼镜的配镜参数。

（3）学会与顾客沟通渐变焦眼镜的相关问题。

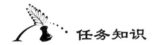

### 案例与思考

某学校老师，男，55岁，主诉：需看书备课和在教室讲课，近视 OU－4.00 DS，视近困难，不想随身携带两副眼镜。

客观验光结果：视远 OD－4.250 DS→1.0，OS－4.75 DS→1.0，Add 2.50 D。

请问，渐变焦眼镜的验配步骤有哪些？

### 任务知识

#### 一、配戴者选择与沟通

选择合适的配戴者是验配成功的第一步。年龄（加光度）、性别、屈光状态、视觉需求、原先矫正方式等因素影响渐变焦眼镜的接受率。

渐变焦眼镜适合大多数的老视者配戴。比较理想的配戴人群是有一定的中/近距离工作需要、又期望美观、乐于接受新观念的人。

为双焦点眼镜和三焦点眼镜的像跳、子镜片分界线、远近交替视力和中间视力不佳等缺点所困扰的老视者往往也会乐意选择渐变焦眼镜。

对曾有眼镜适应困难史的人，推荐渐变焦眼镜时必须谨慎考虑。

渐变焦眼镜配戴者的视觉需求是从上方视远、下方视近，视觉需求不同的人，如图书管理员、建筑工人、飞行员等工作时的视觉需求要从上方看近或从下方看远，因此在这些情况下不适合配戴渐变焦眼镜，可以改用普通单光阅读镜、改良阅读镜。

为避免引起双眼垂直棱镜差异，对于双眼屈光参差等效球镜超过 2.00 D，尤其是垂直子午线屈光力差异超过 2.00 D 的配戴者，要谨慎验配。

由于渐变焦眼镜的视近区比传统多焦点眼镜的位置要低，需要移动头位使双眼进入阅读区,因此不能随意移动头位的人不适配戴。包括有某种固定体姿者,如脖子很短、个子很矮、颈关节炎、肩关节炎、脊椎病、脊椎弯曲等。另外坐姿不良的人往往在用渐变焦眼镜的走廊而不是近用区。

其他不适宜的情况包括运动系统障碍、平衡功能不良,如"晕车""晕船"或类似的眩晕症状(内耳功能障碍)。给这些人配戴渐变焦眼镜时必须三思而行,尤其是验配硬式设计的渐变焦眼镜。

由于渐变焦镜片周边像差的存在,初次配戴渐变焦眼镜或换新镜时都会有一定的不适感,一般需要 1~2 周适应期,要向配戴者说明,但又不可以很清晰地解释不适的原因,以免其过度关注像差而影响适应,这需要良好的沟通技巧。

## 二、选择眼镜架

1. 眼镜架的形状  渐变焦镜片最适合形状正规的眼镜架,例如圆形、椭圆形和四方形或与其接近的形状。渐变焦镜片最不适宜配制于"蛤蟆镜"式眼镜架,由于太多的阅读区域被割掉。眼镜架的形状对于充分使用渐变焦镜片各区有极大的重要性。

2. 眼镜架的高度  全部渐变焦镜片的生产商都会标明从配镜"十"字和眼镜架底框所需的最少距离,这种距离使配戴者能够充分使用近用区。多数的渐变焦镜片需要约 23 mm 的距离,这种距离是从配镜"十"字到"十"字以下的镜框内侧所得。眼镜架选择需达到生产商设计的最低高度要求。配镜"十"字以上的距离大部分没有最低高度限制,但是应避免选择配镜"十"字太接近眼镜架的上缘,一些生产商建议最低为 12 mm。

3. 眼镜架的大小  多数眼镜架的大小都适合配制渐变焦镜片,除了可能引起以上所述的高度问题外,常见的眼镜架尺寸问题是选择的眼镜架太大。镜框越小可以除去多余的像差区域,所以越大的镜框增加了制成眼镜中多余的像差区域。

4. 镜眼距离  最适合的渐变焦眼镜的眼镜架需舒适地架在鼻梁上,同时有相对小的镜眼距离。

5. 前倾角  选择的渐变焦眼镜的眼镜架必须舒适地架在鼻梁上,而且有适度的前倾角,前倾角一般为 8°~15°。较大的前倾角能够使配戴者视近时,能够有较大的视野范围。

6. 面弯度  选择的渐变焦眼镜的眼镜架的面弯度不要太平坦,有一定的弧度能够增大注视的视野范围。

## 三、眼镜架调整

根据配戴者的脸部特征调整眼镜架,以适合配戴者的面型,方便正确地进行测量,同时也尽量增大镜片的可用视野。调整内容主要包括:眼镜架平衡、前倾角、顶点距离、镜腿长度、面弯等。需要特别强调的是:①顶点距离尽量短,以不触及睫毛为准,以尽量增大可用视野,这个原理可以类比为"锁孔效应"。②眼镜架必须根据配戴者的面部特征调整前倾角,一般在 8°~12°,当视近区和中间区离眼睛比较近时,相应的视野就比较大。③眼镜架应与面部相匹配,具有一定的面弯,有助于保持足够的视野。

## 四、测量配镜参数

为确保配戴者能够获得最佳视力,视线不仅要通过适当的视远区域,而且眼睛往下看时,通过相对狭窄的渐变区,到达视近区,否则眼睛就有可能经过模糊区而影响视力。

渐变焦眼镜的配适取决于配镜"十"字的位置,前表面的配镜"十"字标记代表"配镜中心",当配镜中心置于瞳孔之前,主参考点(即棱镜参考点)位于瞳孔中心下方2~4 mm。

要测量的面部配镜参数包括瞳距和配镜高度,整个工作步骤相当于在配戴者眼前画了"十"字,使镜片上的配镜"十"字与之重合。

### (一)渐变焦眼镜测量卡

由于各种渐变焦眼镜设计具有各自的特点,有自己特定的隐形和临时性标记作为记号,所以在临床工作中要应用特定于每种设计的镜片测量卡(图7-99)。测量卡上标有该种设计镜片的各种记号,并有准确的刻度线可以测量单眼瞳距、配镜高度等。通过测量卡还可以确定选择的眼镜架是否合适、估计最合适的镜片直径。

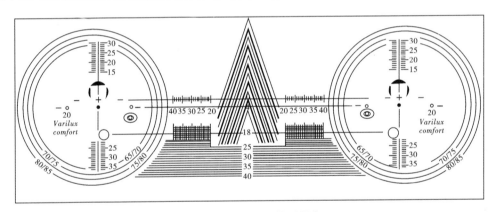

图7-99　渐变焦眼镜测量卡

### (二)水平参数(瞳距)

这里需要测量单眼瞳距,即第一眼位时瞳孔中心到鼻梁中央的距离。

1. 瞳距仪　注意测量时保持检查者、被检者和瞳距仪位置端正,将测量距离设定为所要测定的距离,可测量单眼和双眼视远和视近(不同距离)瞳距。

2. 瞳距尺　使用有鼻梁槽的单眼瞳距尺。

## 五、选择镜片

根据配戴者的用眼习惯、屈光状态、眼镜架大小情况选择合适的渐变焦镜片。目前,渐变焦镜片的品牌、型号和设计种类非常多,如何选择一款适合配戴者的渐变焦镜片需要花很多的心思。渐变焦镜片中有适合视远为主型的类型,有适合视近为主的类型,也有适合视远视近兼顾的类型。有适合眼镜架款式美观的短通道类型,有适合经济舒适的长通道类型,还有兼顾舒适和美观的标准通道类型。有外渐进设计的类型,有更舒适易适应的内渐进设计的类型,还有更新的双面渐进设计的类型。有普通折射率的渐变焦镜片,有轻薄的高折射率渐变焦镜片,也有染色、变色等特殊加工的渐变焦镜片。镜片种类非常多,一定要根据顾客的需求、经济条件选择适合的渐变焦镜片。

### 六、预定镜片

选择完镜片后,需要将镜片和眼镜架的信息提供给厂家来预定渐变焦镜片。在填写预订单时,需要填写远用屈光度、近附加、矫正视力、单眼瞳距、瞳高、眼镜架的尺寸、镜片的大小、镜片加工工艺的选择等内容,如图7-100所示。在选择镜片大小时,要考虑未切镜片的最小尺寸,这样能够尽可能减薄镜片的厚度,使镜片磨边加工后更加美观。

【配镜参数】

|  | 球镜 | 柱镜 | 轴向 | 下加光 | 棱镜 | 基底 | 视力 | 单眼瞳距 |
|---|---|---|---|---|---|---|---|---|
| 右(R) |  |  |  |  |  |  |  |  |
| 左(L) |  |  |  |  |  |  |  |  |

| 框架尺寸(mm) |  |  | 移心量(mm) |  |
|---|---|---|---|---|
| 镜片水平尺寸 | 镜片垂直尺寸 | 鼻梁宽度 | 右(R) |  |
|  |  |  | 左(L) |  |

【个性化渐变焦镜片基本数据】(必须填写)

渐进带长： □10 mm □12 mm □14 mm □16 mm □18 mm

镜片类型：

□A型——远用宽广 □B型——平衡 □C型——近用宽广(三者选一)

近用工作距离(阅读距离)：_____ (一般是33~35 cm,请填写具体数值)

【加工工艺要求】

眼镜架类型

全框 □　　　　　半框 □　　　　　无框□

抛光 □　　　　　不抛光 □

备注：_____

图7-100　镜片预订单

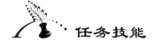

### 任务技能

### 一、样片标记法

(1)被检者配戴所选择的并经妥善调整的眼镜架。

(2)检查者与被检者在相同高度相对而坐(一臂远,约40 cm)。

(3)令被检者看检查者的左眼。

(4)检查者闭上右眼(避免平行视差)。

（5）将笔式电筒置于左眼下方,正面照射被检者,以便确定瞳孔中心位置,但切忌直射被检者瞳孔,被检者也不应注视电筒灯光。

（6）观察被检眼右眼角膜反光。

（7）用标记笔在样片上面画一竖线,标出角膜反光点位置,做标记时持笔手应稳定（可支撑于被检者额部）,并不应阻挡二人视线。

## 二、镜片测量卡测量单眼瞳距和瞳高

（1）将眼镜架置于测量卡上（图7-101）。

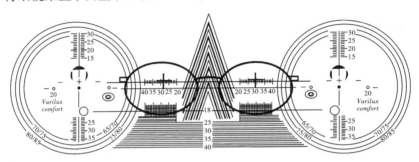

图7-101　单眼瞳距和瞳高的测量

（2）眼镜架的下缘与其中一条水平线对齐。

（3）鼻梁对称地置于中央斜线的两侧。

（4）由中央水平线刻度线上读出单眼视远瞳距数值,水平刻度线下方平行线读出单眼瞳高（撑片最低点）。

（5）同法测量左眼单眼瞳距。

## 三、估算定制镜片的规格（最小直径）

（1）将镜圈移至测量卡镜片标志上,撑片标记点正对配镜"十"字,镜框基准线与测量卡水平保持平行。

（2）观察与眼镜架内槽（撑片边缘）相切的测量卡上最大圆圈对应的直径读数+2 mm即是定制镜片所需的最小直径。

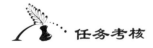

**任务考核**

（1）哪些人不合适向其推介渐变焦眼镜?

（2）渐变焦眼镜的眼镜架选配上有哪些要求?

（3）渐变焦眼镜测量卡有哪些用途?

（4）定制渐变焦镜片时需要注明哪些内容?

（严　凯）

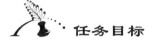

任务三　渐变焦眼镜的加工与装配工艺

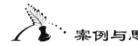

### 任务目标

（1）会检测定制渐变焦镜片的质量。

（2）会加工、装配渐变焦眼镜。

（3）培养严谨认真、一丝不苟的职业素养。

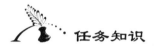

### 案例与思考

一顾客选配渐变焦眼镜，所选镜框规格为56□18-142，镜框高度44 mm，测得其右眼单眼瞳距32 mm，瞳高26 mm；左眼单眼瞳距31 mm，瞳高25 mm。加工时如何确定其加工基准。

### 任务知识

渐变焦镜片光学结构复杂，验配程序烦琐，故要求加工与装配的精准度比较高。依配装眼镜国家标准 GB 13511.2—2011 要求，渐变焦镜片的双镜片加工基准线（水平参考线）应在一条线上且倾斜度小于2°，配适点（即配镜"十"字）位置偏差要小于1 mm，镜片价格也比较昂贵，一旦加工失误代价高昂。所以加工与装配渐变焦眼镜时要严格遵守工作程序，确保一次成功。

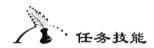

### 任务技能

#### 一、镜片质检（核实参数）

质量检测包括配镜前对镜片、眼镜架的质量检测和配镜后对割边、装架结果的核实。前者是收到预订镜片之后，在割边之前所进行的质量检测。后者是完成割边、装架之后，还要再次进行眼镜的核实，暂时保留镜片上的临时墨水标记，确认配镜参数的正确性后才能配发给配戴者。这些临时性标记只有在完成对配戴者的指导后才能擦去。

除了与普通镜片、眼镜相似的质检内容以外，还要着重检查以下各方面。

1. 屈光度数

(1)远用屈光度数：测量后顶点屈光力，镜片凸面朝上、凹面朝下，置于焦度计（镜片测度仪）上，焦度计测帽中心对准远用参考圈，并注意保持镜片位置水平。

(2)近用加光度：近附加一般位于镜片前表面。测量前顶点屈光力，镜片凹面朝上、凸面朝下，置于焦度计上，测帽中心先对准远用参考圈，获得读数1——远用区前顶点屈光力；再移动镜片使测帽中心对准近用参考圈，获得读数2——近用区前顶点屈光力。读数2与读数1之差即为加光度。测量过程中注意保持镜片位置水平，不可倾斜（水平标志线可供参考）。上述测量结果应与镜片颞侧加光度隐形刻印数值相同。

2. 棱镜渐变焦镜片　由于前表面曲率自上而下不断变大（曲率半径相应变小），因此镜片下部厚度变薄，从而导致厚度差异而产生底朝上的棱镜效应。为消除这种棱镜效应所产生的视觉干扰，生产时附加了一个等量、底的朝向相反的棱镜。渐变焦眼镜片上的棱镜参考点是测量该附加棱镜的位置，所测量得的数值应为近用加光度的2/3，基底朝下。如近附加度为3.00 D时，棱镜为$2^{\triangle}$，基底朝下。两眼垂直棱镜差异应控制在$1^{\triangle}$之内。

3. 镜片类型　往往是检验时容易忽略但是十分重要的内容，包括镜片的设计种类、材料（树脂、玻璃）、染色、加膜、基弧、镜片直径是否与我们所期望的一致。基弧并不是验配师订片时所必须注明的参数，但是大部分配戴者两眼镜片的基弧应一致（双眼不等像者除外）、新镜片的基弧与原镜片的基弧尽量接近。镜片直径对于高屈光度数配戴者来说尤为重要，根据眼镜架尺寸采用镜片测量卡或计算法获得所需镜片的最小直径可以帮助配戴者获得中央厚度（正镜片）、边缘厚度（负镜片）或厚度差异（散光镜片）最小镜片。

## 二、确定加工中心移心量

### （一）根据单侧瞳距、瞳高和眼镜架的模板，确定渐变焦眼镜的远用配戴中心移心量

(1)测量眼镜架的集合中心水平距离。

(2)计算单眼水平移心量：单眼水平移心量＝眼镜架几何中心水平距离÷2－单侧瞳孔距离。

(3)测量镜圈的高度方法如下。

1)将瞳矩尺垂直放置在镜圈上。若为无框架则垂直放置于模板上。

2)将瞳矩尺的"0"刻度对准镜圈上部内缘最高处，测量到镜圈下部内缘最低处的刻度值，即为镜圈的高度。或将瞳矩尺的"0"刻度对准模板的上缘的最高处，测量到模板下部最低处的刻度值，即为镜圈的高度。

(4)计算单眼垂直移心值：单眼垂直移心量＝镜圈高度÷2－瞳高。

### （二）电脑扫描全自动磨边机确定移心量

扫描眼镜架或撑板（或改变造型的模板）后，按镜片定中心键，并选择渐变焦眼镜，然后输入单眼瞳距和瞳高。如果扫描撑板，还要输入FPD值即眼镜架几何水平距离。

## 三、渐变焦镜片的加工

### （一）渐变焦镜片规格尺寸的测量

(1)拿到镜片观察渐变焦镜片是左眼镜片还是右眼镜片。

（2）将渐变焦镜片放在眼前上下运动，观察有什么现象（物象大小的变化）。

（3）将渐变焦镜片放在眼前左右运动，观察有什么现象（泳动现象和曲线效应）。

（4）观察渐变焦镜片上各标记的形状，了解所代表的含义。

（5）观察渐变焦镜片的隐形刻印、Add、商标，了解所代表的含义。

（6）用自动焦度计测量度数：渐变焦镜片远用度数测量后顶点屈光度，近用度数测量前顶点屈光度，棱镜参考点的棱镜度，记录数据。

**（二）渐变焦镜片磨边（半自动磨边机）**

使用半自动磨边机进行渐变焦镜片的磨边，步骤如下。

（1）按照顾客的面型对眼镜架进行了调整。

（2）确定子镜片顶为镜片加工基准。

（3）将撑片放在制模机上钻出 3 个孔或通过手工划边，剪裁出模板。

（4）按照处方数值，计算左右眼水平移心量计算水平移心量：水平移心量＝眼镜架几何中心水平距离÷2－单侧瞳距，及左右眼瞳高对应的垂直移心量：垂直移心量＝镜圈高度÷2－瞳高，上下左右移动刻度盘，将远用光学中心按照水平移心量进行移心，将子镜片顶按照垂直移心量进行移心。

（5）吸盘要使用双面粘的吸盘，由于子镜片顶的存在，使用真空吸盘会漏气，导致无法黏附镜片。吸盘黏附好镜片后，进行磨边操作。

（6）磨安全角，抛光，装配，加工后的整形、检测同单光眼镜。

**（三）渐变焦镜片磨边（全自动磨边机）**

渐变焦眼镜的加工制作，是把配镜"十"字作为加工基本点，加工基准点高度定位位于实际测量的瞳高位置。但渐变焦眼镜的加工制作，对加工精度要求很高，两镜片配镜"十"字间的水平距离误差不得大于 1.0 mm，单眼瞳高与实际测量值的误差不得大于 1.0 mm。因此制作渐变焦眼镜就不能采用手工加工的方法，只能用半自动磨边机和全自动磨边机磨边。使用全自动磨边机进行渐变焦镜片的磨边，步骤如下。

（1）按照顾客的面型对眼镜架进行了调整。

（2）确定配镜"十"字为镜片加工基准。

（3）扫描眼镜架或撑片。若眼镜架对称性不好，选择右眼扫描或左眼扫描；若眼镜架对称性好，选择双眼扫描。

（4）眼镜架类型选择（金属眼镜架或塑料眼镜架），选择镜片类型，选择镜片边缘类型（尖边、平边、凹槽）。

（5）分别将左右渐变焦镜片水平加工基准线与刻度盘的水平中心线重合，配镜"十"字在中心仪中心定位。

（6）装吸盘、取吸盘（为保护镀膜镜片、树脂镜片表面不受损伤，应在镜片两面贴上专用塑料保护贴膜，并使用粘盘。）

（7）设置好磨边机的参数后，将镜片装入磨边机进行磨边。

（8）磨边完成后，取出镜片（不要卸下吸盘）并试装眼镜架，与眼镜架对照（无框眼镜与模板对照），如不符合要求，修改磨边量并重修，直至大小合适。

(9)左、右镜片磨好后,磨安全角、抛光、装配,最后进行整形和检测。

## 四、渐变焦眼镜的装配

### (一)全框眼镜的装配

1.塑料眼镜架的装配

(1)启动加热器,将塑料眼镜架的欲软化部分置于加热器上,保持一定的距离,同时以较慢的速度转动眼镜架,使其均匀受热,逐渐变化。

(2)把镜片的上半部分尖边从眼镜架的正面对准镜圈上半部的槽沟嵌入。

(3)左手持眼镜架与镜片,注意镜片上的标记与眼镜架水平基准线保持平行,右手食指和中指拉镜框的下半部框边,拇指将镜片外露尖边逐渐推入镜圈的槽内。

(4)趁眼镜架尚处于软化状态,整理镜圈的弯度,并注意使圈形与镜片边贴合平整。

(5)整理眼镜,把眼镜反置在平板上,检查架形有否扭曲;两镜片是否对称并在同一平面上;镜腿的外长角是否理想;镜腿与前镜面所形成的倾斜度是否理想;鼻托叶是否对称等。

2.金属眼镜架的装配

(1)卸下镜圈锁紧块螺钉。

(2)将镜片嵌入镜圈槽沟内,注意镜片上的水平标记与眼镜架水平基准线平行。

(3)用平口尖头钳夹住两片锁紧块螺孔,稍用力使其合拢。

(4)再次检查渐变焦镜片的隐性刻印的连线示否与眼镜架水平基准线平行。

(5)捏紧镜框,放入螺钉并旋紧。检查镜片与镜框的吻合程度(镜片周边与镜圈的吻合是否密切;镜框面弯度与镜片的基弯是否适合;镜框是否有扭曲等)。

(6)将装好的眼镜架放在应力仪上检查应力。

(7)用同样的方法安装另一片镜片。

(8)用直尺检验左右眼的4个隐性刻印是否处于平行。

(9)整理眼镜,把眼镜反置在平板上,检查架形有否扭曲;两镜片是否在同一平面上;镜腿的外长角是否理想;镜腿与前镜面所形成的倾斜度是否理想;从侧面看,两镜脚是否对称平行;鼻托叶是否对称等。调整时有时要用两把钳子。

### (二)半框眼镜的装配

(1)将镜片的上缘嵌入半框架眉梁的槽沟内,使逐进片的隐性刻印的连线与眼镜架水平基准线平行。

(2)另用一根绸带穿过尼龙拉丝,一只手拿住眼镜架与镜片,一只手拉住绸带的两头沿镜片边缘移动,使尼龙拉丝渐渐全部嵌入镜片的U型槽内。

(3)抽出绸带,检查镜片的隐性刻印的连线与眼镜架水平基准线平行。

(4)用同样的方法装配另一镜片。

(5)检查2个镜片的4个隐性刻印的连线与眼镜架水平基准线平行。

(6)整理眼镜,把眼镜反置在平板上,检查眼镜架是否扭曲;两镜片是否在同一平面上;镜腿的外张角是否合适;镜腿与前镜面所形成的前倾角是否合适;鼻托叶是否对称等。如有需要,使用调整钳进行调整。

### (三)无框眼镜的装配

(1)检查镜片的磨边质量与尺寸式样,检查镜片上的钻孔是否与眼镜架上的螺孔在靠近镜片中心(内侧)处内切,并且当螺丝穿入后要起到销子的作用。

(2)将镜片放置在眼镜架上,旋上螺钉。注意使渐变焦镜片隐性刻印的连线在水平位。

(3)检查两镜片的4个隐性的连线与眼镜架水平基准线平行。

(4)整理眼镜,把眼镜反置在平板上,检查眼镜架是否扭曲;两镜片是否在同一平面上;镜腿的外张角是否合适;镜腿与前镜面所形成的前倾角是否合适;鼻托叶是否对称等。如有需要,使用调整钳进行调整。如无法调整,则需将镜片拆下,调整后再装上镜片。在操作时不可用力过猛,因为镜片上的钻孔所能承受的力极小,受力过大会引起镜片钻孔处破裂。

(5)在装配时,注意螺丝长度应与镜片厚度相配合。如螺丝过长,可用专用钳将螺丝减短。如果有与眼镜架配套的螺帽,也应套上螺帽,并且穿螺丝时在镜片的前后装上塑料垫圈。

### (四)注意事项

(1)加热塑料眼镜架时,要时刻注意软化程度。镜圈不要直接与加热器接触。加热要均匀,防止眼镜架变形。在镜圈加热时要特别注意不要使镜片受热。

(2)装配完成后的镜片上的四个隐性刻印的连线一定要与眼镜架水平基准线平行。

(3)装配完成后不要擦去镜片上的标记。

## 五、配适评价(戴镜核实)

检查眼镜架与脸部的配适情况,是否与原先调整结果相同。核实配镜"十"字的位置,在水平和垂直方向与瞳孔中心对齐。然后检查戴镜远视力的近视力;如以上均无误,可指导配戴,最后擦去临时性墨水标记(用酒精)(图7-102)。

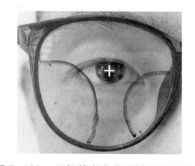

图7-102　理想的渐变焦眼镜的配适状态

任务考核

(1)渐变焦镜片加工前应检测、核对哪些内容?

(2)如何确定渐变焦眼镜的加工基准?

(3)装配好的渐变焦眼镜应达到什么要求?

(严　凯　马　鑫)

# 项目五　特殊功能眼镜的加工与装配工艺

## 任务一　棱镜眼镜的加工与装配工艺

### 任务目标

（1）会确定各种棱镜度镜片的加工中心和加工基准线。

（2）能够根据处方的内容和格式对各种棱镜眼镜进行磨边、加工。

（3）熟悉棱镜眼镜配装质量检测内容及相应国家质量标准要求。

（4）培养思维能力和探索精神。

### 案例与思考

一位顾客，多年来一直戴一副双眼为 -2.50 DS 的大框镜，原镜瞳距 68 mm，实测为 64.5 mm，现要求更换一个镜框，保留原镜片。该顾客戴新镜 2~3 d 后说不舒适，怀疑瞳距不准，然后又按原度数更换了一副镜片，戴了 2~3 d 又说非常难受。为其检查视力，一眼为弱视（矫正视力不到 0.8）；另一眼矫正视力达 1.2。按检查数据重新配制，可是初戴 2 d 还行，到了第 3 天就感觉眼睛胀痛，在没有更好办法的情况下只能用原眼镜架、原度数、原瞳距又加工了一副让他试戴，几天后说初戴挺好的，过了 3~4 d 就有点不舒适，但比以前略有好转。

问：该顾客出现这种现象是什么原因？如何处理比较合适？

### 任务知识

棱镜是一种特殊类型的透镜，主要特征是使入射光生偏斜。该特性常用于解决眼的许多问题，如斜视矫正等。

#### 一、棱镜的特性

图 7-103 所示是一个棱镜对来自物点 $P$ 的单色发散窄光束的影响。眼睛透过棱镜看物点 $P$，其位置就像在 $P'$，像向顶方向发生偏移。如果想让眼睛向上转，可将一棱镜放置于眼前，只需使顶点朝上，底朝下即可。

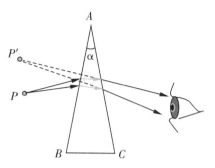

图 7-103　棱镜的光学效果

因此,可得到棱镜的两个重要性质:①光线通过棱镜后,向基底方向偏折;②人眼通过棱镜视物,其像要向顶方向偏移。

绝大多数眼用棱镜都很薄,其顶角也很小,通常小于 100°,超过 150°更为少见。

## 二、透镜的棱镜效果

球面透镜和棱镜相似,对光线有偏折作用。通过透镜的光线离光心越远,透镜对它的偏折力也越强。透镜总是把光线折向厚度大的地方。透镜的这个特点与棱镜把光线折向底边相似。对于球面透镜的偏折力来说,越靠近光心的地方偏折力越低,但对于棱镜来说,它的偏折力则保持不变。这种效果随该点至光心的距离增加而增加。

在光心位置,球面透镜的两个面是平行的,故光心的棱镜效果等于零。由于正球面透镜的最厚部在光心,所以各点棱镜效果的底都朝向光心。对于负球面透镜来说,其最厚部位在边缘,故各点棱镜效果的底都朝向周边。

## 三、棱镜度镜片加工中心的确定

首先要测出棱镜度镜片的基底,然后确定加工中心。

### (一)镜片焦度计确定加工中心方法

将含有棱镜度的镜片置放于镜片焦度计镜片台上,调整镜片升降台高低,然后固定镜片,根据处方的要求使绿色 3 条“十”字分划像(以下称图像中心)的中心偏离望远镜的“十”字分划中心(以下称标线中心),偏离几格即为几度棱镜,如果图像中心朝右偏离,(以右眼为例)则底向朝内,朝右偏离 3 格即 3$^\triangle$底朝内,3 条图像中心朝上,偏离标线中心则底向朝上,偏离几格即几$^\triangle$底朝上棱镜,这时用打印机打出 3 点,中间的一点就是加工中心。

合成棱镜度加工中心的确定。我们经常会遇到一些特殊的处方,不仅水平有棱镜,而且垂直也有棱镜,如右眼 -5.00 D 近视联合 3$^\triangle$底朝内联合 4$^\triangle$底朝上,像这种处方的棱镜在研磨镜片时是合成一个棱镜加工的,所以产生的合成棱镜的基底偏离水平和垂直方向。遇到这种处方我们在测量时先将镜片置放于镜片台上,固定镜片接触区,使 3 条图像中心朝右偏离标线中心 3 格,然后调整镜片工作台上下位置,使 3 条图像中心朝上偏离标线中心垂直 4 格,从图像中心到标线中心的距离就是这一镜片 3$^\triangle$底朝内 4$^\triangle$底朝上的合成棱镜度,打印三点定出加工中心点,其基底的方向可以通过三角函数 $\tan\theta = V / H$ 求得。

### (二) 电脑查片机确定加工中心的方法

现在有不少眼镜商店有电脑查片机,这就可以快速地确定镜片的棱镜底向和加工中心。假如右眼-5.00 D,3△底朝上,将镜片放在电脑查片机的镜片支架上,然后放下镜片固定器,上下、左右调整镜片,使电脑显示屏上出现的"十"字线朝上偏离显示屏圆心到第三圈,同时注视显示棱镜的数据 P 3.00 U,然后开始打印 3 点,这样就得到三度棱镜底朝上的加工中心的定位。合成棱镜基底的测定如:R-5.00 D,3△底朝上 4△底朝内,在电脑查片机测量中,使"十"字线偏离圆心的位置于上内方,这时显示屏上显示 P 3.00 U、4.00 I,就是垂直棱镜和水平棱镜的合成棱镜度,"十"字线中心所对应方向就是它的棱镜合成基底方向,接着打印 3 点,定出加工中心。

### (三) 注意事项

(1) 在使用镜片焦度计测量合成棱镜的底向的角度,要借助镜片光学量角规来确定。

(2) 镜片焦度计和电脑查片机测量棱镜范围5△,如大于5△要用棱镜中和法进行测量。

## 四、棱镜度镜片加工基准线的确定

### (一) 棱镜度镜片加工基准线的确定方法

当棱镜度镜片加工中心确定后,镜片上 3 点标记的中间一点即是棱镜度镜片加工中心,三点的连线就是棱镜度镜片加工基准线。基准线在所安装于眼镜架的具体高度,要根据眼镜架的式样而定。有鼻托的眼镜架,镜片基准线一般在眼镜架基准线上方1.5 ~ 2.0 mm;无鼻托的眼镜架镜片基准线在框架基准线上方2 ~ 3 mm。处方上有特殊加工要求,则按要求加工。当在镜片上确定加工基准线后,即注明左右眼,并在基准线靠鼻侧处划出箭头,避免加工时镜片棱镜基底方向搞错。

### (二) 注意事项

在连接镜片打印 3 点标记时,中间一点不能被连接直线遮盖,一定要保存其清晰的标记。

## 五、棱镜度镜片的磨边加工

### (一) 最小未切片直径的计算

在镜片磨边加工过程中,常常会遇到需要通过镜片基准中心或光学中心的移位,解决镜片添加棱镜及眼镜架基准中心距与瞳距不相一致后的光心定位问题,除了掌握透镜与棱镜的关系外,还需了解最小未切镜片的直径计算(指标准毛边镜片)。

最小未切镜片直径=镜框(左或右)几何中心两边的最长处+移心量的 2 倍+2 mm 预留量

【例7-2】一镜框最长为 52 mm,光心向内位移 3 mm,求最小未切镜片直径。

解:52+3×2+2=60 mm,最小未切镜片直径为 60 mm。

【例7-3】处方-4.00 DS 2$^\triangle$底向外,采用移心来达到棱镜效果,镜片最长处为50 mm,求最小未切镜片直径。

解:(1)移心量:$C = P/F(P = \triangle, F = 屈光度) = 2/4 \times 10 = 5(\text{mm})$,内移。

(2)最小未切镜片直径$= 50 + 5 \times 2 + 2 = 62$ mm。

### (二)磨边加工

在测出棱镜度镜片的加工中心及加工基准线后,根据眼镜架做好样板,然后把样板置于定轴机上,并在其上方放置镜片,老视镜镜片基准线与样板基准线重合,加工中心对准样板中心。近视镜镜片基准线在样板基准线上方1.5～2.0 mm,处方上有特殊要求,则按要求调整加工中心和基准线的位置,然后置上吸盘。由于棱镜度镜片底与尖有厚度差,特别是棱镜度大的镜片的厚薄差较大,在进入自动磨边机加工时容易发生吸盘移位而影响加工的准确性。因而,固定吸盘是加工棱镜度镜片的重要环节。

先将镜片磨成眼镜架的几何形状叫磨边,然后将镜片的边缘磨成一定的角度,俗称"磨尖边"。一般镜框的槽沟深0.5～1.0 mm。因此尖边的高度也要与镜框的槽深相等。眼镜架槽沟的角度为110°～120°。因此镜片的尖边夹角也要磨成相应角度。另外,屈光度和棱镜较大的镜片,要根据眼镜架的式样,调整尖边夹角所在边缘位置的比例,通常比例为内6外4,内7外3等。经过磨边加工后的镜片还要倒角,最后还要检查其光学中心点的位置,柱镜轴的方向,棱镜底方向、镜片有无伤痕、镜片周边角的状况等,确认都达到要求后才能装入镜框。

对于无框架眼镜,由于棱镜的缘故,镜片边缘厚薄相差较大,因此打孔时注意角度。半框眼镜开槽时,以薄的方向作为参考方向,同时还要注意槽口的深浅。

### (三)注意事项

含有棱镜度镜片的中心移位,是以棱镜镜片加工中心,根据镜框尺寸与瞳距大小作相应的移心,如瞳距60 mm,眼镜架尺寸52-16,在磨边时确定的棱镜度镜片加工中心基础上把镜片加工中心向内移4 mm,而不是将镜片的光学中心向内移4 mm,如果基准线需作上下移位同样是把加工中心作上下移量。

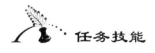

**任务技能**

## 一、棱镜眼镜的加工与装配步骤

(1)用焦度计检测棱镜镜片的棱镜度。

(2)旋转镜片至基底在处方方向,打印基准点和基准线,标出眼别、鼻侧标记。

(3)向上移心1.5～2.0 mm,固定镜片。

(4)加工、装配镜片。

### 二、通过球面透镜移心加工棱镜眼镜

(1)根据所需棱镜度和球面镜度数计算所需移心量。

(2)判断移心方向。

(3)标记镜片。

(4)移心、固定、加工、装配镜片。

### 三、注意事项

(1)在使用镜片焦度计测量合成棱镜的底向的角度,要借助镜片光学量角规来确定。

(2)镜片焦度计和电脑查片机测量棱镜范围$5^\triangle$,如大于$5^\triangle$要用棱镜中和法进行测量。

(3)含有棱镜度镜片的中心移位,是以棱镜镜片加工中心,根据镜框尺寸与瞳距大小作相应的移心。

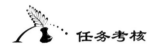 **任务考核**

(1)如何确定棱镜眼镜镜片的加工基准点?

(2)在加工棱镜眼镜的过程重,如何正确移心及定中心?

(吕　莎)

## 任务二　压贴三棱镜和压贴高度数球镜的加工与装配工艺

 **任务目标**

(1)掌握压贴三棱镜的安装操作方法。

(2)熟悉棱镜眼镜配装质量检测内容及相应国家质量标准要求。

(3)树立规范化、标准化的工作理念。

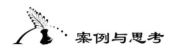 **案例与思考**

某配戴者的棱镜配镜处方:远用 OD +1.00 DS/+0.50 DC×90/12$^\triangle$BO,OS +2.00 DS/

+2.00 DC×90/12$^\triangle$BO,远用瞳距为右眼 27 mm,左眼 28 mm。所选镜框规格为 46□16-130,现使用的镜片最大直径为 65 mm,其棱镜矫正方式该如何选择?

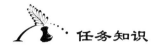

传统的三棱镜厚重,且色散严重。太阳光(全光谱)通过三棱镜时,由于不同波长的光的折射率不同,会产生严重的色散效应。所以一般能做到框架镜光学镜片上的三棱镜度数都不高,最多能做到7$^\triangle$(棱镜度),也就是说,最多只能处理14$^\triangle$的斜视问题。如果需要更多的棱镜度,只能使用压贴三棱镜了。

### 一、压贴三棱镜的光学原理

压贴三棱镜(press-on prism)也称为 Fresnel (菲涅耳)棱镜或膜状压贴三棱镜,是法国工程师 Augustin Fresnel 于 1822 年发明的。棱镜的屈光角只与棱镜的表面夹角和材料本身的屈光指数有关,而与棱镜的厚度无关。

压贴三棱镜是由一系列缩小的传统棱镜紧密排列、平铺在一张薄塑料板上构成。这种光学设计在保持光学效果的同时把传统棱镜的直径从 40 mm 缩小到 2 mm,底的厚度可以从 10 mm 缩小到 0.5 mm,又轻又薄。同样,球镜也可以用这种方式减少镜片厚度(压贴球镜可做-14 ~ +16 D)。

### 二、压贴三棱镜的优点

不管是压贴棱镜还是压贴球镜(press-on spheres),无论屈光力多大,镜片的厚度都做到只有 1 mm。压贴三棱镜用特殊塑料制成,可以压贴在普通眼镜片上,可在原有的屈光效果(近视、远视镜)上叠加三棱镜效果。如果需要改变三棱镜度数时,换一个重贴就好,不用更换眼镜。压贴镜最高可以做到 40$^\triangle$,即双眼最多可以治疗斜视的度数可达到 80$^\triangle$。

### 三、压贴三棱镜的缺点

(1)棱镜的反射作用会影响视力,度数越大越明显,高于 20$^\triangle$时可以使视力由 1.0 降至 0.5;如高于 15$^\triangle$时会引起明显的视物变形、模糊和对比敏感度降低。

(2)存在视物变形及失真现象,且视物有跳动感。

(3)不美观。

所以目前压贴三棱镜也不能完全代替传统三棱镜。临床上多采用 20$^\triangle$以下的压贴三棱镜。

有的顾客不能适应三棱镜,会出现视物失真感。所以,做三棱镜验配的顾客都要进行 20 min 的试戴适应(低度数的三棱镜可用镜片箱中的棱镜片,高度数直接用未剪贴的压贴三棱镜试戴),再给予处方配镜。如不能适应的,要尝试减少棱镜度,或放弃。

### 四、压贴三棱镜的适应证

(1)斜视手术后过度矫正或矫正不足的,为斜视术后残余斜视提供稳定的融合。

(2)小度数儿童斜视,不够手术量的。

(3)有症状的隐性斜视或旋转斜视、垂直斜视。

(4)不适合手术的斜视。

(5)因顾客全身状况不好或因心理恐惧不能及时做手术或不能做手术的。

(6)手术效果不易预期且又不能建立双眼融合的恒定和间歇性斜视。

(7)非共同性斜视。

(8)特发性眼球震颤的歪头视物现象,三棱镜基底部向优势注视方向的对侧放置,从而使代偿头位消失。

(9)一些特殊类型斜视,包括垂直分离性斜视(DVD)、眼眶壁骨折等外伤所致的麻痹性斜视和动眼神经麻痹等。

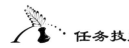 **任务技能**

制作压贴三棱镜的操作步骤如下。

(1)阅读处方,确定压贴棱镜的基底方向。压贴棱镜标有"base"的一端即为基底端,将压贴棱镜的光滑面紧贴眼镜片内面。

(2)底在内/外时镜片的直线要垂直;底在上/下,镜片的直线要平行。

(3)用笔沿原有镜片的内缘,点/画标记出压贴镜片的形状。

(4)用剪刀沿标记剪出压贴镜片的外边,剪刀刃与压贴镜片成锐角;或将框架镜片取下,直接比对压贴棱镜剪裁。

(5)清洗框架镜片和压贴镜片表面,去除灰尘和油腻。

(6)用一干净容器装水,将眼镜和压贴镜片浸入水中,再次确认棱镜的基底方向。将裁剪好的压贴棱镜对一物体,观察物象移动,物象向尖端漂移,则反向为基底。

(7)保证棱线平行/垂直。在水中,使压贴镜片光滑面和眼镜表面紧密相贴,并通过滑动固定好压贴镜片的位置。用拇指由压贴镜片的中心向四周赶出气泡。

(8)从水中取出眼镜时,保持压贴镜片不移动。检查两镜片之间有无脏东西或气泡(光线较暗的背景下容易发现)。若有,则要移开镜片重新压贴。

(9)自然晾干 24 h 后可以使用。

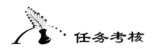 **任务考核**

(1)压贴三棱镜的适应证是什么?

(2)制作压贴三棱镜为什么要在水中操作?

(吕　莎)

## 任务三 偏振光滤光眼镜的加工与装配工艺

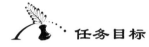

### 任务目标

（1）会加工偏振光滤光眼镜。

（2）熟悉偏振光滤光眼镜的特征和加工与装配的注意事项。

（3）树立为客户着想、信誉为本的商业道德理念。

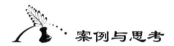

### 案例与思考

一顾客定制的近视偏振光滤光镜片屈光为 OD −4.00 DS，OS −4.00 DS/−0.75 DC× 80，到货后发现厂家的偏振标记只做了单边，怎么安装？

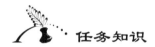

### 任务知识

## 一、自然光与偏振光

### （一）自然光与偏振光

普通光源的光矢量在其分布的平面上不存在有优势的振动方向，这种在任意方向上平均分布的光称为自然光。如果在这个平面上，光矢量只沿着某个固定的方向振动，就称为线偏振光或平面偏振光，像这种只有一个振动方向的光又叫完全偏振光。

### （二）偏振光滤光眼镜的原理

把自然光转变为偏振光的过程称为起偏，产生偏振光的装置称为起偏器。偏振光滤光眼镜就相当于一个起偏器。人眼在大多数时候接触的光都是自然光。自然光可以简化为方向垂直取向任意的两个偏振光，这两个偏振光的振幅相同，强度各自为自然光强度的一半。所以，在眼前戴上一副偏振光滤光眼镜，可以大大减弱到达眼内的光线亮度（大约是外界光强的一半），在夏季的户外或者冬季的雪地，能够起到非常好的过滤光线的作用。偏振光滤光眼镜在汽车驾驶员和钓鱼爱好者中也广受欢迎。带有度数的偏振光滤光眼镜的制作原理是在镜片的中间夹一层偏振膜，整个镜片像是一个"三明治"的结构，这个偏振膜的颜色主要有两种——灰色和茶色。驾车人员因为可能会过隧道，隧道内光线比较差，所以用茶色的偏振光滤光眼镜效果会好一些。

## 二、偏振光滤光眼镜的加工与装配注意事项

本任务讨论的是上述带度数的偏振光滤光眼镜。由于其设计的特殊性，在选用和加工时的注意事项如下。

（1）偏振光滤光眼镜由于其透光率较低，所以对于焦度计有一定的要求，有些焦度计无法测出偏振光滤光眼镜的焦度和光心位置。

（2）未切偏振光滤光镜片的表面边缘有两个透光轴的标记，一般为偏振膜上做的缺口，在用焦度计做打点标记的时候需要注意标记的连线与缺口的连线应该平行，确保两只镜片的透光轴一致。

（3）由于偏振光滤光镜片的这种"三明治"设计，为了避免偏振膜与片基脱离，在半自动磨边时，机头压力应该选择最低档，全自动磨边时应该选择"安全模式"。同样的道理，在清洗的时候要避免使用超声波清洗仪。

（4）鉴于偏振光滤光镜片的"三明治"结构设计，同样度数的镜片与单光镜片相比厚得多，所以，高度近视和远视的顾客不太适合配戴带度数的偏振光滤光眼镜。在眼镜架选择上，应避免半框的款式。

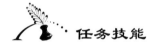

偏振光滤光眼镜的加工与装配：加工偏振光滤光眼镜时应注意根据其用途确定轴的方向。生产厂家在制作偏振光滤光镜片过程中已定好偏振轴方向，同时将标记刻于镜片边缘或划一直线，如图7-104所示，在加工偏振光滤光镜片过程中必须将标记作为水平方向嵌入镜框内。

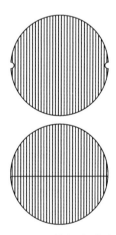

图7-104　偏振光滤光镜片加工标记

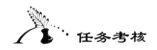

（1）偏振光滤光镜片加工时如何确定其基准线？
（2）加工偏振光滤光镜片时应注意哪些问题？

（舒宝童）

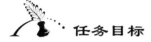

## 任务四　（近视）离焦眼镜的加工与装配工艺

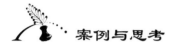

**任务目标**

（1）会确定近视离焦镜片的加工参考点。

（2）会检测近视离焦镜片的光学参数。

（3）熟悉近视离焦镜片的结构和类型。

（4）能熟练掌握近视离焦眼镜的加工、质量检验方法。

（5）培养严谨、认真的工作态度和作风。

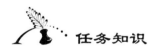

**案例与思考**

李同学，男性，8 岁，小学在读学生，6 岁开始配戴近视眼镜。据家长反映，既往戴镜视力较好，近 1 年来发现视力下降较快，每半年就需要更换眼镜镜片，眼镜度数从 1 年前的 OD −2.00 DS，左眼为−2.00 DS；到现在的 OD −3.75/−0.75×180，左眼为−4.00/−0.50×180。1 年时间李同学近视增长速度较快，引起家长重视，故来到某大型视光中心咨询有没有能不涨度数或者减缓度数增长的方法。

**任务知识**

近年来，我国近视率不断增长，国家层面为了减少近视率的发生和进展，已经先后出台多项政策。与此同时，在众多与视光相关的企业中，有许多企业在不断钻研，研制出了许多新型产品来帮助已近视的人群减缓近视的进展，近视离焦镜片就是其中之一。

所谓近视离焦（以下简称离焦），就是近视的顾客通过配戴特殊设计的光学眼镜，黄斑中心凹视力较好，周边部成像在视网膜前的一种离焦状态。这种设计对于近视的发展具有一定的延缓作用。

### 一、离焦镜片的光学结构和类型

离焦镜片主要分为两大类。一类是以对称性和非对称性的设计来减少周边远视离焦控制近视度数的增长；一类是通过镜片多点区域正向光学离焦来控制近视度数的增长。

### (一)左右眼非对称的减少周边远视离焦设计镜片

对于左右眼非对称的减少周边远视离焦设计,该镜片几何中心为稳定的远用屈光矫正区。光学中心周边部球镜值由中心向周边逐步降低,水平向视野相对较宽,垂直向视野相对较窄;光学中心周边部柱镜量值(非矫正柱镜)由中心向周边呈逐步增加趋势,垂直两侧高于水平两侧,鼻内下侧高于颞外下侧,颞外上侧高于鼻内上侧—限制眼球运动的周边变形区。该镜片可用视野呈横宽纵窄、下侧向鼻侧略内偏的菱形状态。

### (二)呈对称的减少周边远视离焦设计镜片

对于呈对称的减少周边远视离焦设计镜片,该镜片几何中心为稳定的远用屈光矫正区。光学中心周边部球镜量值由中心向周边呈逐步降低趋势,水平向视野相对较宽,垂直向视野相对较窄;光学中心周边部柱镜量值(非矫正柱镜)由中心向周边呈逐步增加趋势,垂直两侧高于水平两侧,鼻内下侧、颞外上侧、鼻内上侧、颞外下侧相当—限制眼球运动的周边变形区。此类镜片可用视野呈横宽纵窄的椭圆形态。

### (三)多点区域正向离焦镜片

对于多点区域正向离焦镜片,该镜片属于微正镜阵列设计,其几何中心为稳定的远用屈光矫正区。未明确显示光学中心周边球镜、柱镜量值改变,水平和垂直向视野差异较小,其外表面一定范围内呈环形蜂窝状,且附加多个微凸透镜,此区域内感知物像对比度下降;该范围外是无附加的清晰视野,无周边变形区。此类镜片可用视野呈同心圆形态。

## 二、离焦镜片的适用人群及禁忌证

1. 离焦镜片的适用人群　设计离焦镜片的初衷是干预生长发育期青少年儿童的眼轴生长,以期望延缓或控制眼轴过快变长而导致的近视度数增加,该群体具备以下特征。

(1)生长发育期青少年儿童:8～18 岁,正处于小学、初中和高中的学习阶段。

(2)正处于生长发育的关键期和高峰期,眼球及全身器官均处于快速成长的可塑期。

(3)面临着应试教育和素质教育的并行状态下教育现状,不同科目类的作业、辅导班、特长兴趣班以及业余时间里不可避免的手机、电脑和游戏对眼睛的刺激,阳光下户外活动的机会和时间相对较短,近距离用眼时间长且相对集中。

(4)无法配戴角膜塑形镜。

(5)非调节及集合异常类近视,无症状外隐斜。

(6)有高屈光度遗传倾向。

2. 禁忌证

(1)有症状的调节不足和有症状的集合不足。

(2)显性外斜视:必要时做眼位矫正术并验配适宜屈光度和棱镜的镜片。

(3)无正常双眼视功能的屈光参差。

## 三、眼镜架的选择

(1)最好选用带鼻托的眼镜架,可以调节配戴位置的高低。

(2)合适的镜框高度最小不低于 28 mm,最大不高于 40 mm,鼻梁尺寸+镜圈尺寸－

10 mm≤PD。

（3）镜框的材质应尽量选择不易变形且舒适的材质,确保孩子在配戴眼镜时瞳孔和镜片中心相对应。

### 四、离焦镜片的验配要求

（1）尽量足矫。

（2）眼位正常,隐斜度不超过 6 个棱镜度。

（3）双眼视功能正常。

（4）需要测量单眼瞳距、瞳高等参数。

### 五、离焦眼镜配发时的注意事项

1.配戴建议　少数顾客需 3~5 d 适应;有轻微难适应的顾客,可以在首次连续配戴 2~4 h 基础之上,1 周内每天逐渐增加 2 h 来适应;配戴场所逐步由室内自由走动转至户外安全活动,未完全适应之前不可进行跑步、打篮球等运动。

2.售后及回访调查　建立个人眼屈光档案;对眼镜架和镜片的使用方法及配戴状态随访关注;定期对屈光度、调节与集合、眼轴等复查。

 **任务技能**

（1）确认镜片正、反面,凸面朝上,凹面朝下,标记好左、右眼。

（2）确认镜片的上、下方向,镜片上方有明标,即油墨标记的一条直线。

（3）依单光眼镜的加工与装配方法,加工与装配离焦眼镜。

 **任务考核**

（1）离焦镜片有哪些设计?

（2）配戴离焦眼镜的禁忌证有哪些?

（3）离焦镜片的验配要求是什么?

（4）离焦眼镜对镜框有何要求?

（李东升）

# 项目六 眼镜加工与装配中的安全、设备维护及故障排除

 任务一 眼镜加工与装配中的安全问题

 任务目标

(1)树立安全意识,了解安全操作规程,实现安全生产。
(2)锻炼分析和解决问题的能力。
(3)养成爱护设备、遵守规范的良好习惯。

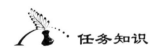 案例与思考

一加工师做镜片手工磨安全角时感到手麻,是什么原因造成的? 应如何处置?

任务知识

## 一、安全的重要性

设备的安全操作,技术要求必须严格遵守。为此,就必须经常进行安全教育和安全检查。提高对安全生产的认识、学习安全知识,提高操作人员的生产技术水平,防止在生产过程中发生人身、设备事故,遵守安全生产规章制度,实现安全生产。

## 二、设备的安全检查和试验

对设备进行安全检查和试验是安全生产的一项重要工作,其目的是尽早发现事故的隐患,解决安全生产上存在的问题。要定期地对电气系统做绝缘电阻测量,绝缘耐压试验,对各种安全防护装置和仪器仪表等都要做相应的性能试验。

## 三、设备的安全装置

(1)防护装置:对设备中容易发生事故的部分均应设有隔离防护装置,以免操作者不慎而触及危险部分。

（2）保险装置：当设备在运行中出现危险情况时，能自动消除危险情况的装置。如熔断器、安全阀、安全销、限位器、继电保护装置等。

（3）联锁装置：为避免发生事故，将设备的结构设计成能按规定的顺序进行操作，这种结构即为联锁装置。

（4）制动（刹车）装置。

（5）信号装置：指示灯、声响及各种仪表。

（6）危险牌示、色标和说明标记。

## 四、遵守安全技术规程

对设备的安全操作技术要求必须严格遵守。为此，就必须经常进行定期安全检查。

（1）检查有关安全生产规章制度的贯彻执行情况。

（2）分析研究故障发生的原因，在接受教训后要及时提出防范措施。

（3）接受有关安全技术方面的知识教育。重要的安全技术主要有：蒸汽锅炉和受压容器的安全技术；易燃易爆的安全技术；电气装置的安全技术；起重、焊接等等。

## 五、注意事项

（1）严格遵守仪器设备安全操作规程，不得超负荷运行和违章操作。

（2）电气安全要有专人负责，仪器设备操作人员不得检修电气故障，要有电工操作证的人检修。

（3）不得私自动用明火，须申请得到批准后做好防火措施，配备适用的消防器材，才能动用明火。

（4）化学试剂要专人保管，极毒品要双人双锁，要有领用制度，使用人要有化学知识，严格按操作规程，防止污染环境。

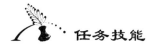

### 任务技能

眼镜加工室的安全制度如下。

（1）保持操作台面清洁、无杂物，废料及时清理。工具摆放整齐。

（2）仪器设备位置不得随意挪动，不得私拉电线，保持台面干燥、无水渍，防止漏电事故。

（3）仪器设备使用完毕及时关闭电源、水源。

（4）着工装进入加工室，不能戴手套、留长发。

（5）完成当天工作后检查水、电关闭，物品归位，保证检查门、窗关闭后方可下班。

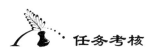

### 任务考核

眼镜加工设备的安全装置有哪些？

任务二 眼镜加工设备的维护保养

**任务目标**

（1）掌握眼镜加工所用仪器设备的维护和保养知识。

（2）锻炼分析和解决问题的能力。

（3）养成爱护设备、遵守规范的良好习惯。

**案例与思考**

某大型视光中心，最近眼镜加工师傅总是发现，他们用的自动磨边机每次开机的时候都会提醒建议更换磨边砂轮，前几次不太注意，最近加工镜片出现镜片磨小的情况比较频繁。分析原因，给出解决方法。

**任务知识**

仪器设备的维护和保养是眼镜验光员和眼镜定配工的主要工作内容之一，通过仪器设备的维护保养，使仪器设备处于良好的工作状态；可以提高效率、减小误差、增加产能。

## 一、仪器设备维护保养的目的

（1）保持仪器设备的精度性能。

（2）保持仪器设备传动和操作系统安全、正常、灵敏、可靠。

（3）保持设备润滑良好、油路畅通。

（4）保护仪器设备电气系统线路完整。

（5）保持设备各滑动面无拉、碰、划伤痕。

（6）保持设备内外整洁、清洁。

（7）保证设备无"四漏"（即漏水、漏电、漏油、漏气），节约能源。

（8）保持设备完整安全可靠。

## 二、仪器设备维护保养的要求

仪器设备维护保养必须达到的以下几项规定要求。

1. 整齐　工具、工件、附件放置整齐，工具箱、料架应摆放合理整齐，仪器设备零部件及安全防护装置齐全，各种标牌应完整、清晰；线路、管道应安装整齐、安全可靠。

2.清洁　设备内外清洁,无油垢、锈蚀,无纤维粉和塑料屑;各滑动面无油污、无碰伤;各部位不漏油、不漏水、不漏电;设备周围经常保持清洁。

3.润滑　定期按质按量对仪器机械部分进行加油,保持机械部分清洁,各机械部位润滑良好。

4.安全　实行定人定机和交接班制度;熟悉设备结构,遵守操作维护规程,合理使用,精心保养,监测异状,不出事故。

### 三、仪器设备日常维护保养的操作工作步骤

仪器设备日常维护保养包括每班保养和周末保养两种,由操作者进行负责。

1.每班维护保养　每班维护保养要求操作者在每班生产中必须做到以下几点。

(1)班前对仪器设备各部位进行检查,按规定进行添加工作,确认正常后方可使用。

(2)班中要严格按操作维护规程使用设备,时刻注意其运行情况,发现异常及时处理。

(3)不能排除的故障应联系厂家售后进行检修。

(4)下班前应对设备进行认真清扫擦拭,并将设备状况记录在交接班记录簿上。

2.周末保养　周末保养主要是在周末和节假日前对设备进行较彻底的清扫、擦拭和调校。可以利用相对长的时间,对设备进行全面检修。

3.设备日常保养　设备日常保养的基本功包括"三好""四会"。

(1)"三好"要求有以下3条。

1)管好设备:操作者应负责保管好自己使用的设备,未经领导同意,不准其他人操作使用。

2)用好设备:严格贯彻操作规程,不超负荷使用设备,杜绝不文明的操作。

3)修好设备:设备操作工人要配合维修工人修理设备,及时排除设备故障。

(2)"四会"要求有以下4条。

1)会使用:操作者应先学习设备操作维护规程,熟悉设备性能、结构及原理,正确使用设备。

2)会维护:学习和执行设备维护规定,上班清查,下班清扫,经常保持设备清洁、完好。

3)会检查:了解自己所用设备的结构、性能及易损零件的部位,熟悉日常安检、掌握检查的项目、标准和方法。

4)会排除故障:熟悉所使用设备的特点,懂得拆装注意事项及鉴别设备正常与异常现象。会做一般的调整和简单故障的排除。自己不能解决的问题要及时报告,并协同维修人员进行检修。

### 四、注意事项

(1)日常保养是设备保养的基础工作,因此必须做到经常化、制度化和规范化。

(2)认真做好日常保养工作,发现有异常,应立即停机,通知检修人员,绝不允许带病运转。

（3）在日常保养中一般不允许拆卸，尤其是光学部件，必要时应由专职售后人员进行。

（4）润滑油料、擦拭材料以及清洗剂必须严格按说明书的规定使用，不得随意代用。

（5）非工作时间应加防护罩，如长期停歇，应定期进行擦拭、润滑、空运转。

（6）附件和专用工具应有专用柜架搁置，保持清洁，妥善保管，不得损坏，外借和丢失。

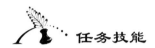 任务技能

### 一、焦度计的维护保养（JDY-1 型）

（1）该仪器是精密光学仪器，必须精心维护与保养，才能保持仪器精度和延长使用寿命。

（2）使用仪器之前，必须对仪器原理、机构、检测方法等有所熟悉方可使用。

（3）使用仪器时，不得碰撞，镜头零件不可随意拆卸，转动部位不能用力过大、过猛，须柔和操作，仪器使用完毕，必须做好清洁工作，并套上防尘套。

（4）经常保持仪器的清洁，玻璃表面如有灰尘、脏物可用松毛刷轻轻拂去，再用镜头纸轻轻擦净，严禁用手触摸玻璃表面。如有手印污迹，须用脱脂棉蘸以酒精乙醚混合液擦拭干净。

（5）仪器应放在干燥，空气流通的房间内，防止受潮后光学零件生斑发污，仪器避免强烈振动或撞击，以防光学零件损伤或松动，影响测量精度。

（6）仪器如有损坏或精度降低一般送工厂修理，不要任意乱拆，如果顶点屈光度测量手轮零位有偏移时，可自行拧松固定指标的螺钉，将指标对正零位再拧紧螺钉。

（7）目标分划中心和目镜分划中心有偏移时，可拧松 3 个目标分划中心调节螺钉进行调整。

注意事项：镜片顶点屈光度测量仪（焦度计）已被纳入我国计量器具目录，故应定期将仪器送到当地计量行政部门进行周期检定，时间一般为 1 年。

### 二、镜片中心仪的维护保养（LL-5 型）

（1）每天保持中心仪的清洁。应使用软刷或软布擦拭刻度面板和视窗面板，切莫用于硬布料等擦拭面板，以免损坏面板。

（2）操作完毕应关闭照明灯。当照明灯不亮时应先检查电源插座上保险丝，再检查照明灯泡，检查和更换照明灯泡应先拧下护圈。

（3）每周在压杆活动配合处加入少量润滑油。

### 三、LP-5 制模机的维护保养

（1）及时清理工作台板切割区周围切屑和集屑斗中切屑，每天将机器擦拭干净。

（2）每周在工作头上表面前方的加油孔中滴入 1~2 滴钟表油。

（3）必要时更换"O"形传动带。方法为打开工作头后面的后盖板和机箱背面的盖板即可更换"O"形传动带。

（4）制模数千片后，当切割头和切割套磨损增加到影响制作的模片质量时，应更换切割头和切割套。方法为打开工作头前盖板，拧松右下侧的切割套紧定螺钉，将切割套、切割头和与其相连的箍一同从轴承上拉出。换上新的，按拆卸相反的顺序装回，紧固每一个零件即可。

### 四、半自动仿形磨边机的维护保养（AE-100X 型）

1. 更换保险丝 关上电源开关后，拔下电源插头；转动保险管盖，取出保险丝；换上新的保险丝重新装好（注意保险丝为 10 A）。

2. 更换冷却水 每加工 100 片镜片，要更换用水。削磨下来的粉末作为不可燃烧物处理。

3. 清洗水管 如用不干净的水，出水管易阻塞，如阻塞了要从镜片台上取下，用细铁丝清理通畅。

4. 修理砂轮 使用时间过长或加工出的镜片倒边不规则，是因为粉末使砂轮磨镜片速度减慢。这时，可使用修正砂条，粗砂条用于粗磨砂轮，按下手加工键，砂轮转动后，关上电源开关，在砂轮还转动时，用沾上水的修正砂条，按在砂轮上做 5~10 次。

5. 补充消泡剂 加工塑料镜片时，水箱内会产生水泡，补充消泡剂可使水泡减少。

6. 砂轮的拆卸方法

（1）使夹镜台处在加工状态。

（2）取下砂轮外壳。

（3）用 24 mm 扳手固定住砂轮螺丝。

（4）用内六角扳手取下顶上的六角螺丝。

（5）慢慢拔下砂轮。

7. 清扫 当使用完毕，要把镜片台上沾着的粉末等清扫干净，否则会变硬不易清扫（注意：不要使水流入机器内部，否则会发生故障）。

（1）打开防水盖。

（2）往右移动，先使右边向上，把转动轴从洞中拨出。

（3）然后往左移动取下防水盖。

### 五、自动镜片开槽机的维护保养（NG-5 型）

1. 排水 开槽机的切割轮前方固定有一小排水管，同时配制有一个塞子以防偶然的喷溅，请经常拔动这个塞子，这样才不会因为有过多积水而导致轴承锈蚀。

2. 清洗海绵 经常清洗海绵，去除杂质微粒，并使它在使用前充分浸湿，当海绵旧了就要更换，每日使用完毕须将它取出漂洗干净。

3. 润滑主轴 用干净的布经常清洁主轴，平常可使用一种白色的润滑膏抹在主轴表面，以保机头始终能自由摆动。

4.重置切割轮　要重新安装切割轮时,可先拔去电源插头,然后在轴的小孔中插入一细棒,再旋开轮盘的十字槽头螺钉。

## 六、钻孔机的维护保养(TC-3 型)

(1)及时清理工作台板周围切屑,每天将机器擦拭干净。

(2)每周加油润滑一次滑动部件。

(3)更换钻头的方法如下。

1)揭开发动机罩。

2)用钳子夹紧钻头颈部,转动发动机旋钮,钻头便会掉下。

3)若重装上钻头,按上述相反程序操作。

注意:①上下钻头的刀口应调节成一线。②由于上下钻头形状、尺寸一样,所以可以上下互换。

(4)钻头磨锋利:如果钻头长时间使用会变钝,可用附件套筒夹住钻头在磨面上磨锋利。

(5)更换铰刀的方法如下。

1)调松铰刀上的螺丝,拿下铰刀。

2)把新铰刀插入铰刀座,然后用手指捏紧下钻头座和铰刀座,拧紧螺丝。

3)检查确保铰刀旋转没有偏差。

4)如果铰刀有点偏差,按下钻头调节臂,把铰刀放松,用钳子夹紧铰刀柄调节偏差。

注意:①铰刀非常锋利,操作时务必小心,以免受伤。②切勿用钳子夹住铰刀边缘压弯铰刀,否则会折断铰刀。

## 七、手工磨边机的维护保养

(1)手工磨边机每天使用完毕,要把沾着的粉末等清扫干净,否则会变硬不易清扫。

(2)该机的工作制采用 Sz 30 min,即连续工作 30 min,应停机冷却后方可再次使用,否则将容易损坏电机组。

(3)使用时水不能过多,以免水溅进内侧的轴承内,缩短轴承的使用寿命。

(4)更换新砂轮前首先应仔细检查新砂轮的安全线速度是否与规定相符,如低于规定者不得使用。安装新砂轮一般以砂轮无松动为宜,校砂轮平衡,不应有明显偏摆。更换新砂轮后,应将砂轮机试运转,声音平稳轻快,振动不应过大。

## 八、数字瞳距测量仪的维护保养(PD-5 型)

(1)观察窗和检查窗不能被手指或灰尘玷污,如果观察到污点,请用揩镜头纸一样柔软的纸沾上无水酒精擦拭。

(2)可用软布擦拭仪器塑料部分的污物。

(3)更换电池:当 PD 值不清楚,即使按下主开关后 888888888 不显示或即使内部亮点点亮时 888888888 不转换成另一数字。就用以下方法更换电池:卸下电池盖,取出电池,换上新电池,装上电池盖。

注意:①一次要更换所有4节电池。②如果长期不用电池时,需取出电池保存。

(4)更换灯泡:当打开主开关时,有PD显示,但固视标不亮,表明灯泡坏需更换。

1)用螺丝刀卸下螺丝,使仪器底部与上盒子分开。

2)注意它们是通过细导线连接的,不要碰断导线。

3)卸灯泡时,请用塑料管附件握住灯泡头,用相反的工作步骤装新灯泡,安装盒子前检查灯泡是否正常。

4)注意盒子安装时,应特别注意PD定位器不能碰到前方的玻璃,玻璃不要掉下来,否则在测量时出现错误。

**任务考核**

(1)简述焦度计的维护保养方法。

(2)简述半自动仿形磨边机的维护保养方法。

(3)简述开槽机的维护保养方法。

## 任务三 眼镜加工设备故障的判断和排除

**任务目标**

(1)掌握眼镜加工所用仪器设备的一般性故障判断、排除基本知识。

(2)锻炼分析和解决问题的能力。

(3)养成爱护设备、遵守规范的良好习惯。

**案例与思考**

半自动磨边机磨边过程中喷水嘴不喷水,是什么原因引起的?怎样排除该故障?

**任务知识**

仪器设备的一般机械故障,要求操作者能自行排除。较大故障应与维修人员共同排除。并能在电气人员指导下,经常熟悉仪器设备内部电器结构,如遇电路故障应在电器人员参加下协助排除电器故障。

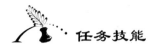

任务技能

## 一、常用眼镜加工设备故障的判断和排除方法

**(一)顶焦度计的常见故障及排除方法(JDY-l型)**

(1)故障:接通电源,开关处于接通位置。此时灯泡不亮。

排除方法:

1)检查电源供电是否正常。接触是否良好。

2)检查保险丝是否完好。

3)检查灯泡是否损坏。如需调换灯泡,只要将保护盖打开,灯泡即可拆装。

(2)故障:顶焦度计测量手轮零位有偏移。

排除方法:拧松固定指标的螺钉,将指标对正零位,再拧紧螺钉。

(3)故障:目标分划中心和目镜分划中心有偏移。

排除方法:拧松3个目标分划中心调节螺钉进行调整。

(4)故障:打印镜片的光学中心标记偏移。

排除方法:

1)用标准镜片作被测镜片,测定后将活动分划像中心的"十"字中心与望远镜分划的"十"字中心对正,用打印机构打印镜片中心标记A。

2)将标准镜片旋转180°同上再作测定后打印镜片中心标记B。

3)A和B不重合说明打印镜片的光学中心偏移,就要调整打印机构,直至A和B重合为止。

(5)故障:打印镜片后无墨迹或标记不清。

排除方法:经长时间使用后,印台内储存的墨汁逐渐减少或干涸,可取下印盒加墨汁。

**(二)镜片中心机的常见故障及排除方法(LL-5)**

(1)故障:接通电源,开关处于接通位置,此时灯泡不亮。

排除方法:

1)检查电源供电是否正常,接触是否良好。

2)检查保险丝是否完好。

3)检查灯泡是否损坏,如需调换灯泡,应先拧下护圈,灯泡可拆装。

(2)故障:压杆转动不灵活,压下压杆阻力较大。

排除方法:检查压杆活动配合处润滑是否良好,应加入少量润滑油。

(3)故障:吸盘架无法连同吸盘转到中心位置,吸盘就会掉下。

排除方法:检查吸盘是否磨损,调换吸盘架。

**(三)制模机常见故障及排除方法(LP-5型)**

(1)故障:接通电源,接通工作开关,工作头中的切割头不工作。

排除方法:

1)检查电源供电是否正常,接触是否良好,是否有可靠的地线。在全部正常情况下做下面检查。

2)检查机器背面电源插座上是否装有保险丝和保险丝是否完好。全部完好再做下面检查。

3)电动机是否完好,若正常做下面检查。

4)"O"传动带是否松弛,无法带动切割头,就需更换"O"形传动带。方法为打开工作头后面的后盖和机箱背面的盖板,将旧"O"形传动带取下,装上新的"O"形传动带即可。

(2)故障:经制模机切割出的模板,与被仿形的眼镜架右镜圈比较,发现模板尺寸不一致。

排除方法:可松开尺寸锁紧螺丝,调节模板尺寸调节旋钮。旋钮上刻度每一小格表示 0.2 mm,一圈共 10 格。调节旋钮至要求后及拧紧锁紧螺丝即可。

(3)故障:制模机制作的模板质量不好,边缘不光滑,毛边多。

排除方法:检查切割头和切割套是否磨损,进行调换切割头和切割套。方法为打开工作头前盖板,拧松右下侧的切割套紧定螺钉,将切割套、切割头和其相连的箍一同从轴承上拉出。换上新的,按拆卸相反的顺序装回,紧固每一个零件即可。

**(四)半自动仿形磨边机的常见故障及排除方法(ALE-100 DX 型)**

(1)故障:按下手加工键,砂轮不转动。

排除方法:

1)电源供电是否正常,电源开关是否打开。

2)保险丝是否完好。

(2)故障:砂轮转动但水管不出水。

排除方法:

1)上水柄是否打开。

2)水管口是否接好。

3)水管内是否有水流。

4)出水管是否阻塞,如阻塞可用细铁丝通。或用压缩空气吹。

(3)故障:水花飞溅过大。

排除方法:可调整出水管的方向和出水量大小,使水不要直接射到砂轮上。

(4)故障:自动加工时,倒边偏后。

排除方法:

1)镜片台是否在水平位置,应调整到水平。

2)砂轮的倒边是否不规则,对倒边砂轮进行修正。利用标准片的顶端和倒边槽的中心一致来修正倒边砂轮。

(5)故障:加工时间比以前长。

排除方法:用修正砂条修正砂轮。

(6)故障:加工时镜片有轻微移位,说明该镜片的加压不够。

排除方法:拆开加压手柄外壳,再调整弹簧压力,注意压力不能调到太高而使镜片压碎,以压牢镜片不移位为宜。

**（五）自动镜片开槽机的常见故障及排除方法（NG-5 型）**

（1）故障:打开切割轮开关和镜片转动开关,砂轮和镜片不转动。

排除方法:

1）电源供电是否正常,接触是否良好。

2）保险丝是否完好。

（2）故障:开槽过程,镜片有移动。

排除方法:夹紧旋钮对镜片压力不够,需调整夹紧旋钮的压力,压力不要太大,使镜片压碎,以压牢镜片不移位为宜。

（3）故障:排水孔堵塞。

排除方法:应及时使其畅通,可用细铁丝通或用压缩空气吹。

（4）故障:切割砂轮磨损,需调换新砂轮。

排除方法:在调换新砂轮时,首先拔去电源插头,然后在轴的小孔中插入一细棒,再旋开轮盘的十字槽头螺钉,进行调换。

（5）故障:经开槽后的镜片槽深太浅。

排除方法:

1）深度刻度盘调节未到位。

2）被加工镜片材料太硬,可先将深度刻度盘调节到所需深度的一半,在完成一个操作周期后,再调整深度至所需深度上进行下一轮操作即可。

**（六）镜片钻孔机常见故障及排除方法（TC-3 型）**

（1）故障:打开开关,钻头及铰刀不运转。

排除方法:

1）检查电源供电是否正常,务必使电源与该机的电压及频率相符。

2）保险丝是否完好。

3）电动机是否正常。

（2）故障:双面钻上下孔误差大,不重叠。

排除方法:上下钻头间隙太大,要进行钻头间隙调节,上下钻头间隙应尽可能小,最合适间隙是 0.1 mm。上下钻头的刀口应调节成一线。

（3）故障:钻孔时间长,孔内壁不光滑。

排除方法:钻头磨损变钝,调换新钻头或用附件套筒夹住钻头将钻头磨锋利。

（4）故障:铰刀旋转有偏差。

排除方法:按下钻头调节臂,把铰刀放松,用钳子夹紧铰刀柄调节偏差。

## 二、注意事项

（1）当设备发生故障后,要分析故障原因,切忌超负荷,违章操作。

（2）为避免和减少故障的出现,必须做到以下几点。

1）合理使用,精心维护。

2）加强日常保养,做好清洁,润滑工作。

3）定期调整设备各部的形位关系和摩擦之间的间隙。

4）严格执行各项维修管理制度。

（3）一般故障,操作者应能自行排除,较大故障应与维修人员共同排除,大故障应送生产厂检查修理。

（4）如遇电器故障应在电器人员参加下,协助排除电气故障,没有电器人员参加,操作人员不得检查电气故障。

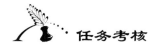

**任务考核**

（1）简述半自动仿形磨边机开机后不出水的排除及解决方法。

（2）简述开槽机的钻头及铰刀开机后不运转的排除及解决方法。

（李东升）

# 第八步

# 检测判定配装眼镜的质量

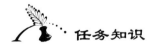

## 任务一 配装眼镜的外观检测与质量判定

### 任务目标

（1）掌握配装眼镜外观质量检测标准。

（2）能对配装眼镜进行外观质量检测。

（3）养成良好质量意识。

### 案例与思考

顾客任某在某视光中心选配了一副金属眼镜架，在拿到眼镜架之后，任某发现眼镜架的螺丝没有拧紧，而且镜片上有一道细小划痕，他找到销售人员，想让调换一下，但是销售人员告诉他，眼镜是合格的，没有问题，无法调换。任先生拿到的眼镜真的是合格的吗？质量是否合格如何判定呢？

### 任务知识

按照装配眼镜《中华人民共和国国家标准》（GB 13511.1—2011）要求，配装眼镜装配质量应达到以下要求，见表8-1。

表 8-1　装配质量要求

| 项目 | 要求 |
| --- | --- |
| 两镜片材料的色泽 | 应基本一致 |
| 金属框架眼镜锁紧管的间隙 | ≤0.5 mm |
| 镜片与镜圈的几何形状 | 应基本相似且左右对齐,装配后无明显缝隙 |
| 整形要求 | 左右两镜面应保持相对平整、托叶应对称 |
| 外观 | 应无崩边、钳痕、镀层剥脱及明显擦痕、零件缺损等疵病 |

 **任务技能**

配装眼镜外观质量检测的方法如下。

（1）进行外观检查,查验眼镜架及镜片有无松动、缝隙、崩边、翻边、焦损、擦痕、钳痕、镀层脱落、零部件缺损。

（2）角度尺测量外张角、倒棱角度。

（3）厚度卡钳测量镜片周边厚度。

（4）间隙尺测量锁紧管间隙宽度。

 **任务考核**

（1）独立完成配装眼镜外观质量检测。

（2）配装眼镜外观质量检测哪些内容？

（3）简要总结配装眼镜存在哪些质量风险点。

（4）如何避免配装眼镜存在外观质量问题。

（陈　波）

## 任务二　**配装眼镜的光学质量检测与质量判定**

 **任务目标**

（1）掌握配装眼镜光学检测标准。

（2）能对配装眼镜进行光学质量检测。

（3）养成良好质量意识，形成良好职业习惯。

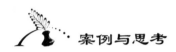

顾客王某，男性，19岁，双眼近视度数均为-4.50 DS，瞳距64 mm，换了新眼镜1周很难适应，戴上新眼镜一段时间会感觉眼酸，眼皮跳动，这是什么原因造成的？怎么检测？

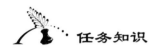

## 一、配装眼镜的光学质量检测相关术语与定义

1. 瞳距　双眼两瞳孔几何中心的距离。

2. 光学中心水平距离　两镜片光学中心在与两镜圈几何中心连线平行方向上的距离。

3. 光学中心水平偏差　光学中心水平距离的实测值与标称值（如瞳距、光学中心距离）的差值。

4. 光学中心单侧水平偏差　光学中心单侧水平距离与1/2标称值的差值。

5. 光学中心垂直互差　两镜片光学中心高度的差值。

6. 定配眼镜　根据验光处方或特定要求定制的框架眼镜

## 二、单光配装眼镜光学质量标准

按照装配眼镜《中华人民共和国国家标准》（GB 13511.1—2011）要求，单光配装眼镜光学质量应达到下述要求。

1. 验光处方定配眼镜的光学中心水平偏差要求

（1）验光处方定配眼镜的光学中心水平互差不得大于表中光学中心水平允差的1/2。

（2）验光处方定配双光眼镜主镜片的光学中心水平偏差必须符合表8-2的规定。子镜片几何中心水平距离与近瞳距的差值不得大于2.5 mm。若配镜者对子镜片顶点高度有特殊要求的，不受上述要求限制。

表8-2　验光处方定配眼镜的光学中心水平偏差规定

| 水平方向顶焦度绝对值/D | 0.00～0.50 | 0.75～1.00 | 1.25～2.00 | 2.25～4.00 | ≥4.25 |
|---|---|---|---|---|---|
| 光学中心水平允差/mm | 0.67△ | ±6.0 | ±4.0 | ±3.0 | ±2.0 |

2. 装配眼镜的光学中心垂直互差要求　装配眼镜的光学中心垂直互差必须符合表8-3的规定。

表 8-3　装配眼镜的光学中心垂直互差规定

| 垂直方向顶焦度绝对值/D | 0.00～0.50 | 0.75～1.00 | 1.25～2.50 | >2.50 | |
|---|---|---|---|---|---|
| 光学中心垂直互差/mm | ≤0.50△ | ≤3.0 | ≤2.0 | ≤1.0 | |

注:镜片的光学中心应位于镜圈几何中心垂直方向上下 3 mm 的范围内。

3.装配眼镜的柱镜轴位偏差要求　装配眼镜的柱镜轴位偏差必须符合表 8-4 的规定。

表 8-4　定配眼镜的柱镜轴位方向偏差规定

| 柱镜顶焦度绝对值(D) | 0.25～0.50 | 0.50～0.75 | 0.75～1.50 | 1.50～2.50 | >2.50 |
|---|---|---|---|---|---|
| 轴位偏差(度) | ±9 | ±6 | ±4 | ±3 | ±2 |

## 三、双焦点眼镜的特殊规定

(1)双焦点眼镜的子镜片顶点在垂直方向上应位于主镜片几何中心下方 2.5～5.0 mm 处。两子镜片顶点在垂直方向上的互差不得大于 1 mm。

(2)镜片的垂直位置(或高度)与标称值的偏差应不大于±1.00 mm,两子镜片高度的互差应不大于 1 mm。

(3)两子镜片的几何中心水平距离与近瞳距的差值应小于 2.0 mm。

(4)子镜片水平方向的倾斜度应不大于 2°。

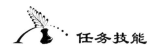
任务技能

单光眼镜的光学质量检测方法如下。

(1)将眼镜置于焦度计上,先对准右眼镜片的光心,读出度数和散光轴向并记录,标记其光心。

(2)平移左眼镜片至焦度计光轴上。

(3)视光心位置读出左眼镜片相对右眼镜片所产生的棱镜度数及基底方向并记录。

(4)将左眼镜片的光心移至刻度盘中心,读出度数和散光轴向并记录,标记其光心。

(5)测量两眼镜片光心的水平距离,此距离与配戴者瞳距之差为光学中心的水平偏差。

(6)以镜圈的几何中心或镜框最下缘为基点,测量两眼镜片光心的高度,两眼镜片光心的高度之差为光学中心的垂直互差。

(7)记录结果。

(8)将检测结果与验光处方和配装眼镜国家标准的质量要求进行对比判定。

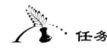

**任务考核**

（1）独立完成配装眼镜光学质量检测。

（2）配装眼镜光学质量检测哪些内容？

（3）简述水平偏差和垂直互差的含义。

（4）如何避免配装眼镜存在光学质量问题？

（陈　波）

---

**任务三　应力检查、修正与质量判定**

**任务目标**

（1）掌握配装眼镜应力要求。

（2）能对配装眼镜进行应力检测和修正。

（3）养成良好质量意识。

**案例与思考**

一顾客配戴的无框眼镜镜片突然从螺丝处崩烂，这是什么原因造成的？安装镜片时应如何避免？

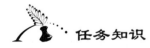

**任务知识**

**一、应力的概念**

配装加工后的眼镜镜片周边在镜圈中的应力情况。

**二、应力检查的要求**

通过使用应力仪对配装加工后的眼镜镜片周边在镜圈中应力情况的检查，要求镜片周边在镜圈中的应力基本均匀一致。通常我们可观察到以下4种情况。

1.应力均匀　镜片周边呈半圆形均匀的线状(图8-1)。

2.应力过强　镜片周边呈锐角长条的线状(图8-2)。

3.局部应力过强　镜片周边局部出现锐角长条的线状(图8-3)。

4.应力过弱　镜片周边几乎无任何线条图像(图8-4)。

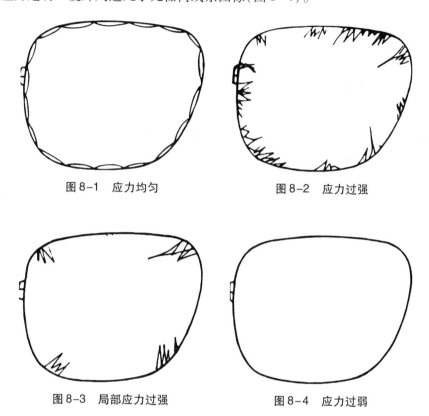

图8-1　应力均匀　　　　　　　　图8-2　应力过强

图8-3　局部应力过强　　　　　　图8-4　应力过弱

### 三、应力检查分析

通过应力仪检查可有两种情况是不符合要求的。一种是应力过强或局部应力过强的情况,另一种是应力过弱的情况。引起应力过强和局部过强的原因主要有:①镜片磨得太大。②镜片形状与镜圈几何形状不相符,包括其棱或角的形状、位置以及整体形状等。③镜片弯度与镜圈弯度不相符。④镜片棱角不在一条直线上。

引起应力过弱的主要原因是镜片整体磨小了所致。

因此,在配装加工中可根据应力检查的情况及原因进行重新修正,否则会造成镜片崩边、破损或在戴用过程中出现镜片脱落等现象。

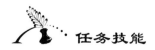

任务技能

应力检查的步骤如下。

（1）接通电源，打开开关，灯即亮。

（2）将被检测的眼镜置于仪器的检偏器和起偏器中间。

（3）检查者从检偏器的上方向下观察，可观察到镜片周边在镜圈中的应力情况。

（4）根据所观察到的应力情况，判断镜片周边的应力是否均匀一致并标记需要修正的部位。

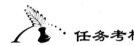任务考核

1. 何谓应力？

2. 全框、半框、无框眼镜应力过强分别会出现什么现象？

3. 全框、半框、无框眼镜应力过弱分别会出现什么现象？

（陈　波）

# 第九步

# 眼镜配发

眼镜配发的流程大致有3步：①核对订单；②检测眼镜是否合格；③校配及指导。核对订单，包括核对顾客的个人信息、处方情况、商品信息等。以上信息确认无误后，检查眼镜是否符合标准眼镜的要求（渐变焦眼镜此步省略）。待顾客到店后，让其戴上眼镜判断该眼镜是否为舒适眼镜，如果不是，要进行针对性校配，然后对其进行戴镜指导。根据镜片的类型，下面分3个任务分别介绍。

## 任务一 ｜ 单光眼镜的配发

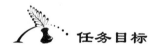
### 任务目标

（1）会指导配戴者正确使用和适应单光眼镜。
（2）掌握正确的单光眼镜的使用和保管方法。
（3）养成认真、严谨的工作态度和习惯，培养良好的沟通能力。

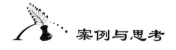
### 案例与思考

顾客王某，男，17岁，高中学生。1 d前下的订单，现眼镜已经装配好，送到门店，顾客接到通知，来到门店取镜，这是他的第一副眼镜，单光。作为配发人员，应该跟王某沟通哪些方面的内容？

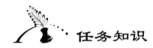

**任务知识**

单光眼镜一般适用于没有特殊需求的屈光不正人群,眼镜加工难度相对较小,配发时的指导也相对简单,虽然简单,但是如果指导不全面不完整也会导致眼镜的性能改变甚而缩短其使用寿命。这就提示我们作为从业人员,要养成认真严谨的工作态度,指导时不要出现遗漏。此外,首次配镜和再次配镜的指导侧重点会略有差异,下面具体介绍。

### 一、初次配镜者

对初次配镜者要提醒初戴镜时的不适感、使用眼镜的方法及清洁方法,包括以下几点。

(1)初次配戴者对合格的眼镜也很可能会出现不适感,一般只需要短时间的适应,不适的感觉就会消失。

(2)初次配戴散光眼镜后视觉清晰,但顾客会觉得视物有变形。这是因为戴镜后的视网膜成像与裸眼时的成像存在差异,经过短暂的适应期后不适的感觉会消失。如果散光度数较高,一般在下处方时可以按等效球镜原则,把散光度数降到顾客能接受的程度先配一副过渡眼镜,然后逐渐过渡到散光足矫。

(3)屈光度数较高的初次配戴者完全矫正的眼镜大多都会出现严重不适,一般建议适当降低屈光度数至可以承受,待适应后逐渐增大屈光度数至完全矫正。所以其过渡眼镜的清晰度是不够的,应在下处方时提醒顾客。

(4)初次配戴远用近视眼镜,视远良好,但上下楼梯或台阶时总有踏空的感觉。这是因为在上下楼梯或台阶时,眼睛通过镜片下部视物时产生的棱镜效应。若低头通过镜片的光学中心看楼梯,踏空的感觉会消失。所以在戴镜初期应在上下楼时看着楼梯台阶,避免出现意外。

(5)建议养成双手摘、戴眼镜的习惯,以防长期单手摘、戴眼镜造成眼镜架变形。

(6)如果顾客为近视的少年儿童,最好向其及家长介绍科学用眼卫生知识。应嘱其戴镜连续近距离用眼时间不能过长,以不超过 1 h 为宜。到时间要休息一下眼睛,用 10 min 左右望远或到户外活动,使紧张的睫状肌恢复到松弛状态。每天白天尽量保证 1~2 h 的户外活动。

(7)介绍眼镜片的护理方法。例如,树脂镜片清洁时最好用水洗,可以用洗洁精等清洁剂,洗后冲洗干净,若有水滴残留,有纸巾吸走即可。尽量减少用镜布擦拭镜片的次数,因镜布上可能存在不容易被观察到的细小的颗粒物,擦拭镜片会导致膜层受损。

(8)睡觉或者较长时间不用眼镜的时候,最好把它用镜布包裹置于镜盒里,避免意外的挤压造成眼镜变形或损毁。短时间不戴眼镜时,可以合拢镜腿后,让镜腿接触桌面放置,避免镜片表面直接接触到外物。

### 二、重新配镜者

对于重新配镜者,已经有了比较多的戴镜经验,前述的内容基本已经清楚,但仍需告知,新的眼镜需要一个适应期,一般较短。此外,如果该顾客的度数比较高,我们需要在配戴者戴上新眼镜的时候观察镜眼距与旧镜是否有明显的差别,必要时需调整相应部位使镜眼距与旧镜的接近以使配戴者不出现因镜眼距改变带来的不适。

### 任务技能

眼镜的清洗方法如下。

(1)用洗洁精把眼镜清洗干净。

(2)用吸水纸蘸去水分,勿揉搓,以免出现镜片擦痕。

(3)也可以用超声波清洗器初步清洗眼镜,再蘸去水分。

注意:玳瑁眼镜不可使用超声波清洗器清洗。

### 任务考核

(1)如何指导顾客正确使用眼镜?

(2)如何指导初戴者适应眼镜?

(舒宝童)

## 任务二　双焦点眼镜的配发

### 任务目标

(1)会指导配戴者正确使用和适应双焦点眼镜。

(2)熟悉双焦点眼镜配戴指导的内容。

(3)养成认真、严谨的工作态度和习惯及良好的沟通能力。

### 案例与思考

顾客张某,男,47 岁,事业单位职工,近视多年。双焦点眼镜的订单已经装配好并送到门店,顾客接到通知,来到门店取镜,这是他的第一副双焦点眼镜。作为配发人员,应该跟张某沟通哪些方面的内容?

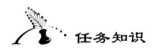 **任务知识**

　　双焦点眼镜是老视顾客的一种配镜选择,适用于同时需要远、近处方或者只有近处方但不想频繁摘、戴眼镜的配戴者。在配发时,要向顾客说明使用方法并说明其中距离视物的局限性。

　　眼镜有视远与视近两个不同屈光力的区域,可以满足顾客使用一副眼镜既能看远又能看近的需求。但是需要向顾客说明,双焦点眼镜设计了视远和视近两个特定的区域,对于这两个区域以外的物体可能会看不清(如中距离的物体)。

　　为使双焦点眼镜的配戴者很好地使用眼镜,在眼镜加工前必须将眼镜按使用状态调整好,并在取镜时进一步进行调整,避免由于加工过程引起的眼镜架变形而改变了使用状态。

　　向配戴者说明使用方法:看远物时要目视正前方,看近物时要在保持头位不动的前提下视线下转到达子镜片区。因为是通过子镜片看近物,子镜片的片型尺寸有限,所以近距离的视野较小,需要头位的左右运动来帮助扩大视野。此外,在使用双焦点眼镜时会出现像跳现象,需要提醒配戴者注意,避免出现意外。

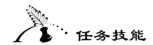 **任务技能**

　　双焦点眼镜戴镜指导如下。
　　(1)目视正前方,体验远视力状况。
　　(2)阅读时眼球尽量下转,体验阅读视力。
　　(3)行走时目视正前方,看脚下时头尽量向下低以避开像跳。

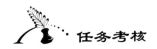 **任务考核**

　　如何让配戴者适应双焦点眼镜?

(舒宝童)

| 任务三 | 渐变焦眼镜的配发 |

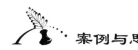

**任务目标**

（1）会指导配戴者正确使用渐变焦眼镜。
（2）能分析渐变焦眼镜配戴中出现问题的原因,提出处理方案。
（3）掌握渐变焦眼镜指导配戴的内容。
（4）熟悉渐变焦眼镜配戴中常出现的问题。
（5）养成全面地分析问题和良好的人际沟通、应急应变的能力。

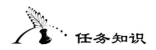

**案例与思考**

王女士,55岁。以前矫正方式:双焦点眼镜。主诉6个月来戴原镜看远、看近均不清楚,近距工作时摘下眼镜更好。配戴渐变焦眼镜已2周,与原镜交替使用,对渐变焦眼镜不满意,感觉视野太小。

思考:还需要了解哪些信息? 王女士出现问题的可能原因是什么? 如何解决?

**任务知识**

**一、核查**

渐变焦眼镜与前述的单光及双焦点眼镜比起来,因设计区别很大,所以配发流程有差异,配发指导也需更详尽。在完成核对订单之后,先需要核查眼镜与配戴者的配适情况,再指导眼镜的使用和注意事项。关于配适情况的核查包括以下内容。

（1）检查眼镜架与脸部的配适情况,是否与原先调整结果相同。
（2）核实配镜"十"字的位置,与瞳孔中心对应。
（3）核实近用参考圈的位置是否合适(可用镜面反射法)。
（4）检查视力:戴镜远视力、近视力。

以上均无误,可指导配戴,最后用酒精擦去临时性标记。

## 二、配发和指导

### (一)配发前的宣教

对配戴者的宣教管理实际上在配戴者一进入配镜中心时就开始了。对配戴者的管理是专业知识、配戴者心理学和社会心理学的统一,是保证渐变焦眼镜配验成功的要素。事实上,对渐变焦眼镜的适应和镜片本身的不足并非影响配戴者最终接受镜片的负面因素,配戴者不现实的期望值才是真正的负面影响因素。

验配前的宣教为配戴者提供了渐变焦眼镜的初步认识。例如,对配戴者介绍:"您要配戴的镜片是最新型设计的镜片,可以满足您多种的视觉需要,一副眼镜可以帮助您获得从远到近清晰地连续视力,远、中和近处的物体能看清楚。当然,对于一副新眼镜的使用,都需要一段适应期。渐变焦眼镜一般需要 1~2 周的适应期。同时还需要提到适应中可能遇到的一些不适应,例如周边的像差区,阅读时头位和眼位的调整。"提前的宣教将有利于配镜者有较好的心理准备和期望,会帮助配镜者更快适应渐变焦眼镜。这样做远比让配戴者自己发现有问题,再重新回来质疑要好得多。

了解配戴者的视觉需求也非常重要,包括习惯的工作距离、视远与视近的需求比例、特殊视觉需求(职业、爱好)、中距离工作视觉需求、与视觉有关的头部运动、特殊视觉位置如:是否向上看近、向下看远等。

为让配戴者比较理想地接受并适应渐变焦眼镜,在介绍渐变焦眼镜特点的时候,要根据配戴者是否为老视初发者、原先的矫正方式,针对其心理和现在的视觉问题进行沟通。

### (二)配发时指导

应事先向配戴者说明镜片的特征,包括周边像差。为让配戴者体会全程的视力范围,核实眼镜之后向配戴者配发眼镜时有必要再次对镜片特征进行介绍,并向配戴者进行配发指导。

(1)如配戴者配戴上眼镜,先确认眼镜架配适、配镜"十"字位置准确无误。

(2)指引配戴者首先注视与眼前水平的远视标,看清楚后让配戴者前后倾斜头位体会视标清晰度的变化。

(3)指引配戴者注视近视标(近视力表),当头位稍向后仰时,逐渐将视力表向眼睛移近,以明确近附加度范围。

(4)指引配戴者注视中距离的视标,并体会头位前后移动时视标清晰度的变化,体验注视不同距离时视觉的变化,感受渐变焦眼镜带来的方便和好处。

(5)由于渐变区和视近区位置的局限性,指引配戴者在利用上述区域视物时,注意左右摆头以得到最佳视觉效果。

(6)叮嘱配戴者养成坚持常戴的习惯,以尽快适应。

在熟悉静态的视觉状态后,再指导学习行走时的视觉习惯。由于渐变焦眼镜设计上的特性,静态和动态的视觉习惯与自然姿势相比都将有所变化。

必须注意要让配戴者意识到存在于周边的像差区,需要一定的适应时间,而且长时间配戴可以加速适应过程。

### （三）配发后管理

渐变焦眼镜会给配戴者带来新的视觉感受，因此需要定期随访，了解配戴者的适应进程，并且及时了解其屈光状态、眼镜配适情况的变化。随访时间的安排为：1 周、2 周、1 月、6 月、1 年、2 年。从渐变焦眼镜的特点和由此给配戴者带来的优点来看，只要验配规范，配戴者经过一段合理的适应期（一般日常配戴 1～2 周）之后，往往都能较好地适应。但是也有些人在正常的适应期之后仍未能适应或曾经适应现在却不适应。原因可能与配戴者的屈光状态、原先矫正方式、视觉需求、使用方法有关，分析原因时应主要从验配角度，即：屈光度数、配镜参数、配适情况（眼镜架）三方面来进行分析。

在进行疑难解决时所用到的仪器有：瞳距仪、瞳距尺、笔式电筒、焦度计、基弧表（镜片测度表）、近视力表、镜片测量卡（专用于所测镜片）、记号笔和配戴者的既往检查记录。为渐变焦眼镜配戴者保存一份完整的检查记录档案有利于配适得成功。

## 三、渐变焦眼镜疑难问题处理

老视配戴者需要远、中、近等不同距离的视觉矫正，需要将不同的屈光矫正处方集合到同一镜片上，形成多个焦点的眼镜。与双焦点眼镜相比，三焦点眼镜已经考虑到了中间视觉的矫正，但是和双焦点眼镜并没有本质上的区别，在每个视觉区域的聚焦范围都有限，不能获得全程的连续视觉，在分界线仍存在像跳。即使是无像跳设计的三焦点眼镜，分界线的存在从外观上也影响配戴者对镜片的心理接受。

渐变焦镜片设计克服了以上问题，即在一镜片上实现了从远至近无数附加镜的逐渐变化，同时在光学成像质量上达到一定标准，在外观上无特征性表达，目前成为老视验配者首选的矫正方式。

### （一）适应和适应症状

渐变焦眼镜配戴者会初期经历一段时间的视觉状态变化，这是由于渐变焦眼镜设计上导致注视习惯的改变，尤其是对于近距离和周边视觉。验配医生往往需要事先让配戴者对新镜片和以前的镜片（双焦点眼镜或者单光眼镜）之间的不同有所了解，并鼓励配戴者适应这种新的视觉。

所谓适应，实际上是视觉中枢对视觉状态的变化产生的调整，新视觉逐渐被视觉皮质所接受，配戴者对这种视觉上的差异最终"视而不见"。如配戴初期的轻微眩晕感、周边视觉的模糊、曲线效应等，通常都能够在不超过 2 周的适应期被配戴者的主观视觉所接受。

影响配戴者能否适应和适应快慢的因素很多，如配戴者选择渐变焦眼镜的动机、期望值、文化素质、视觉习惯、眼/头运动习惯、职业和业余爱好，以及验配医生的鼓励等。

一般来说，配戴者都能在 1～2 周适应渐变焦眼镜带来的新的视觉状态和习惯。动机积极、有合理期望值、较高的文化素养和较多的远中近变距视觉的人比较容易适应。如果前述的正常适应症状存在超过 2 周，或者在适应期出现异常的视觉状态和习惯，可能提示验配方面存在问题需要分析、解决。

有些问题是由于配戴者使用不当引起的。因为常规的渐变焦眼镜远用、中距离和近用区是自上而下分布的，如果配戴者不恰当使用这些区域，或者视觉需求和镜片能够提供的矫正特点相差异，自然会影响配戴的效果和舒适度。

**（二）验配不当造成的不适应**

排除上述因使用或者配戴者选择不当的可能性，单就验配程序本身而言，存在三方面的因素会导致配戴者难以适应或者不能接受渐变焦眼镜。

1. 度数问题　可能是验光的错误，或者是镜片制作上的错误，引起远用度数、近附加的误差，常见表现为球镜屈光力的偏差，也可见于柱镜轴位或者度数的偏差。

2. 配镜参数问题　主要是水平参数（单眼瞳距）或者垂直参数（配镜高度）的误差。

3. 眼镜架问题　如眼镜架选择不当，或者眼镜架调整不到位，对渐变焦眼镜配戴者引起的问题远多于普通单光镜配戴者。

为简明起见，专门讨论上述三方面因素。

我们再回顾一下渐变焦镜片的设计原理，镜片的上半部为远用区，经过中间的一段过渡之后，屈光力在视近区增加到全额近用度数（相当于远用度数和近附加的代数和）。然而度数的变化引起水平两侧周边区像差的存在。

理想的老视渐变焦眼镜的配适，应当是在配戴者处于第一眼位时，眼镜架很好地与配戴者面型相匹配，配镜"十"字位于瞳孔中心，两侧水平线处于同一高度，近用区位于配镜"十"字下方及偏内侧。

确定配戴者的适应问题的原因，首先要详细询问和适应症状有关的内容，如是不是第一次配戴渐变焦眼镜，该渐变焦眼镜是何时、何地制造的，配戴时用的是不是最新度数，镜片的种类，原先矫正方式。

同样，避免诱使配戴者去发现问题，而是采用开放式的问句来说明所诉症状。同时了解以下可能有帮助的信息，如配戴以前的眼镜是否也出现过类似的问题；问题是何时开始出现的，是逐渐发生的，还是突然的。

仔细观察配戴者的使用方法也是很重要的一个环节，即使你选用了合适的配戴者，严格按照规范的验配程序，如果配戴者不能正确的使用，那么也很容易出现不舒适。

## 四、常见的引起不适应的验配问题

如前所述，排除配戴者选择不当、使用渐变焦眼镜不当等因素，仅就验配本身而言，引起配戴者不适的常见原因可以归结为三大类。

**（一）度数的问题**

1. 远用度数不准确

（1）球镜度数过负/过正。

（2）柱镜度数和轴位不准确。

直接影响远矫正视力。如果过正，会影响远视力的清晰度；如果过负，在配戴者尚有调节剩余的情况下对视觉清晰度的影响可能不大，但是会使视觉容易疲劳，甚至影响近视力。

2.近附加过负/过正  如近用度数不准确、近附加不准确或者兼而有之。近用度数不准确会明显影响配戴中、近距离视觉的清晰度和舒适度。如近用度数偏高(过正),并不会提高配戴者的近视力,反而迫使配戴者使用所需要的度数部分——近用区上方度数偏正的区域,即过渡区。配戴者虽然能够获得所需要的视力,但是有效视野比较狭小。如近用度数偏负,配戴者则诉中/近视力下降,当调节可做少量代偿时,近视力可不受明显影响。

### (二)配镜参数的问题

如单眼瞳距太大、单眼瞳距太小、配镜高度太高、配镜高度太低。

所谓验配参数,这里主要是指单眼瞳距(水平配镜参数)和配镜高度(垂直配镜参数)。由于渐变焦眼镜的度数增加规律基本是体现在垂直方向上的,因此配镜高度的误差会引起类似度数不准确的表现,也会导致有效视野大小的变化。少量的双眼同向高度误差可以通过调整眼镜架来补偿,而单眼瞳距的误差主要导致视野的变化,这样的情况比起高度的误差也比较难以通过眼镜架来调整。

如配镜高度太高,在正确的姿态下,配戴者会感觉到远视力下降,并有可能会受到位置上移的周边区像差的影响,但中/近视力反而更好(因为配镜高度适当偏高会增加配戴者近阅读舒适度)。配戴者为获得较好的远视力可能会在看远的时候采取低头的代偿姿势。如配镜高度太低,由于配镜"十"字上方均为视远区,故远视力未见明显影响,但视近区位置下移,甚至在割边时因位置过低而被切割,所以中/近视力下降。配戴者为获得较好的中/近视力,需要采取看中/近距离时抬头的姿态。

需要提醒的是,配镜高度实际上因配戴者的视觉习惯而异,如果配戴者在看远时习惯抬头或低头,那么按照第一眼位测量出来的配镜高度制作出来的眼镜可以影响远视力或者近视力。

### (三)眼镜架选择/调整问题

如眼镜架太小、眼镜架太大、鼻侧区域不够、眼镜架倾斜角不够、眼镜架面弯不够、镜眼距离太近。

如前文所述,眼镜架的选择和调整影响渐变焦眼镜的有效视野。不当选择的眼镜架,过大可能会包含较多的镜片像差区域影响视觉舒适度和清晰度,过小则可能会削去有效视野,尤其是近用视野。

适当的眼镜架调整对于进一步扩大有效视野也非常重要,常见的是后顶点距离(镜眼距离)、倾斜角和面弯,对于中/近距离的视野影响更为显著。

## 五、常见不适应问题原因分析及处理原则

### (一)常见不适应问题原因分析

1.视远模糊  分析:配戴者主要表现为视远模糊,而视近仍比较清晰。说明影响的是远视力,与视野相关的可能性比较小。

最可能的原因如下。

(1)度数的问题:镜片度数过正或散光不准确(轴位或者度数)。

（2）配镜参数的问题：①配镜高度过高,看远时用的是度数较正的渐变区。但是偏高的视近区对视近反而有利。②因为视近区对瞳距偏差往往更加敏感,因此不提示瞳距的误差。

（3）眼镜架的问题：与视野的相关性不大,故可基本排除眼镜架选择或调整不当引起的视野偏小导致的上述症状。

2. 视近模糊　分析：配戴者主要表现为视近模糊,而视远仍清晰。说明影响的是近视力,既可能与视近区的度数有关,与视野相关的可能性也比较大。

最可能的原因如下。

（1）度数的问题：视近区度数不准确,无论过正抑或过负,都会影响近视觉的清晰度。视近区度数的问题,可能是由于附加度数不准确,或者是视远度数偏负,对近视力的影响会甚于远视力。

（2）配镜参数的问题：①配镜高度过低,导致清晰视近区下移而影响近视力；②瞳距偏差导致清晰视近区偏位而影响近视力。

（3）眼镜架的问题：镜眼距离（顶点距离）过大、眼镜架倾斜角度不够等导致眼镜架视野偏小,主要影响中/近距离视觉。

3. 看远时头晕目眩　分析：所谓看远时头晕目眩或者行走、转头时周边视野出现"泳动现象",是同一眼镜片颞侧和鼻侧对应点及双眼镜片上对应点的棱镜效应不平衡造成的。这种棱镜效应差异作为一种像差主要存在镜片周边部分,因此泳动现象的发生提示看远时视线进入周边像差区,也就是说,镜片实际视野太小。

最可能的原因如下。

（1）度数的问题：度数主要影响清晰度,所以可能性不大。

（2）配镜参数的问题：①配镜高度过高；②瞳距偏差。这些原因都可以使远视野减小。

（3）眼镜架的问题：镜眼距离（顶点距离）过大、眼镜架倾斜角度不够、面弯不够等都可以导致远视野减小。

4. 阅读区太小　分析：阅读区偏小,说明是近视野太小,对应前述因影响视野引起"视近模糊"的一些因素。

最可能的原因如下。

（1）度数的问题：视近区度数过高,可能是远用度数偏负、近附加度过高。过多的正度数不会提供更清晰的视力,配戴者只能尝试从比较清晰的中距离区看近,但是视野减小了。另外,近附加度越高,相同设计镜片的中、近视野越窄。

（2）配镜参数的问题：①配镜高度过低,导致清晰视近区下移而影响近视力；②瞳距偏差导致清晰视近区偏位而影响中/近视野。

（3）眼镜架的问题：镜眼距离（顶点距离）过大、眼镜架倾斜角度不够等导致眼镜架视野偏小,主要影响中/近距离视野。

以上主要是配戴者的主观感觉,有时候可能不能主动、详尽地向验配医生倾诉症状,就需要医生能够发现以下异常代偿头位。代偿头位主要存在两个方向：水平代偿头位和垂直代偿头位。如果配戴者看远或者看中/近距离视标时遵循我们指导的头位和姿势不能获得满意的视力时,我们就要深入探究代偿头位产生的原因。我们有如下临床经验。

1)关于度数的问题:由于渐变度数的变化是发生在垂直方向的,所以垂直头位变化可能会和度数不准确有关,而水平头位变化则和度数不准确基本无关。

2)关于配镜参数的问题:水平头位代偿往往提示水平参数——单眼瞳距的问题,垂直头位代偿则常常说明垂直参数——配镜高度有误差。

3)眼镜架的选择和调整问题:一般关系不大。

5.阅读时头位侧移 分析:水平头位代偿,按照上述临床经验,基本可以判定最可能的原因是单眼瞳距不准确。

6.看远时头后仰 分析:头后仰视线下移,说明配戴者需要稍多的正度数看远更舒适。

最可能的原因是:视远度数偏负。配镜高度的问题不会造成这种头位变化。

7.看中/近距离时头往后仰 分析:头后仰视线下移,说明配戴者需要稍多的正度数看近更清晰。

最可能的原因如下。

(1)度数偏负。

(2)配镜高度过低,近用区下移。

8.看远时头前倾 分析:头前倾视线上移,说明配戴者需要稍多的负度数看远更清楚。

最可能的原因是:配镜高度过高。度数的问题不会造成这种头位变化,因为视远区度数基本不变。

看中/近时头前倾 分析:头前倾视线上移,说明配戴者需要稍少的正度数看近更清楚。

最可能的原因是:中/近距离区正度数过多。配镜高度的问题不会造成这种头位变化,因为偏高的近用区对于视近更便利。

**(二)处理原则**

1.度数的问题 重新验光或更换镜片。

2.配镜参数的问题 如果双眼高度误差在2 mm之内,尝试调整眼镜架;否则需更换镜片。如果是瞳距误差,一般都需要更换镜片。

3.眼镜架的问题 调整眼镜架,如果眼镜架过小则更换眼镜架及镜片。

常见渐变焦眼镜配戴不适应问题的原因及解决方法见表9-1。

表9-1 渐变焦眼镜配戴不适的原因及解决方法

| 症状 | 可能的原因 | 解决方法 |
| --- | --- | --- |
| 看远时头前倾 | 镜片位置太高 | 调整鼻托叶 |
| 看远时头后仰 | 近视眼看远的镜度过高<br>远视眼看远的镜度过低 | 重新验光 |

续表 9-1

| 症状 | 可能的原因 | 解决方法 |
|---|---|---|
| 近视力模糊 | 镜片位置太低<br>镜眼距太大<br>瞳距错误<br>镜面倾斜度不够<br>远用镜度或加光不正确 | 调整鼻托叶<br>调整鼻托叶<br>重新订片<br>调整鼻托和镜腿<br>重新验光 |
| 远视力模糊 | 镜片位置太高<br>远用处方错误 | 调整鼻托叶<br>重新验光 |
| 看远时头晕 | 镜眼距太大<br>面弯度不合适 | 调整鼻托叶和镜腿<br>调整面弯 |
| 近用区太窄 | 加光过大<br>瞳距错误<br>镜片位置太低<br>镜眼距太大<br>镜面倾斜度不够<br>面弯度不合适 | 重新验光<br>重新订片<br>调整鼻托叶<br>调整鼻托和镜腿<br>调整鼻托和镜腿<br>调整面弯 |
| 看近、中距离时头后仰 | 镜片位置太低<br>加光不够 | 调整鼻托<br>重新验光 |

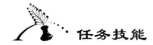 **任务技能**

渐变焦眼镜的配戴质量复核步骤如下。

(1)清洗干净眼镜,亮光透照找出 2 个镜片隐形刻印和加光度。

(2)核对加光度是否在颞侧,不在颞侧为左、右镜片装反。

(3)加光度在颞侧者,标出隐形刻印。

(4)将眼镜凸面向下,2 个镜片分别与测量卡上隐形刻印对齐,用记号笔恢复 2 个镜片的显形标记。

(5)用直尺检测 2 个镜片配镜"十"字连线是否与 2 个镜片参考线连线平行,2 条水平参考线是否处于同一平面。

(6)让使用者戴上该眼镜,核对配镜"十"字是否正对视远时瞳孔中心。

(7)用焦度计核对远用区度数和加光度是否与验光处方一致。

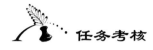

**任务考核**

（1）如何指导使用者尽快适应渐变焦眼镜？

（2）使用者配戴渐变焦眼镜超过 2 周不适应时,应从哪些方面分析渐变焦眼镜的问题？

（3）配戴渐变焦眼镜不适应会有哪些表现？

（舒宝童）

# 参考文献

[1]闫伟,蒋金康.眼镜定配技术[M].北京:人民卫生出版社,2019.

[2]瞿佳,陈浩.眼镜学[M].北京:人民卫生出版社,2017.

[3]高雅萍.眼镜材料技术[M].北京:高等教育出版社,2018.

[4]杨晓莉.眼镜材料与质量检测[M].南京:南京大学出版社,2019.

[5]杨砚儒,施国荣.眼镜维修检测技术[M].北京:人民卫生出版社,2019.

[6]张荃,刘科佑.眼镜营销实务[M].北京:人民卫生出版社,2019.